抗栓治疗人群的胶囊内镜检查

主　　编　张　杰　高　峰

副主编　陈　雪　闫　真　郎海波　孙亚梅

编　　者　（以姓氏笔画为序）

白国艳　闫　真　孙亚梅　杜海琳

李华珊　杨　军　张　杰　陈　雪

罗方铱　郎海波　高　峰　魏梦珂

编者单位　首都医科大学附属北京安贞医院

人民卫生出版社

·北　京·

图书在版编目（CIP）数据

抗栓治疗人群的胶囊内镜检查 / 张杰，高峰主编
. —北京：人民卫生出版社，2024.5
ISBN 978-7-117-36365-5

I. ①抗…　Ⅱ. ①张…②高…　Ⅲ. ①消化系统疾病
—内窥镜检　Ⅳ. ①R570.4

中国国家版本馆 CIP 数据核字（2024）第 111213 号

人卫智网	www.ipmph.com	医学教育、学术、考试、健康，购书智慧智能综合服务平台
人卫官网	www.pmph.com	人卫官方资讯发布平台

抗栓治疗人群的胶囊内镜检查
Kangshuanzhiliao Renqun de Jiaonangneijing Jiancha

主　　编：张　杰　高　峰
出版发行：人民卫生出版社（中继线 010-59780011）
地　　址：北京市朝阳区潘家园南里 19 号
邮　　编：100021
E - mail：pmph @ pmph.com
购书热线：010-59787592　010-59787584　010-65264830
印　　刷：北京华联印刷有限公司
经　　销：新华书店
开　　本：787×1092　1/16　印张：16.5
字　　数：360 千字
版　　次：2024 年 5 月第 1 版
印　　次：2024 年 6 月第 1 次印刷
标准书号：ISBN 978-7-117-36365-5
定　　价：128.00 元

打击盗版举报电话：010-59787491　E-mail：WQ @ pmph.com
质量问题联系电话：010-59787234　E-mail：zhiliang @ pmph.com
数字融合服务电话：4001118166　E-mail：zengzhi @ pmph.com

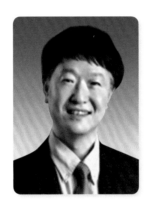

张　杰　医学博士,主任医师、教授、博士研究生导师,首都医科大学附属北京安贞医院消化内科主任。在国内率先成立了"心血管疾病相关的消化系统疾病知名专家团队",开辟了心血管疾病合并消化系统疾病(特别是消化道大出血)的绿色诊疗通道,对消化系统疾病诊治有丰富的临床经验。主持国家自然科学基金、北京市科学技术委员会科研课题等多项国家级及省部级课题,已培养硕士、博士研究生40余人。现任中国中西医结合学会消化内镜专业委员会委员兼非静脉曲张专家委员会副主任委员,中华医学会消化病学分会胰腺学组委员,中华医学会消化内镜学分会设备研发协作组委员,中国医药卫生事业发展基金会消化专家委员会常务委员,中国医疗保健国际交流促进会消化病学分会常务委员,北京医学会消化病学分会常务委员,(教育部)国家科学技术奖励评审专家,国家重点研发计划"十四五"重点专项评审专家。

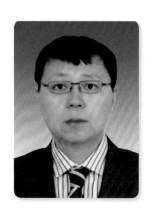

　　高　峰　医学博士,主任医师,北京中西医结合学会消化内科专业委员会常务委员,北京医学会消化病学分会青年委员会委员,中国中西医结合学会消化系统疾病专业委员会中国胶囊内镜及肠病专家委员会委员。2013—2014年在英国伦敦 The Functional Gut Clinic进修学习消化动力,包括高分辨率食管内压力联合阻抗测定、24h 多通路腔内阻抗 pH 联合监测及动力胶囊等。目前累计完成内镜检查及内镜下治疗15 000余例;2017年开始独立完成磁控胶囊内镜检查,目前累计完成磁控胶囊内镜检查1 200余例。主要从事抗栓治疗人群消化道共患疾病研究,发表 SCI 论文12篇,中文论文20余篇,作为负责人及主要成员参与国家自然科学基金等科研课题7项。

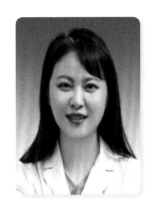

陈 雪 医学博士,副主任医师,首都医科大学讲师,北京医学会消化内镜学分会胶囊内镜与小肠镜专业组委员,北京中西医结合学会消化内镜专业委员会委员,北京医师协会内镜超声医师分会理事,北京医学会消化青年论坛委员。熟练掌握胃肠镜操作、内镜下止血术、高频电凝切除术、内镜黏膜切除术(EMR)等。2018 年起开始独立完成磁控胶囊内镜检查,在抗栓治疗患者的磁控胶囊内镜检查中有丰富的经验。目前主要研究方向为抗栓治疗相关消化道黏膜损伤,共发表学术论文 10 余篇,其中 SCI 论文4 篇,作为主要成员参与国家自然科学基金、首都卫生发展科研专项等多项课题。

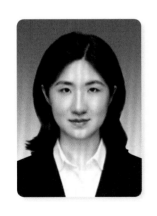

闫 真 医学博士,副主任医师,首都医科大学讲师,北京医学会消化病学分会中西医结合学组委员,中日医学科技交流协会医药发展与健康促进分会青年委员。擅长磁控胶囊内镜及小探头超声内镜,在抗栓治疗人群的消化内镜诊疗中积累了丰富的临床经验。2015 年开始独立内镜诊疗工作,2018 年开始独立完成磁控胶囊内镜检查,目前已完成各种消化内镜操作及治疗 10 000 余例,熟练掌握磁控胶囊内镜、小探头超声内镜、放大内镜、色素内镜、内镜下止血术、EMR、内镜黏膜下剥离术(ESD)等操作。发表SCI、中文核心和科普文章多篇。

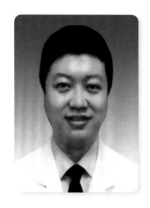

郎海波　医学硕士,副主任医师,中国医疗保健国际交流促进会消化病学分会青年委员,北京中西医结合学会消化内镜学专业委员会青年委员,北京医学会消化内镜学分会青年委员兼ERCP学组委员。对消化系统疾病诊治有较丰富的临床经验,已完成各种消化内镜的操作及治疗50 000余例。擅长经内镜逆行胆胰管成像(ERCP)诊断及治疗,完成ERCP操作1 000余例;擅长对服用抗栓药物期间消化道出血患者的内镜下止血治疗;熟练掌握EMR、ESD、肝硬化食管胃底静脉曲张的套扎及硬化治疗术、胆总管结石十二指肠乳头括约肌切开取石术、鼻胆引流术、胆总管内引流术、胰管内引流术、胆道金属支架置入术、食管十二指肠及结肠金属支架植入术、消化道异物取出术、胃结肠息肉内镜下切除术、经皮胃镜下胃造口术、内镜下胃空肠营养管置入术等。在《中华消化内镜杂志》等核心期刊发表学术论文多篇,作为负责人及主要成员参与科研课题5项。

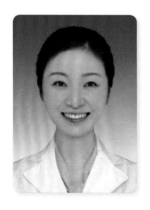

孙亚梅　医学博士,主治医师,中国医药卫生事业发展基金会消化专家委员会青年委员会委员,北京市朝阳区预防医学会会员,第二届中日医学科技交流协会医药发展与健康促进分会委员。擅长消化系统常见病和多发病的诊疗,熟练掌握电子胃肠镜的操作和内镜下治疗如高频电凝切除术、EMR以及内镜下止血、食管高分辨率测压和食管24h pH-阻抗监测技术以及磁控胶囊内镜的检查技术。研究方向为抗栓治疗相关消化道黏膜的损伤,近3年发表论文6篇,其中SCI论文3篇,中文核心论文3篇。

消化内镜的发展对消化系统疾病的诊断和治疗起到了革命性的推动作用。40年来，从纤维内镜引进国内、电子内镜研发成功，到十二指肠镜、放大内镜、超声内镜、胶囊内镜……消化内镜向多样化、精细化、舒适化、规范化发展，使得消化内镜学应运而生。中国消化内镜临床科研工作者勇于探索，主动创新，逐步实现了从技术引进到技术引领的蜕变。

随着全球人口老龄化进程的加快，心脑血管疾病等慢性病的患病人群基数不断扩大。抗血栓药物作为常用治疗手段，被广泛应用于心脑血管疾病的一级预防和二级预防。与此同时，诸如胃肠道肿瘤、消化道出血等消化系统疾病的发病率逐年攀升，越来越多长期服用抗血栓药物的患者需要行消化内镜检查和治疗。与内镜操作相关的消化道出血是消化内镜围手术期的常见并发症之一，长期服用抗血栓药物会使围手术期出血的风险增加，然而中断抗血栓药则可能引发心脑血管事件。如何权衡出血与血栓栓塞风险一直是临床及内镜医师在日常临床实践中面临的难题。胶囊内镜，特别是磁控胶囊内镜，具有无须停药、痛苦小、舒适化、检测范围广、不插管、无创伤、无交叉感染风险等优点，尤其适合抗栓治疗人群，解决了这一临床难题。

首都医科大学附属北京安贞医院消化内科经过40年的发展，是目前国内率先以诊治合并有心血管疾病的消化系统疾病为特长的专业科室，成立了"心血管疾病相关的消化系统疾病知名专家团队"，开辟了心血管疾病合并消化系统疾病（特别是消化道大出血）的绿色诊疗通道。

张杰教授及其所带领的首都医科大学附属北京安贞医院消化内科团队推出了《抗栓治疗人群的胶囊内镜检查》一书，本书内容翔实、图文并茂，总结了首都医科大学附属北京安贞医院消化内科在抗栓治疗人群开展胶囊内镜检查多年来的临床经验。相信本书能进一步推进胶囊内镜在抗栓治疗人群的临床应用，为各级各类医疗机构从事抗栓治疗相关专业和内镜诊疗工作的医务工作者，以及对抗栓治疗和内镜医学健康知识感兴趣的健康管理人群，提供有益的帮助和指导。

张澍田

2023 年 11 月

序 二

早在 20 多年前，我和于中麟教授主编了一本《消化内镜诊疗学图谱》，图谱涉及的还只是限于对食管、胃、部分十二指肠以及结肠病变的描述，那时小肠还是一个内镜检查的盲区。2000 年，Iddan 和 Swain 在 *Nature* 杂志中刊登了首张胶囊内镜拍摄的人体消化道图像。小肠胶囊内镜的问世攻克了小肠作为内镜检查"盲区"这一难题，弥补了传统胃肠镜的不足。

经过 20 年的发展和探索，相继推出了小肠胶囊内镜、磁控胶囊内镜、可分离式系线食管胶囊内镜、结肠胶囊内镜，现代医学技术将 3D 成像、超声、X 线技术、仿生技术、光学频域成像、人工智能、5G 等技术与胶囊内镜相结合，实现了全消化道黏膜的可视化。

推算 2022 年我国心血管疾病现患人数约 3.3 亿人，在这一庞大人群中，很多都合并有消化系统疾病。常规的消化内镜检查通常需要停用抗栓药物，但是对于高缺血风险的患者，停用抗栓药物会带来栓塞的风险，因此限制了常规消化内镜的检查。胶囊内镜可以在不停用抗栓药物的情况下，无创、舒适化地完成消化道的检查。首都医科大学附属北京安贞医院是一家以心血管疾病为特色的大型三级甲等综合医院，有很多消化道共患心血管疾病患者，张杰教授团队在这类疾病的诊疗方面积累了丰富的经验。

张杰教授是我的第一个研究生，作为导师，我欣喜地看到我 20 多年前的学生们已经成长为一批知名的专家教授，继续在消化内镜领域里耕耘，并取得了一定的成就。此次张杰教授和他领导的首都医科大学附属北京安贞医院消化内科团队推出了《抗栓治疗人群的胶囊内镜检查》一书。此书介绍了胶囊内镜在抗栓治疗人群临床应用的优势，内容新颖，是关于抗栓治疗人群的胶囊内镜检查的首部专著，对临床消化内科医生有指导意义，有助于提高心血管内科、心脏外科、神经内科、急诊科、呼吸科、介入血管外科等相关科室医护人员对抗栓治疗相关消化道黏膜损伤的诊治能力，加深对胶囊内镜的认识。

金 瑞

2023 年 11 月

我国心脑血管疾病患病率持续上升,推算 2022 年我国心血管疾病患者人群约 3.3 亿人,涉及多学科,包括心血管内科、心脏外科、神经内科、神经外科、急诊科、消化内科、呼吸科、介入血管外科、老年医学科等。其中,多数患者需要使用抗栓治疗药物,但抗栓治疗药物在降低心脑血管栓塞风险的同时会增加消化道黏膜损伤风险,严重时可致患者死亡。因此,临床急需诊断和监测抗栓治疗人群消化道共患疾病的检查方法。传统胃镜检查需要停服抗栓治疗药物,这会增加心脑血管不良事件风险。而磁控胶囊内镜检查具有无须停药、痛苦小、舒适化、检测范围广(胃 + 小肠)、不插管、无创伤、无交叉感染风险等优点,尤其适合抗栓治疗人群。首都医科大学附属北京安贞医院是以心血管疾病为重点的三级甲等综合医院,是国家心血管疾病临床研究中心,消化内科年门诊量为 11 万人次,本书总结了首都医科大学附属北京安贞医院消化内科团队在抗栓治疗人群开展胶囊内镜检查多年来的临床经验,有助于相关科室医务人员提高抗栓治疗人群消化道共患疾病的诊治能力。

本书包括基础篇和临床篇两个部分。基础篇介绍胶囊内镜发展史、抗栓治疗相关消化道黏膜损伤、抗栓治疗人群的胶囊内镜检查及注意事项、抗栓治疗期间消化道隐性及显性出血的判断、消化道黏膜损伤及出血评分系统、消化道出血时抗栓治疗策略调整及我们团队的临床实践。临床篇通过临床典型病例介绍抗栓治疗人群消化道共患疾病的诊治方法,包括急性冠脉综合征和心脏手术围手术期患者合并消化道出血的诊治方法。

医学技术在飞速发展,本书中所涉及的胶囊内镜等内镜医学技术和相关学术观点仅代表此书出版时的内镜医学发展现状。我们认真地检查了书中涉及的商品名、型号及药物剂量,力求做到准确无误。希望读者在阅读此书时,参考厂商和药商提供的资料及说明书,尤其涉及新药、新产品和新技术时,更需要注意。本书中有些技术内容尚处于临床试验阶段,其安全性和有效性尚待验证。医务工作者临床工作中常要面对各种问题、各种风险,对新技术的开展更需认真谨慎,接受正规的技术培训和准入,并遵循有关法律、指南和诊疗常规。由于临床情况复杂,存在个体差异,医务工作者应根据所处的具体情况,对本书提供的资料酌情参考,作出自己独立判断。

本书的出版恰逢首都医科大学附属北京安贞医院建院四十周年之际,消化内科全体员工以此书向建院四十周年献礼。

本书的成功出版离不开编写团队的无私奉献,在此向参与本书编写的各位专家、学者以及人民卫生出版社的工作人员致以衷心的感谢。临床医学的发展日新月异,书中难免存在差错与疏漏,欢迎各位读者不断反馈意见,不吝批评与斧正,以便在今后的再版工作中不断改进和完善。

张 杰 高峰

2024 年 3 月 30 日

目　录

基　础　篇

临 床 篇

视频目录

扫描二维码观看配套增值服务：

　　1. 首次观看需要激活，方法如下：①用手机微信扫描封底蓝色贴标上的二维码（特别提示：贴标有两层，揭开第一层，扫描第二层二维码），按界面提示输入手机号及验证码登录，或点击"微信用户一键登录"；②登录后点击"立即领取"，再点击"查看"，即可观看配套增值服务。

　　2. 激活后再次观看的方法有两种：①手机微信扫描书中任一二维码；②关注"人卫助手"微信公众号，选择"知识服务"，进入"我的图书"，即可查看已激活的配套增值服务。

基础篇

胶囊内镜,特别是磁控胶囊内镜,具有无须停药、痛苦小、舒适化、检测范围广、不插管、无创伤、无交叉感染风险等优点,尤其适合抗栓治疗人群消化道黏膜损伤以及消化道肿瘤的筛查及早诊早治。

一项技术的开展,离不开基本功学习以及规范化培训,通过规范化培训,获得相应资质,才能上岗。

本篇将相关领域研究进展以及首都医科大学附属北京安贞医院(简称北京安贞医院)消化内科团队在抗栓治疗人群多年来开展胶囊内镜检查的临床实践,进行了总结报道。

第一章

胶囊内镜发展史

在科技不断进步、物质生活水平不断提高的背景下，人们对自身健康和生活质量的要求也越来越高。在快节奏、高压力的生活环境中，疾病的预防、筛查和诊断变得尤为重要。

消化道与人民群众的幸福生活息息相关，消化系统疾病是临床常见疾病。作为一项关键检查手段，传统电子胃镜在临床上被广泛应用，被认为是上消化系统疾病检查的"金标准"。但传统电子胃镜检查痛苦较大、检查时间较长，人群依从性较低，不能耐受胃镜检查的人可能需要在静脉镇静麻醉下检查，增加了一定的风险。随着医学技术的不断进步，这些限制正在得到缓解。新一代电子胃镜设备不断提升，采用更小的探头和先进的成像技术，改善了患者的舒适度，减少了风险，并提供了更准确的检查结果。这种进步和创新不仅对医生和患者具有重要意义，也为疾病的筛查和诊断带来了更多机会和希望。

尽管消化内镜的技术不断革新，应用范围不断扩大，但长达5~7m的小肠一直是消化内镜无法抵达的"盲区"。胶囊内镜的出现大大弥补了这一遗憾。胶囊内镜是一种微型便携式的内镜，由微型照相机、电池、光源、影像捕捉系统及发送器等部件构成，被检查者吞入后，可随着消化道的自身蠕动自然排出体外。在消化道穿行过程中，自动拍摄图片，并传输给患者随身佩戴的记录仪，检查结束后医师从其记录仪中下载图像数据至电脑工作站进行处理和读片。胶囊内镜因其无创、无痛的特点，很快受到了国内外临床应用和推广，尤其是弥补了消化内镜在小肠疾病诊断方面的空白，在不明原因的消化道出血方面有独特的应用价值。

随着技术的进步，胶囊内镜也在不断演进，适用部位也从小肠拓展到了食管和结肠。传统胶囊内镜依赖自身重力和胃肠道蠕动被动前进，随机拍摄消化道黏膜，这种方式限制了其对于胃腔内黏膜的观察，因此一度被认为无法用于胃部疾病的诊断。2013年，我国自主研发的机械臂磁控式的磁控胶囊胃镜系统上市，实现了胶囊内镜领域里程碑式的跨越，很快在国内外临床应用和推广。

下面就目前胶囊内镜的研发进展进行介绍。

一、胶囊内镜的发明

胶囊内镜从一个构想到2001年进入医学界，经过了一个漫长的过程，从概念到实施经历了20年的探索。1981年，以色列国防部高级工程师Gavriel Iddan博士利用休假时间在波士顿Elscint公司学习X射线和超声波成像技术，并开始对医学成像领域产生浓厚的兴趣。1993 年,Gavriel Iddan 博士首先提出了胶囊内镜的设想,同时,英国胃肠病学家 Paul Swain 医生尝试了微型相机的无线传输,并成功地将实时图像从猪的胃发送到屏幕[1]。随后在 1998 年,Gavriel Iddan 博士力邀 Paul Swain 医生组建 Given 影像有限公司。2000 年 5 月,Paul Swain 在美国消化疾病周(Digestive Disease Week,DDW)报告了首例胶囊内镜应用情况[2]。2001 年 8 月,胶囊内镜正式通过美国食品药品监督管理局获准上市,成为此后小肠疾病的一线诊断工具。胶囊内镜以其无创、无痛、方便等特点受到广大医生的青睐[3],成为小肠疾病的重要诊断方法,尤其在不明原因消化道出血、克罗恩病等的诊断中,占有重要地位[3-5]。

胶囊内镜检查的基本组成部分包括胶囊(一个或多个相机、光源、电池和发射器)、记录仪及用于处理和显示图像以供医生审查的软件。随着新技术和新理念的发展,胶囊内镜的适应证已经从小肠扩展到结肠、食管和胃[6]。开发胶囊内镜这一概念花了数年时间,优秀的工程师从头创建了必要的组件,将胶囊内镜变成可行的现实。

二、胶囊内镜的发展

(一) 食管胶囊内镜

由于传统胶囊内镜在重力作用下通过食管时速度过快,其拍摄频率无法满足充分观察食管黏膜的需求。为解决这一问题,Eliakim 等于 2004 年推出了双镜头、拍摄频率为 4 帧 /s 的食管胶囊内镜"PillCam ESO",并通过 17 例自身对照研究证实了其有效性。随着性能的不断优化,第二代和第三代食管胶囊内镜相继问世。目前最新的第三代 PillCam UGI 齿状线检查完成率达到 92.5%,较第二代有了显著提高[7-9]。

此外,2005 年 Ramirez 等开发了一种可重复观察食管的系线食管胶囊内镜,其准确性高达 100%。随后,中国研发了改良的可分离式系线磁控胶囊内镜,是以 NaviCam 磁控胶囊胃镜系统为基础改良的(图 1-1)。可分离式系线磁控胶囊内镜系统由两部分组成:一个薄而透明的乳胶套管,尾部连接一根 80cm 长的中空系线。胶囊部分封闭在套管内,可以用注射器将空气注入中空线中,从而使胶囊与系线系统分离。研究结果表明,与传统电子胃镜相比,其在食管疾病诊断的灵敏度和诊断一致率均达到 100%,在检查完食管后,胶囊内镜可以被释放继续检查胃和小肠[10-12]。在高出血风险静脉曲张的筛查效能方面,可分离式系线磁控胶囊内镜与传统电子胃镜基本一致。

这些技术的发展和应用使得胶囊内镜在食管疾病的诊断中取得了显著进展。它们提供了更高的拍摄频率、更好的观察能力,并且允许重复观察和继续检查其他消化道部位,从而为医生提供了更准确的诊断依

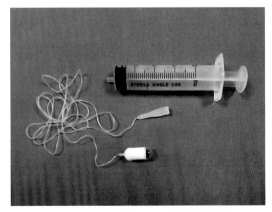

图 1-1　可分离式系线磁控胶囊内镜

据。未来随着技术的进一步改进,胶囊内镜在食管疾病的临床应用中将发挥越来越重要的作用。

（二）胶囊胃镜

早期的胶囊内镜主要应用于小肠,靠重力和胃肠道蠕动行进,无法对空间较大的胃腔进行有效诊断。实现主动控制式的胃肠道多功能胶囊机器人是目前各国的研究热点。磁控胶囊胃镜是我国首创的全新的胃和小肠检查技术,目前已在国内外临床广泛应用。它既具备常规胶囊内镜进行全小肠检查的功能,又能通过外部磁场的作用控制其在胃内各个方向运动,从而大大减少了拍摄点盲区,提高了诊断。目前,主要有三种类型磁控装置:手持式、磁共振（magnetic resonance imaging,MRI）式和机器人式。

1. 手持式磁控胶囊胃镜　2010 年,Swain 及其同事首次使用了一种新型的手持式磁控胶囊内镜来检查食管和胃[13],这个系统是由以色列 Given Imaging 有限公司开发的,由标准的 PillCam 结肠胶囊改良而成,在胶囊一端安装了一个磁铁,外部磁场来自一个小型的手持式外部磁铁。Keller 同年发表了在 2 个健康志愿者中的进一步研究,是第一个证明胶囊内镜在食管中进行磁控检查的研究[14]。研究比较了被设计来检查食管的 PillCam ESO2 和修改版本的 PillCam 结肠胶囊。这个 PillCam 结肠胶囊改良版本与在 Swain 及其同事的研究中使用的胶囊相似[15]。

韩国 IntroMedic 公司开发了一种名为 MiroCam-Navi 的手持式磁控胶囊内镜系统（图 1-2）,是利用标准的 MiroCam 小肠胶囊内镜,改良内部的磁性装置以便于在上消化道中对其进行磁控制。这个磁控装置被体外一个手持永久性磁铁控制,由固定在患者身上的传感器通过 Wi-Fi 和实时可视软件将图片传输出来[16]。

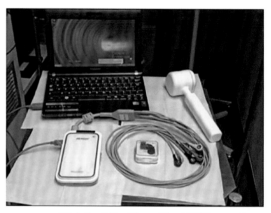

图 1-2　MiroCam-Navi 系统

2. 磁共振式胶囊胃镜　2010 年,Rey 等报道了一种使用 MRI 设备控制的磁控胶囊胃镜系统[3]。该项目由奥林巴斯医疗系统公司和西门子医疗保健公司联合开发（图 1-3）。为了在胃腔内交互式地移动胶囊,最大磁力被限制在大约 0.1T（小于传统的 1.5T 磁共振成像磁场）[17],因此其潜在的不良反应较小,工作时也没有噪声。胶囊内镜长 31mm,直径 11mm。它以每秒 4 帧的帧率捕捉和记录胶囊运动正向和反向的图像。与小肠胶囊一样,患者也配备了多个天线来记录胶囊的图像,标准成像是实时进行的。两个传感器

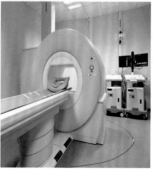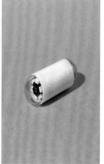

图 1-3　磁共振式胶囊胃镜

的图像同时显示在双显示面板的一个显示屏上,该胶囊可以通过五个机械自由度进行磁导向[16]。

通过 MRI 设备的控制,这种磁控胶囊胃镜系统提供了对胶囊内镜在胃腔内的精确控制和定位,为医生提供了更准确的图像和观察。这种技术的使用可以减少患者的不适感,并且可以更好地检查胃腔的病变和病理情况。

3. 机器人式磁控胶囊胃镜　2012 年,廖专教授团队[18]首次报道了由安翰科技(武汉)股份有限公司开发的机器人式磁控胶囊内镜系统(图 1-4)。该系统包括胶囊内镜、磁导航机器人系统、数据记录器以及带有实时查看和控制软件的计算机工作站。2013 年 1 月,通过国家食品药品监督管理局认证,成为世界上第一个上市的磁控胶囊胃镜检查系统。该系统由一个 C 型机器臂式的永磁体在体外控制胶囊在胃腔内实现精确的运动和控制,经临床研究证实诊断准确性高,具有良好应用前景[19]。该磁控胶囊内镜系统由于诊断准确性高、与电子胃镜高度一致,如今已经安全应用于临床并且在各大医院推广,甚至已出口到英国、德国、西班牙、匈牙利等国家,在

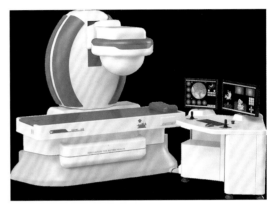

图 1-4　机器人式磁控胶囊内镜系统

国内外千余家单位应用 50 余万例,成为被广泛接受的舒适化胃镜检查的新方法[20]。研究结果表明,磁控胶囊内镜系统在诊断胃部疾病方面的准确度极高,也更容易被人们所接受,在早癌的筛查中具有重要的意义[21-22]。

磁控胶囊内镜系统通过外部磁场控制装置,产生足够的磁力控制胶囊的运动,使其能在胃内倾斜、平移、旋转,同时改变受检者体位配合检查,充分对胃内各个部位进行观察[3,18]。当患者吞服磁控胶囊内镜时,检查者开启系统,通过实时监控可了解胶囊内镜在胃内的拍摄情况,摇动操作杆使胶囊内镜在胃内各个方向运动,检查者可以充分观察胃内情况,完成胃部检查。2017 年和 2018 年,中国多家医学协会联合制定了《中国磁控胶囊胃镜临床应用专家共识(2017 年,上海)》[19]和《磁控胶囊胃镜系统医疗质量控制技术规范》[23],明确了磁控胶囊内镜检查的适应证和禁忌证,并规范了操作流程。

深圳市资福医疗技术有限公司开发了一种站立式磁控胶囊内镜系统(图 1-5),包括四个部分:①可摄取图像的胶囊内镜;②磁导航机器人;③数据记录器;④具有实时查看和控制软件的计算机工作站。胶囊为 27mm×12mm,重 2.7g,包含一个永磁体,照片以 4 帧/s 的速度拍摄[24]。在磁导航机器人的引导下,该磁控胶囊可以完成六个基本方位的动作,包括前进、后退、上升、下降、旋转和翻转。一项在 31 名健康志愿者中的研究评估了站立式磁控胶囊内镜系统的可行性和安全性,结果表明,所有受试者(100%)都能很好地观察到胃的解剖学标志,包括贲门、胃底、胃体、胃角、胃窦和幽门,而且黏膜可视率超过 75%[25]。这种站立

式磁控胶囊内镜系统为医生提供了一种精确导航胃腔内的工具,可用于观察和诊断胃部病变。它具有较高的图像质量和可视率,能够提供更准确的胃部解剖学信息。这一技术的发展为胃肠道疾病的诊断和治疗提供了新的可能性。

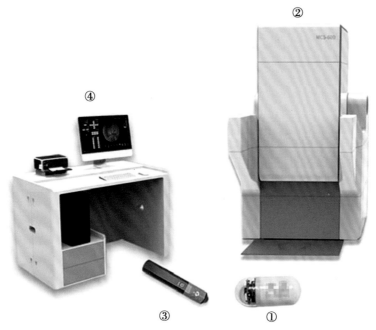

图 1-5 站立式磁控胶囊内镜系统

2021 年,重庆金山科技(集团)有限公司开发了一种全自动磁控胶囊内镜系统。该系统由磁控胶囊、图像记录器、机械臂胶囊控制器和软件工作站组成。磁控胶囊的分辨率为 512×512,自适应图像捕获频率为 2~8 帧/s,电池寿命可达 9h,可用于胃镜检查和完整的小肠检查。机械臂胶囊控制器由两个磁场组成,可以自动引导磁控胶囊对整个胃腔进行检查,无须操作员手动控制胶囊。一项前瞻性比较研究评估了全自动磁控胶囊内镜系统在胃和小肠检查临床应用中的有效性和安全性,研究结果显示,全自动磁控胶囊内镜系统对胃解剖标志(贲门、胃底、胃体、胃角、胃窦和幽门)的完全检出率达到 100%(95%CI 99.3~100.0)。全自动磁控胶囊内镜系统与常规胃镜检查的一致率为 99.61%(95%CI 99.45~99.78),且没有发生不良事件[26]。

这种全自动磁控胶囊内镜系统为胃部检查提供了一种便捷、准确的工具。它具有高分辨率的图像质量和广阔的视角,能够提供对胃部解剖结构的全面观察,操作人员无须手动操控胶囊,进一步简化了检查过程。全自动磁控胶囊内镜系统在临床应用中具有高效、安全的特点,有望在胃肠道疾病的诊断和治疗中得到广泛应用。

(三)小肠胶囊内镜

胶囊内镜检查已经发展到不同胶囊可用于检查胃肠道的不同部位。胶囊内镜的问世攻克了小肠作为内镜检查"盲区"的这一难题,弥补了传统消化内镜的不足。2001 年,

Appleyard 等首次报道了胶囊内镜在 4 例不明原因消化道出血患者中的应用,从而实现了胶囊内镜在小肠疾病诊断的临床转化[27]。这标志着胶囊内镜在无创检查小肠疾病方面开辟了新的局面,并成为医工交叉领域的典范。经过十余年的探索,胶囊内镜的适应证不断拓展,已在临床实践中得到广泛应用。

Pennazio 等对 100 例不明原因消化道出血患者进行了胶囊内镜评估,研究结果显示胶囊内镜的灵敏度为 88.9%,特异度为 95%,证实了胶囊内镜可作为诊断不明原因消化道出血的有效检查方法[28-29]。欧洲消化内镜学会指南推荐胶囊内镜作为不明原因消化道出血的首选检查方式[30]。

这些研究结果表明,胶囊内镜在诊断不明原因消化道出血方面具有高度敏感性和特异性,为患者提供了一种无创且高效的检查方法。随着技术的不断进步和应用的扩大,胶囊内镜在消化道疾病诊断中的价值和重要性将进一步得到认可并广泛应用。

所有小肠胶囊内镜的诊断率相当,小肠胶囊包括以下几种:

1. PillCam SB 3 是第三代设备,重量不到 4g,尺寸为 11mm×26mm,比早期型号具有更高的分辨率,通过快速区域(如十二指肠)时高达每秒 6 帧,静止或缓慢移动时可降至每秒 2 帧。它还具有识别功能,可帮助识别出血部位[31]。

2. EndoCapsule 10 尺寸为 11mm×26mm,重 3.3g,每秒拍摄 2 帧,可拍摄更高分辨率的照片以获得更好的清晰度,并提供软件介导的小肠三维视图。PillCam SB 3 和 EndoCapsule 10 的电池寿命为 8~10h[31]。

3. MicroCam 和 OMOM 是全球使用的其他胶囊内镜。

(四)结肠胶囊内镜

2006 年,Eliakim 等推出了第一代结肠胶囊内镜。一项欧洲多中心研究表明,与传统结肠镜相比,第一代结肠胶囊内镜的检查完成率达到 92.8%,对息肉、腺瘤和结肠癌的诊断灵敏度为 68%~85%;随后,通过性能的提升,在 2009 年推出了具有高拍摄频率和宽视野角的第二代结肠胶囊内镜。一项多中心研究表明,第二代结肠胶囊内镜全结肠检查的完成率达到 99.6%,腺瘤检出率为 39%[29,32-34]。第二代结肠胶囊内镜的诊断准确性与结肠镜相当,并且在诊断效能上优于计算机断层扫描结肠成像,因此被认为是结肠镜的替代选择。结肠胶囊内镜的出现打破了传统结肠镜的限制,为结肠疾病的检查提供了多样的选择。

2018 年,Eliakim 等推出了新一代全肠胶囊内镜(PillCam Crohn's),可以检查全消化道。该胶囊内镜可全面评估炎症性肠病等肠道疾病的分布和活动程度,检查完成率在 83%~91%[35]。

这些胶囊内镜技术的不断发展拓宽了结肠疾病检查的新领域,为炎症性肠病等肠道疾病的诊断和监测提供了广泛的选择。随着技术的进一步发展,胶囊内镜在结肠疾病领域的应用也一定会继续发展。

(五)其他功能性胶囊内镜的应用

自胶囊内镜诞生以来,各种功能的胶囊内镜不断被研发,从被动观察到主动操控,从单一图像诊断到复杂多参数检测,比如温度和 pH 监测等,甚至具有活检、药物输送和手术操作等功能。

1. 活检胶囊内镜   2014 年 Yim 等[36]通过磁控技术,利用胶囊内镜中的自折叠式微夹持器完成了体外组织活检。2015 年 Le 等[37]利用磁驱动系统产生的磁场将主动运动的胶囊内镜定位到目标病灶上,打开活检装置的刀片,利用所产生的旋转磁场进行旋转运动,提取组织,当刀片关闭时,提取的样本组织被保留在活检装置内,该胶囊在体外实验猪的小肠中成功获得了组织样本。2020 年 Son 等[38]提出了一种新型磁力驱动的胶囊内镜,通过利用胶囊内部的一根细而中空的针头,对消化道深层组织进行穿刺抽吸,以获取深层组织样本。2020 年 Hoang 等[39]将无电池螺旋结构及活检穿刺针整合到传统胶囊内镜中,形成一个活检胶囊,利用外部磁场驱动螺旋结构进行活检,该胶囊在体外实验猪的小肠中成功获得了组织样本。Ding 等[40]在 2021 年研制了一种抽吸式磁控采样胶囊内镜来采集肠内容物用以分析肠道内的肠道菌群和代谢组学。

未来研究方向将集中完善现有的胶囊内镜原型,并进行更多动物体内实验。这些实验将有助于评估胶囊内镜的安全性、有效性以及取样的成功率。同时,研究者们需要致力于改进胶囊内镜的取样室设计,以增加其容量,实现更可靠的多点式取样[41]。通过持续的研究和努力,我们可以期待未来胶囊内镜在活检功能方面的进一步发展和改进,这将为临床医生提供更多诊断和治疗选择,并有望成为一种更安全、有效的内镜技术。

2. 药物传输系统胶囊内镜   在 2005 年,英国诺丁汉的辉腾研究公司开发了一种名为"Enterion"的胶囊内镜,该胶囊内镜具有药物传输的功能,并已获得专利,它能够将药物输送到胃肠道中[42]。2009 年,Mcgirr 等开发了一种名为"InteliSite"的胶囊内镜,它同样具备给药功能[43]。InteliSite 胶囊由装填药物的内笼和外壳组成,并通过外部控制来实现给药,通过激活压缩弹簧将内笼推出来释放药物。

Yim 等借助磁驱动软胶囊内镜平台,实现了在胃内给药的功能[44-45]。当胶囊被磁场引导到特定位置后,通过增强的外部磁场进行压缩。在压缩的过程中,通过四个狭缝,释放胶囊内腔中的药物,从而实现胃内给药。此外,Woods 等提出了一种机器人胶囊,它配备了锚定机制和药物释放机制,可以在胃肠道内特定部位进行药物释放[46]。这种胶囊的尺寸为长度 32mm,直径 11mm,包含微型电机,来驱动占据 60% 胶囊体积的锚定和释放机构,它的设计用途是输送 1ml 药物。

这些研究和开发的成果展示了将药物输送和给药功能与胶囊内镜相结合的潜力。它们为医学领域提供了新的治疗方法和途径,为患者提供更加便利和精确的药物治疗方案。然而,还需要进一步的研究和实验数据来评估这些胶囊内镜的安全性和有效性,并为临床应用做好准备。

3. 理化检查型胶囊内镜   过去几十年的技术进步推动了理化检查型胶囊内镜的发展,理化检查型胶囊内镜可用于整个消化道的可视化监测。无线动力胶囊 /pH 胶囊内镜(SmartPill 公司)是一种用于理化检查的胶囊内镜,它由一次性胶囊、接收器和数据处理软件组成,通过传感器持续监测并连续收集胃肠道动力相关数据,通过测量 pH、温度和压力来定位,实时监测胶囊在全消化道传输的时间、温度、pH 和压力[47],将接收器连接到笔记本电脑上,就可以立即访问胶囊记录的数据,进行实时分析。目前,无线动力胶囊已被广泛应用于消化道功能障碍、胃轻瘫以及便秘患者的消化道运动功能检测,并为诊断提供依据。与传统的消化道运动功能检测方法相比,无线动力胶囊的最大优点是可以一次性检测胃、小肠和结肠的传输时间和压力,为多区域、复杂性消化道动力障碍提供了诊断依据。美国食品药品监督管理局于 2006 年批准无线动力胶囊用于评估疑似胃排空延迟(胃轻瘫)患者,并于 2009 年批准无线动力胶囊用于评估慢性特发性便秘患者的结肠转运情况。此外,美国和欧洲神经胃肠病学和运动学会也表明无线动力胶囊是胃肠道运输的有效和客观测量方法[48]。

另一种被动检查型胶囊是 pH 胶囊,最早由日本研发[49]。pH 胶囊的结构主要由集成电路和氧化铱 pH 电极组成。目前常用的 pH 胶囊是由美敦力公司生产的 Bravo pH 胶囊。Bravo pH 胶囊通过专用的真空管道送达食管,收集并发送信号至体外的接收器,记录并分析 pH 的变化[50]。

这些胶囊内镜技术在消化道功能检查方面具有重要意义。它们提供了无创、便捷的方式来获取消化道运动相关数据,为医生提供了更多信息来诊断消化道疾病和功能障碍,从而为患者定制更有效的治疗方案提供帮助。随着技术的不断进步,我们可以期待这些胶囊内镜技术在临床实践中的更广泛应用。

4. 振动胶囊 2015 年,Ron 等开发了一种振动胶囊用于治疗便秘,该胶囊由两部分组成,通过铁磁轴相互连接,并能在直线轨道上运动。在操作过程中,通过内部电磁线圈、螺线和弹簧的振动,刺激消化道管壁产生蠕动波,从而达到治疗效果[51]。

2017 年,廖专教授团队与安翰科技(武汉)股份有限公司联合设计了一种以智能手机作为外部控制设备进行实时监控的振动胶囊。该胶囊用于治疗慢性便秘等疾病,并可以根据便秘症状及病情需要自主调节振动模式,目前已经通过动物实验验证了该振动胶囊的安全性和有效性[52]。随后,中国的 6 家三甲医院进行了一项多中心、双盲、随机、安慰剂对照临床试验,研究结果表明,振动胶囊组的应答率明显高于安慰剂组,证实了振动胶囊在促进排便、缓解症状和改善生活质量方面的有效性和安全性,并且具有较高的耐受性[53]。振动胶囊技术为便秘等消化道疾病的治疗提供了新的选择,这种技术可以帮助促进排便并缓解便秘症状。随着进一步的研究和发展,振动胶囊有望在临床实践中发挥更大的作用,并为患者提供更好的治疗效果。

5. 探路胶囊 胶囊内镜检查期间发生的胶囊滞留是一种严重的并发症,可能发生在已知或疑似胃肠道狭窄的患者中,因此必须事先评估胃肠道的通畅性[54]。探路胶囊被用来评估胃肠道是否通畅,它是一种不透 X 射线、可溶解的诊断工具,其形状、大小与小肠胶囊内镜相似。虽然无法提供有关肿块或管腔狭窄的存在及位置的直接信息,但成功的探路胶囊试验可将胶囊滞留风险降至最低。

胶囊内镜滞留是一种潜在的并发症,定义为吞服胶囊 2 周后胶囊滞留在胃肠道中,或需要内镜或手术干预才能将其取出。第一代探路胶囊是一种可食用、可溶解的胶囊,由乳糖和硫酸钡制成,从摄入到胶囊溶解的平均时间为 80h(40~100h)。第二代探路胶囊,增加了让胶囊溶解过程提前的设计,即使探路胶囊被卡在狭窄处,也能让溶解过程提前开始(摄入 30h后)。研究表明,探路胶囊的内部射频识别标签可能会导致小肠梗阻。最近,无内部射频识别标签探路胶囊被引入临床实践[55]。探路胶囊技术为评估胃肠道是否通畅提供了一种非侵入性方法,进一步的研究和改进将有助于提高探路胶囊技术的安全性和有效性,从而为消化道疾病的诊断和治疗提供更好的选择。

三、展望

胶囊内镜的问世攻克了小肠作为内镜检查"盲区"这一难题,弥补了传统消化内镜的不足。经过 20 年的探索,胶囊内镜的性能不断提升,实现了适应证的拓展;食管胶囊内镜、结肠胶囊内镜以及胶囊胃镜的相继推出,实现了全消化道黏膜的可视化;振动胶囊等功能性胶囊内镜的研发,实现了从诊断到治疗的初探。随着适配软件的进步,胶囊内镜融合人工智能、5G 等技术,在互联网大数据时代有着全新的诠释,并可实现"无接触""零风险"的检查优势。

参考文献

[1] ADLER S N. The history of time for capsule endoscopy [J]. Ann Transl Med, 2017, 5 (9): 194.

[2] GONG F, SWAIN P, MILLS T. Wireless endoscopy [J]. Gastrointest Endosc, 2000, 51 (6): 725-729.

[3] REY J F, OGATA H, HOSOE N, et al. Blinded nonrandomized comparative study of gastric examination with a magnetically guided capsule endoscope and standard videoendoscope [J]. Gastrointest Endosc, 2012, 75 (2): 373-381.

[4] WESTERHOF J, WEERSMA R K, KOORNSTRA J J. Risk factors for incomplete small-bowel capsule endoscopy [J]. Gastrointest Endosc, 2009, 69 (1): 74-80.

[5] LIAO Z, GAO R, XU C, et al. Indications and detection, completion, and retention rates of small-bowel capsule endoscopy: a systematic review [J]. Gastrointest Endosc, 2010, 71 (2): 280-286.

[6] ELIAKIM R. Where do I see minimally invasive endoscopy in 2020: clock is ticking [J]. Ann Transl Med, 2017, 5 (9): 202.

[7] ELIAKIM R, YASSIN K, SHLOMI I, et al. A novel diagnostic tool for detecting oesophageal pathology: the PillCam oesophageal video capsule [J]. Aliment Pharmacol Ther, 2004, 20 (10): 1083-1089.

[8] GRALNEK I M, ADLER S N, YASSIN K, et al. Detecting esophageal disease with second-generation capsule endoscopy: initial evaluation of the PillCam ESO 2 [J]. Endoscopy, 2008, 40 (4): 275-279.

[9] CHING H L, HEALY A, THURSTON V, et al. Upper gastrointestinal tract capsule endoscopy using a nurse-led protocol: First reported experience [J]. World J Gastroenterol, 2018, 24 (26): 2893-2901.

[10] RAMIREZ F C, SHAUKAT M S, YOUNG M A, et al. Feasibility and safety of string, wireless capsule endoscopy in the diagnosis of Barrett's esophagus [J]. Gastrointest Endosc, 2005, 61 (6): 741-746.

［11］CHEN Y Z, PAN J, LUO Y Y, et al. Detachable string magnetically controlled capsule endoscopy for complete viewing of the esophagus and stomach [J]. Endoscopy, 2019, 51 (4): 360-364.

［12］WANG S, HUANG Y, HU W, et al. Detachable string magnetically controlled capsule endoscopy for detecting high-risk varices in compensated advanced chronic liver disease (CHESS1801): A prospective multicenter study [J]. Lancet Reg Health West Pac, 2021, 6: 100072.

［13］SWAIN P, TOOR A, VOLKE F, et al. Remote magnetic manipulation of a wireless capsule endoscope in the esophagus and stomach of humans (with videos)[J]. Gastrointest Endosc, 2010, 71 (7): 1290-1293.

［14］KELLER J, FIBBE C, VOLKE F, et al. Remote magnetic control of a wireless capsule endoscope in the esophagus is safe and feasible: results of a randomized, clinical trial in healthy volunteers [J]. Gastrointest Endosc, 2010, 72 (5): 941-946.

［15］CHING H L, HALE M F, MCALINDON M E. Current and future role of magnetically assisted gastric capsule endoscopy in the upper gastrointestinal tract [J]. Therap Adv Gastroenterol, 2016, 9 (3): 313-321.

［16］ZHANG Y, ZHANG Y, HUANG X. Development and Application of Magnetically Controlled Capsule Endoscopy in Detecting Gastric Lesions [J]. Gastroenterol Res Pract, 2021, 2021: 2716559.

［17］REY J F, OGATA H, HOSOE N, et al. Feasibility of stomach exploration with a guided capsule endoscope [J]. Endoscopy, 2010, 42 (7): 541-545.

［18］LIAO Z, DUAN X D, XIN L, et al. Feasibility and safety of magnetic-controlled capsule endoscopy system in examination of human stomach: a pilot study in healthy volunteers [J]. J Interv Gastroenterol, 2012, 2 (4): 155-160.

［19］中国医师协会内镜医师分会消化内镜专业委员会, 中国医师协会内镜医师分会消化内镜健康管理与体检专业委员会, 中华医学会消化内镜分会胶囊内镜协作组, 等. 中国磁控胶囊胃镜临床应用专家共识 (2017 年, 上海)[J]. 中华健康管理学杂志, 2017, 11 (6): 487-496.

［20］廖专, 李兆申. 磁控胶囊胃镜: 开启消化内镜新时代 [J]. 中华消化杂志, 2019, 39 (6): 363-366.

［21］LIAO Z, ZOU W, LI Z S. Clinical application of magnetically controlled capsule gastroscopy in gastric disease diagnosis: recent advances [J]. Sci China Life Sci, 2018, 61 (11): 1304-1309.

［22］ZOU W B, HOU X H, XIN L, et al. Magnetic-controlled capsule endoscopy vs. gastroscopy for gastric diseases: a two-center self-controlled comparative trial [J]. Endoscopy, 2015, 47 (6): 525-528.

［23］国家消化内镜质控中心, 中国医师协会内镜医师分会消化内镜专委会, 中国医师协会内镜医师分会消化内镜健康管理与体检专委会, 等. 磁控胶囊胃镜系统医疗质量控制技术规范 [J]. 中华消化杂志, 2018, 38 (3): 208-209.

［24］LAI H S, WANG X K, CAI J Q, et al. Standing-type magnetically guided capsule endoscopy versus gastroscopy for gastric examination: multicenter blinded comparative trial [J]. Dig Endosc, 2020, 32 (4): 557-564.

［25］CHENG C S, SUN T J, ZHANG H D. Human gastric magnet-controlled capsule endoscopy conducted in a standing position: the phase 1 study [J]. BMC Gastroenterol, 2019, 19 (1): 184.

［26］XIAO Y F, WU Z X, HE S, et al. Fully automated magnetically controlled capsule endoscopy for examination of the stomach and small bowel: a prospective, feasibility, two-centre study [J]. Lancet Gastroenterol Hepatol, 2021, 6 (11): 914-921.

［27］APPLEYARD M, GLUKHOVSKY A, SWAIN P. Wireless-capsule diagnostic endoscopy for recurrent small-bowel bleeding [J]. N Engl J Med, 2001, 344 (3): 232-233.

［28］PENNAZIO M, SANTUCCI R, RONDONOTTI E, et al. Outcome of patients with obscure gastrointestinal bleeding after capsule endoscopy: report of 100 consecutive cases [J]. Gastroenterology, 2004, 126 (3): 643-653.

［29］ ELIAKIM R, FIREMAN Z, GRALNEK I M, et al. Evaluation of the PillCam Colon capsule in the detection of colonic pathology: results of the first multicenter, prospective, comparative study [J]. Endoscopy, 2006, 38 (10): 963-970.

［30］ PENNAZIO M, SPADA C, ELIAKIM R, et al. Small-bowel capsule endoscopy and device-assisted enteroscopy for diagnosis and treatment of small-bowel disorders: European Society of Gastrointestinal Endoscopy (ESGE) Clinical Guideline [J]. Endoscopy, 2015, 47 (4): 352-376.

［31］ AKPUNONU B, HUMMELL J, AKPUNONU J D, et al. Capsule endoscopy in gastrointestinal disease: Evaluation, diagnosis, and treatment [J]. Cleve Clin J Med, 2022, 89 (4): 200-211.

［32］ VAN GOSSUM A, MUNOZ-NAVAS M, FERNANDEZ-URIEN I, et al. Capsule endoscopy versus colonoscopy for the detection of polyps and cancer [J]. N Engl J Med, 2009, 361 (3): 264-270.

［33］ ELIAKIM R, YASSIN K, NIV Y, et al. Prospective multicenter performance evaluation of the second-generation colon capsule compared with colonoscopy [J]. Endoscopy, 2009, 41 (12): 1026-1031.

［34］ VUIK F, NIEUWENBURG S, MOEN S, et al. Colon capsule endoscopy in colorectal cancer screening: a systematic review [J]. Endoscopy, 2021, 53 (8): 815-824.

［35］ ELIAKIM R, SPADA C, LAPIDUS A, et al. Evaluation of a new pan-enteric video capsule endoscopy system in patients with suspected or established inflammatory bowel disease-feasibility study [J]. Endosc Int Open, 2018, 6 (10): E1235-E1246.

［36］ YIM S, GULTEPE E, GRACIAS D H, et al. Biopsy using a magnetic capsule endoscope carrying, releasing, and retrieving untethered microgrippers [J]. IEEE Trans Biomed Eng, 2014, 61 (2): 513-521.

［37］ LE V H, HERNANDO L R, LEE C, et al. Shape memory alloy-based biopsy device for active locomotive intestinal capsule endoscope [J]. Proc Inst Mech Eng H, 2015, 229 (3): 255-263.

［38］ SON D, GILBERT H, SITTI M. Magnetically Actuated Soft Capsule Endoscope for Fine-Needle Biopsy [J]. Soft Robot, 2020, 7 (1): 10-21.

［39］ HOANG M C, LE V H, NGUYEN K T, et al. A Robotic Biopsy Endoscope with Magnetic 5-DOF Locomotion and a Retractable Biopsy Punch [J]. Micromachines (Basel), 2020, 11 (1): 98.

［40］ DING Z, WANG W, ZHANG K, et al. Novel scheme for non-invasive gut bioinformation acquisition with a magnetically controlled sampling capsule endoscope [J]. Gut, 2021, 70 (12): 2297-2306.

［41］ 陶运秀, 陈海盛, 岑朝. 功能性胶囊内镜的研发进展 [J]. 中外医学研究, 2023, 21 (6): 179-184.

［42］ PHAETON R L. Ingestible device for the release of substances at distinct locations in alimentary canal: CA, CA2390032 C [P]. 2005-04-26.

［43］ MCGIRR M E, MCALLISTER S M, PETERS E E, et al. The use of the InteliSite companion device to deliver mucoadhesive polymers to the dog colon [J]. Eur J Pharm Sci, 2009, 36 (4-5): 386-391.

［44］ YIM S, SITTI M. 3-D Localization Method for a Magnetically Actuated Soft Capsule Endoscope and Its Applications [J]. IEEE Trans Robot, 2013, 29 (5): 1139-1151.

［45］ YIM S, GOYAL K, SITTI M. Magnetically Actuated Soft Capsule With the Multimodal Drug Release Function [J]. IEEE ASME Trans Mechatron, 2013, 18 (4): 1413-1418.

［46］ WOODS S P, CONSTANDINOU T G. Wireless capsule endoscope for targeted drug delivery: mechanics and design considerations [J]. IEEE Trans Biomed Eng, 2013, 60 (4): 945-953.

［47］ 孙晖, 蒋熙, 邹文斌, 等. 功能性胶囊内镜研发新进展 [J]. 中国实用内科杂志, 2018, 38 (4): 282-285.

［48］ SAAD R J, HASLER W L. A technical review and clinical assessment of the wireless motility capsule [J]. Gastroenterol Hepatol (N Y), 2011, 7 (12): 795-804.

［49］ UCHIYAMA A. Endoradiosonde needs micro machine technology [C]. MHS'95 Proceedings of the Sixth International Symposium on Micro Machine and Human Science, 1995.

［50］ VALDOVINOS D M, REMES T J, RUIZ A J, et al. Successful esophageal pH monitoring with Bravo capsule in patients with gastroesophageal reflux disease [J]. Rev Gastroenterol Mex, 2004, 69 (2): 62-68.

［51］ RON Y, HALPERN Z, SAFADI R, et al. Safety and efficacy of the vibrating capsule, an innovative non-pharmacological treatment modality for chronic constipation [J]. Neurogastroenterol Motil, 2015, 27 (1): 99-104.

［52］ YU J, QIAN Y Y, HE C H, et al. Safety and Efficacy of a New Smartphone-controlled Vibrating Capsule on Defecation in Beagles [J]. Sci Rep, 2017, 7 (1): 2841.

［53］ ZHU J H, QIAN Y Y, PAN J, et al. Efficacy and safety of vibrating capsule for functional constipation (VICONS): A randomised, double-blind, placebo-controlled, multicenter trial [J]. EClinicalMedicine, 2022, 47: 101407.

［54］ NAKAMURA M, KAWASHIMA H, ISHIGAMI M, et al. Indications and Limitations Associated with the Patency Capsule Prior to Capsule Endoscopy [J]. Intern Med, 2022, 61 (1): 5-13.

［55］ MITSELOS I V, KATSANOS K, TSIANOS E V, et al. Clinical Use of Patency Capsule: A Comprehensive Review of the Literature [J]. Inflamm Bowel Dis, 2018, 24 (11): 2339-2347.

第二章

抗栓治疗相关消化道黏膜损伤

第一节　抗栓药物的发展史

我国《中国心血管健康与疾病报告 2022》[1]指出,由于居民不健康生活方式的流行,有心血管疾病危险因素的人群巨大,加之人口老龄化加速,我国心血管疾病的发病率和死亡率仍在升高。在我国城乡居民疾病死亡构成比中,心血管疾病占首位,中国心血管疾病的患病率处于持续上升阶段。据推算,我国心血管疾病现患人数 3.3 亿人,其中脑卒中 1 300 万人,冠心病 1 139 万人,心力衰竭 890 万人,肺源性心脏病 500 万人,心房颤动 487 万人,风湿性心脏病 250 万人,先天性心脏病(先心病)200 万人,外周动脉疾病 4 530 万人,高血压2.45 亿人。

抗栓药物是心血管疾病防治的基石。抗血小板药物从 1988 年的阿司匹林,到 1998 年的氯吡格雷,再到 2011 年的替格瑞洛;抗凝药物从 1937 年的肝素,1940 年的华法林,到2008 年的新型口服抗凝药(novel oral anticoagulant,NOAC),抗栓药物的研发取得了一系列重要进展和优化。

目前临床常用的口服抗栓药物包括抗血小板药物和抗凝药物,口服抗血小板药物包括环氧合酶(cyclooxygenase,COX)抑制剂(阿司匹林)、$P2Y_{12}$ 受体拮抗剂(氯吡格雷、替格瑞洛等),口服抗凝药物包括维生素 K 拮抗剂(华法林),NOAC(包括直接凝血酶抑制剂达比加群酯和 Xa 因子抑制剂利伐沙班、阿哌沙班、艾多沙班等)。临床常用的非口服抗凝药物包括普通肝素和低分子量肝素。

一、阿司匹林

阿司匹林又名乙酰水杨酸,阿司匹林的发现最早可以追溯到公元前 1534 年的古埃及,当时最古老的医学文献《埃伯斯莎草纸》记录了埃及人至少在公元前 2000 年就已经知道了干的柳树叶的止痛功效。1828 年,法国药学家 Henri Leroux 和意大利化学家 Raffaele Piria成功地从柳树皮里分离提纯出了活性成分水杨苷,因为它的酸味,人们通常称它水杨酸。1897 年,德国拜耳公司的化学家 Felix Hoffman 给水杨酸分子加了一个乙酰基,发明了乙酰水杨酸,也就是现在的阿司匹林。

阿司匹林一直作为解热镇痛药使用,直到 1982 年英国科学家 John Robert Vane 发现阿司匹林可以通过抑制 COX 来抑制前列腺素的合成,从而促使血管扩张,抑制血小板凝聚,首次证明了阿司匹林抗血栓的功效,他也因此获得 1982 年诺贝尔生理学或医学奖。1985 年,美国卫生与民众服务部长玛格丽特手拿阿司匹林宣布"阿司匹林可有效预防二次心肌梗死发作";1988 年,《内科健康医学研究》发现[2]阿司匹林可以使首次心肌梗死的发生率降低 44%,掀开了阿司匹林可以有效预防心血管疾病的新篇章。1996 年,美国食品药品管理局(Food and Drug Administration,FDA)推荐阿司匹林作为预防心脏病的常规用药,自此阿司匹林开始在临床广泛使用。

二、P2Y$_{12}$ 受体拮抗剂

1972 年,Eloy 博士团队在研究新型抗炎镇痛药的时候,合成了一系列噻吩并吡啶为母核的化合物,抗炎和镇痛效果没有达到预期,但却意外地发现大鼠灌胃后呈现抗血小板聚集和抗血栓形成的活性,在历经无数次实验后,Eloy 团队终于找到了活性最强的噻吩并吡啶化合物,将其命名为噻氯匹定。但是随着全球的广泛应用,噻氯匹定出现了多种血液学不良反应,需要进一步对噻氯匹定进行优化。

研发者在以噻氯匹定为先导物的结构变换中合成了上千个类似物,最终选取了 8 个高活性化合物对健康受试者进行了 I 期临床研究,研究发现一款代号为 PCR4099 的试验药,其抗血小板聚集作用超过噻氯匹定,II 期临床试验对患者也呈现强效的抗血小板聚集活性。研究团队尝试分离 PCR4099 的两种对映异构体,分析各自活性和不良反应,发现只有 S 构型具有抗血小板聚集和抗血栓形成的活性,而 R- 异构体没有活性。1987 年,研究团队重新开始对 S- 异构体进行临床前和临床研究,定名为氯吡格雷,于 1998 年获批上市。

替格瑞洛是一种新型强效 P2Y$_{12}$ 受体拮抗剂,最早由瑞典阿斯利康公司研发,2011 年在美国上市,商品名为倍林达(Brilinta),随后在欧洲其他国家上市,在欧洲市场上商品名为 Brilique,2012 年 11 月在我国上市。

三、肝素

肝素因首先在肝脏中发现而得名,是第一个被发现和分离出来用于医疗的抗凝药,是目前仍在用于临床的最古老的药物之一,作为世界卫生组织(WHO)基本药物标准清单之一,安全、有效。

1916 年,美国约翰霍普金斯大学的学生 Jay McLean 在 William Henry Howell 教授指导下进行促凝血物质的研究,意外发现犬的肝脏存在一种抗凝物质,William Henry Howell 教授随后将该物质成功提取出来,在 1918 年将其命名为 heparin(肝素),此名称一直沿用至今。当时的肝素没有合适的提纯方法,提取出来的肝素含有杂质,会引起很多不良反应,难以推广使用。

1929 年,胰岛素的发现者之一加拿大多伦多大学的 Charles Best 和 Arthur Charles 借鉴

提纯胰岛素的工艺来进一步提纯肝素,并完成了结晶性肝素钡盐的制备,保证了肝素质量的稳定性,后来又使用肝素钠来替代钡盐,解决了规模化生产的成本问题,自此开始,肝素钠盐成为肝素生产的国际标准。

1937 年,Charles Best 发现动物的许多组织都含有肝素,尤其是肺,其含量比肝脏还多,并从牛的肺组织中分离纯化出肝素。牛肺组织提取肝素的技术出现后,才有了肝素的大规模生产。这一年,肝素作为抗凝药正式上市,肝素的纯化形式首次用于人体。1938 年,研究者开展了第一项肝素预防深静脉血栓形成的临床试验,肝素预防血栓形成获得成功。自此,肝素成为临床上常用的抗凝药。随着不断的研发,1978 年,法国 Choay 研究所通过解聚肝素发明了全球第一个低分子量肝素,并开始在临床广泛使用。

四、华法林

华法林作为最古老的口服抗凝药物之一,其发现可以追溯到 20 世纪 40 年代,当时美国的牛羊食用发霉的甜苜蓿干草后死于不明原因的出血,1941 年 Karl Link 发现甜苜蓿中含有天然的香豆素,虽然香豆素本身没有抗凝血的功能,但在真菌的作用下,香豆素能氧化为双香豆素,双香豆素能抑制维生素 K 的功能,引起凝血障碍。

几年以后,当 Karl Link 因肺结核休假时,萌生了用香豆素衍生物作为灭鼠药的想法,并最终发现了有良好灭鼠效果的香豆素衍生物。Karl Link 及其团队的工作是在威斯康辛大学校友基金会(WARF)的资助下进行的,根据基金会的缩写,结合双香豆素类(coumarin)的后缀(-arin),将他发明的鼠药命名为"华法林"(warfarin)。华法林在 1948 年成功上市,此后直至今日,华法林始终是一种颇受欢迎的灭鼠药。在中国,华法林还有一个更加通俗的名字——"灭鼠灵"。

1951 年,一位美国士兵试图服用过量华法林灭鼠药自杀,医生用大量维生素 K 抵消了华法林的抗凝作用,成功救治了这位士兵。1954 年,华法林被美国 FDA 批准在人体使用并上市;1955 年,美国总统艾森豪威尔突发心肌梗死,通过华法林治疗,艾森豪威尔顺利康复,无意中也给华法林做了最有效的广告。从此,华法林逐渐被人们所接受,并挽救了无数人的性命。

五、直接凝血酶抑制剂——达比加群酯

达比加群酯是继华法林出现之后,50 年来第一个上市的新型口服抗凝血药物,是一种可逆的直接凝血酶抑制剂。

达比加群酯的研发旅程始于 1992 年,德国 Biberach 团队开始开发一种以凝血酶作为靶点的新型抗凝药物,经过不断筛选与检验,研发出了达比加群(一种高选择性凝血酶抑制剂),经过对达比加群的不断优化,进一步提高其生物利用度,最终研发出了达比加群的前体药物——达比加群酯,并历经 8 年,进入临床 II 期试验。

2008 年达比加群酯被欧洲药品管理局批准上市,达比加群酯于 2010—2011 年在欧美、

2013 年在我国获批用于预防成人（18 岁以上）非瓣膜性心房颤动患者的脑卒中和全身性栓塞。

六、直接Ⅹa 因子抑制剂

Ⅹa 因子为内源性和外源性凝血途径的关键环节,是共同凝血途径的第一步,Ⅹa 因子抑制剂通过抑制 Ⅹa 因子的活性,中断凝血级联反应的内源性和外源性凝血途径,抑制凝血酶的产生和血栓的形成,从而发挥抗凝作用。目前临床上常用的直接Ⅹa 因子抑制剂有利伐沙班、阿哌沙班、艾多沙班,与达比加群酯相比,直接Ⅹa 因子抑制剂均以活性药物给药。

利伐沙班是第一个凝血因子Ⅹa 直接抑制剂,2008 年首先由加拿大卫生部批准上市,同年 9 月 30 日获欧洲药品管理局批准上市,2009 年在我国上市。利伐沙班是第一个被美国 FDA 批准用于非瓣膜性心房颤动患者预防脑卒中和体循环栓塞的直接Ⅹa 因子抑制剂。

阿哌沙班于 2011 年 5 月 18 日获欧洲药品管理局批准上市,之后于 2012 年 12 月 28 日获美国 FDA 批准上市,于 2012 年 12 月 25 日获得日本医药品医疗器械综合机构批准上市,于 2013 年 1 月 22 日获得国家食品药品监督管理局批准上市。

艾多沙班于 2011 年 4 月在日本上市,于 2015 年 1 月在美国获批上市,于 2018 年 12 月在国内获批上市,正式进入中国。

七、小结

对于心血管疾病患者,抗栓药物的选择至关重要,需要医生根据患者的具体病情制定个体化诊疗方案。抗栓药物的启用时机、药物的选择及治疗的疗程都需要充分权衡患者、病情及手术等多种因素,平衡缺血与出血风险,有助于提高治疗效果,减少包括出血在内的不良反应。目前随着抗栓策略的优化,栓塞事件的发生率在逐年降低,而出血事件的发生率却在逐年升高,出血已成为抗栓治疗获益的最大"拦路虎",其中消化道是最常见的出血部位,48.7%~77.2% 出血都发生在消化道[3-5]。

下面将从阿司匹林、氯吡格雷、替格瑞洛、肝素、华法林、新型口服抗凝药在心血管疾病中的应用以及对消化道黏膜的损伤方面逐一展开介绍。

第二节　抗栓药物的应用及对消化道黏膜的损伤

一、抗血小板药物

(一) 阿司匹林

作为抗血小板药物,阿司匹林被广泛用于治疗心脑血管疾病,可用于治疗不稳定型心绞痛、急性心肌梗死,可预防心肌梗死复发,可用于动脉血管手术或介入手术后,以及预防高危患者的心血管事件,也可用于治疗脑血管疾病,如脑卒中等,可用于预防短暂性脑缺血发作和已出现早期症状后预防脑梗死;作为解热镇痛药,用于急性和慢性风湿性疾病疼痛和炎症的治疗,如类风湿关节炎、青少年特发性关节炎、骨关节炎和强直性脊柱炎等。目前临床上广泛使用的阿司匹林肠溶片不宜用作解热镇痛药,仅用作抗血小板药物。阿司匹林长期使用最低的有效剂量为75~150mg/d,符合"疗效最大,毒性最小"的原则。

阿司匹林口服后可经胃肠道完全吸收,吸收后迅速降解为主要代谢产物水杨酸,阿司匹林和水杨酸血浆峰浓度的达峰时间分别为10~20min和0.3~2h,肠溶片的吸收延迟3~6h。水杨酸及其代谢产物主要从肾脏排泄,清除与剂量有关,因此清除半衰期可从低剂量的2~3h到高剂量的15h。长期服用阿司匹林用于抗血小板治疗,药效一般可维持5~7天。

阿司匹林曾被广泛用于心血管疾病的一级预防和二级预防,目前阿司匹林用于心血管疾病二级预防的地位依旧毋庸置疑,长期应用阿司匹林进行二级预防可以显著降低心肌梗死、脑卒中及心脏性死亡与全因死亡的发生率。阿司匹林也曾经被广泛用于心血管疾病的一级预防[6-8],但是其在一级预防中是否获益存在争议,近年来随着更多临床研究结果的发布,阿司匹林在心血管疾病一级预防中的作用遭到了质疑,国内外心血管疾病预防指南和共识也更新了对阿司匹林的一级预防推荐。

2009年抗栓治疗研究协作组汇总分析纳入了6项使用阿司匹林一级预防的大型临床试验[9],共95 456例心血管疾病风险低危的患者,平均随访6.9年,结果显示,阿司匹林使总的严重血管事件(包括心肌梗死、脑卒中和心血管死亡)的风险成比例降低12%;主要冠状动脉事件的风险降低18%,其中非致死性心肌梗死的风险降低23%;对脑卒中风险的影响不显著;但是全因死亡率、冠心病死亡率和脑卒中死亡率均无显著下降,同时颅外大出血(主要为消化道)的发生率增加了54%。2018年发表的一项随机、双盲、安慰剂对照、多中心研究ARRIVE[10],纳入12 546例心血管疾病风险中危的非糖尿病患者,随机分为两组,分别给予阿司匹林100mg/d或安慰剂治疗,中位随访时间为60个月,研究发现,阿司匹林组与安慰剂组主要终点事件的发生率分别为4.29%与4.48%,无统计学差异,而阿司匹林组与安慰剂组消化道出血的发生率分别为0.97%与0.46%,阿司匹林组消化道出血事件(主要是轻微出血)增加。2018年发表的ASCEND研究[11]纳入了15 480例40岁及以上无心血管疾病的糖尿病患者(5年心血管疾病风险<5%或5%~10%),随机给予阿司匹林100mg/d或安慰剂治疗,平均随访7.4年,研究发现,阿司匹林组主要复合终点事件(非致死性心肌梗死、非致死性脑卒中、短暂性脑缺血发作、心血管死亡)的发生率显著低于安慰剂组,总死亡率无统计学差异;而阿司匹林组大出血事件的发生率显著高于安慰剂组,其中大部分为消化道出血。2018年ASPREE研究[12]从社区纳入了19 114例无基础心血管疾病、70岁以上的老年人,随机给予阿司匹林100mg/d或安慰剂治疗,中位随访4.7年后,两组受试者心血管事件的发生率无统计学差异,而阿司匹林组全因死亡和严重出血事件的发生率均高于安慰剂组,可见在老年人中,使用低剂量阿司匹林作为一级预防策略会显著增加大出血的风险,并且不会降

低心血管疾病的风险。2022 年美国预防服务工作组（United States Preventative Services Task Force, USPSTF）分析了阿司匹林用于心血管疾病一级预防的临床研究，结果显示[13]，每日服用低剂量阿司匹林可降低非致死性心肌梗死和非致死性脑卒中的风险，但同时增加消化道大出血及颅内出血的风险（高级别证据）。

阿司匹林一级预防带来的获益与出血风险是并存的，使用阿司匹林作为一级预防在降低主要不良心血管事件风险的同时，也增加了大出血尤其是消化道出血的风险，出血的风险会抵消这些患者阿司匹林治疗的大部分益处，尤其是随着降压、戒烟和他汀使用等其他一级预防措施的日益完善，阿司匹林的获益风险比正在下降。阿司匹林一级预防针对的人群为无心血管疾病的成年人，这部分人群心血管事件的发生率低，只有在缺血的获益大于出血的风险时，一级预防才有意义，但是对于这部分人群难以平衡缺血及出血的风险。

2016 年欧洲心血管疾病预防指南[14]最先对阿司匹林的一级预防提出了否定意见，不推荐无心血管疾病的糖尿病患者进行阿司匹林的预防治疗。2019 年美国心脏病学会和美国心脏协会（American College of Cardiology/American Heart Association, ACC/AHA）[15]弱化了阿司匹林在心血管疾病一级预防中的推荐力度，阿司匹林不宜常规用于心血管疾病的一级预防，否则难有净获益，指南建议对于心血管事件风险较高且不具有出血高危因素的40~70 岁患者，可以考虑应用小剂量阿司匹林（75~100mg/d），但仅为Ⅱb 级推荐；年龄>70 岁的患者，不建议将阿司匹林用于心血管疾病事件的一级预防；伴有任何出血高危因素的患者均不宜将阿司匹林用于心血管事件的一级预防。2022 年 4 月 USPSTF 发布的阿司匹林用于预防心血管疾病的推荐声明[16]首次取消了对于 60 岁以上人群个体化应用阿司匹林的建议，不推荐在 60 岁及以上的成年人中开始使用低剂量阿司匹林进行心血管疾病一级预防；USPSTF 建议，对于 10 年心血管疾病风险 ≥10% 的 40~59 岁成年人，可根据个体情况并充分沟通后决定是否开始使用低剂量阿司匹林进行一级预防。

阿司匹林带来的消化道黏膜损伤的问题是阿司匹林获益的最大争议。阿司匹林可通过局部作用和全身作用损伤消化道黏膜，不仅可以通过局部刺激直接损伤胃黏膜，还可通过抑制 COX-1 介导的前列腺素合成，减弱黏膜的保护作用，从而造成消化道黏膜糜烂、溃疡和出血[17]。阿司匹林服药后 12 个月内为消化道损伤的高发阶段，在服药后 3 个月到达高峰[18]。有研究发现，长期服用阿司匹林的患者中上消化道溃疡和糜烂的患病率分别为 10.7% 和63.1%[19]；也有研究发现，48.4% 长期服用阿司匹林的患者存在上消化道黏膜损伤[20]。大型随机对照研究 ASPREE 研究发现，>70 岁的高龄患者服用阿司匹林，消化道出血的风险增加了 60%[21]。

阿司匹林不仅可以损伤上消化道黏膜，还可以通过破坏肠道黏液层，加速细菌侵入黏膜，导致菌群移位，激活炎症反应，引起小肠黏膜损伤，诱导小肠黏膜糜烂和溃疡，甚至导致小肠出血和梗阻[22]。北京安贞医院消化内科团队前期行磁控胶囊内镜检查发现，服用肠溶阿司匹林无消化道症状的患者胃和小肠黏膜损伤明显增加[22]，60 岁以上服用肠溶阿司匹林患者中有 61.7% 存在不同程度小肠黏膜损伤，其中 15.0% 患者存在小肠黏膜较大的糜烂和/

或溃疡[23]。

阿司匹林是一把"双刃剑",在减轻心脑血管不良事件的同时,还增加了消化道黏膜损伤的风险,形成溃疡和出血,严重时可致患者死亡,临床医生要严格控制阿司匹林的适应证,尤其是应用阿司匹林进行一级预防时,要充分衡量患者的缺血和出血风险,降低阿司匹林引起的出血风险,提高阿司匹林的净获益。

(二) $P2Y_{12}$ 受体拮抗剂

氯吡格雷是目前应用最广泛的 $P2Y_{12}$ 受体拮抗剂,是一种广泛使用的前药,经肝细胞 CYP2C19 等氧化酶催化氧化,不可逆地抑制血小板上的 $P2Y_{12}$ 受体而具有抗血栓活性[24]。氯吡格雷通过口服吸收,生物利用度达 50% 以上,达峰时间为 30~60min,原型药的半衰期为 7~8h,活性代谢物的清除半衰期为 0.5~1h,是一款表现良好的生物前体型前药。

氯吡格雷可用于心肌梗死患者(从几天到小于 35 天)、缺血性脑卒中患者(从 7 天到小于 6 个月)或确诊外周动脉性疾病的患者;可与阿司匹林联合应用于急性冠脉综合征 (acute coronary syndrome, ACS)的患者,包括经皮冠状动脉介入治疗(percutaneous coronary intervention, PCI)术后置入支架的患者,并可合并使用在溶栓治疗中;也可作为对阿司匹林过敏或不耐受患者的替代治疗。通常推荐成人 75mg、1 次 /d 口服给药,但根据年龄、体重、症状可使用 50mg(1 次 /d)口服给药。

2001 年发表在 *New England Journal of Medicine* 杂志上的 CURE 研究纳入 12 562 名非 ST 段抬高型 ACS 患者,随机分为单纯阿司匹林或阿司匹林联合氯吡格雷组,研究发现氯吡格雷联合阿司匹林的双联抗血小板治疗(dual antiplatelet therapy, DAPT)较单用阿司匹林治疗降低了患者的心血管死亡、非致死心肌梗死或脑卒中复合终点的发生率,同时大出血的发生率从 2.7% 上升到 3.7%[25],但是患者的总体获益大于风险,这一发现开启了以氯吡格雷联合阿司匹林为代表的双抗时代。

替格瑞洛是一种新型强效 $P2Y_{12}$ 受体拮抗剂,与氯吡格雷这种噻吩吡啶类药物不同,替格瑞洛能可逆性地与血小板上的 $P2Y_{12}$ ADP 受体相互作用,阻断信号转导和血小板活化。相较于氯吡格雷,替格瑞洛具有如下优势:一是无须经代谢活化,可直接对 $P2Y_{12}$ 受体快速产生抑制效应,相比氯吡格雷能更强效、更快速地抑制血小板聚集,且不受患者个体基因的影响;二是可逆性,在停药后循环中所有血小板均可恢复功能。

替格瑞洛可用于 ACS 患者(不稳定型心绞痛、非 ST 段抬高心肌梗死或 ST 段抬高心肌梗死),包括接受药物治疗和 PCI 治疗的患者,降低血栓性心血管事件的发生率;除非有明确禁忌,替格瑞洛应与阿司匹林联合用药。在 ACS 患者中,替格瑞洛与阿司匹林联用时,阿司匹林的维持剂量不能超过 100mg/d,否则会降低临床疗效。替格瑞洛的起始剂量为单次负荷量 180mg(90mg×2 片),此后每次 1 片(90mg)、2 次 /d,口服给药后 1.5h 起效,替格瑞洛及其活性代谢产物的半衰期分别为 7h 和 9h,主要经过肝脏代谢清除,长期服用替格瑞洛的患者,停药后抗血小板药效仍可维持约 5 天。

2009 年发表于 *New England Journal of Medicine* 杂志上的全球 PLATO 研究是一项纳入

43 个国家、862 个中心的随机、双盲研究,发现替格瑞洛联合阿司匹林较氯吡格雷联合阿司匹林能进一步改善 ACS 患者的预后,替格瑞洛联合阿司匹林组主要终点事件(血管死亡、心肌梗死或脑卒中)的发生率(9.8%)较氯吡格雷联合阿司匹林组(11.7%)显著降低,而两组之间的大出血发生率无显著差异(11.6% *vs.* 11.2%,P=0.43)[26]。2019 年发表的韩国多中心研究[27]纳入 800 例 ACS 患者,随机分为阿司匹林联合替格瑞洛治疗组(简称替格瑞洛组)和阿司匹林联合氯吡格雷治疗组(简称氯吡格雷组),研究发现,12 个月时替格瑞洛组的临床显著出血发生率明显高于氯吡格雷组(11.7% *vs.* 5.3%),同时替格瑞洛组患者大出血发生率(7.5% *vs.* 4.1%)和致命出血发生率(1% *vs.* 0)也较高。替格瑞洛对于患者出血尤其是消化道出血的影响还需要进一步研究。

替格瑞洛获得美国 FDA 的批准是基于 PLATO 临床研究结果,于 2012 年 11 月在中国上市,目前已经在中国临床广泛使用。自 2011 年以来替格瑞洛已被多部欧美指南推荐为 ACS 患者的一线或首选抗血小板药物,且指南已将对替格瑞洛的推荐级别列于氯吡格雷之前,在替格瑞洛不能使用的患者中才能使用氯吡格雷。2023 年最新的欧洲心脏病学会(European Society of Cardiology,ESC)ACS 管理指南[28]仍建议,将阿司匹林联合强效 P2Y$_{12}$ 受体拮抗剂[替格瑞洛或普拉格雷(中国未上市)]的 DAPT 作为 ACS 患者的首选策略。对于老年 ACS 患者,尤其是高出血风险患者,可考虑使用氯吡格雷(Ⅱb 类推荐 /B 级证据)。

P2Y$_{12}$ 受体拮抗剂可通过抑制血小板源性生成因子的释放和血管内皮生长因子的合成,减少新生血管形成,使已经损伤的消化道黏膜修复受阻,加剧消化道黏膜损伤,引起出血[17]。氯吡格雷发生上消化道出血的风险(校正 RR=2.8,95%CI 1.9~4.2)与 100mg/d 阿司匹林发生上消化道出血的风险相似(校正 RR=2.7,95%CI 2.0~3.6)[29],但当氯吡格雷与阿司匹林联用时,消化道出血的发生率较单用一种抗血小板药物的风险增加 2~3 倍[30-31]。

氯吡格雷引起的小肠溃疡和出血并不常见,机制不清。目前已有报道发现氯吡格雷可引起小肠黏膜损伤、溃疡[32],氯吡格雷与阿司匹林联用会增加小肠溃疡发生率[33],相关报道较少。

阿司匹林联合 P2Y$_{12}$ 受体拮抗剂进行 DAPT 已经成为冠心病患者药物抗栓治疗的基石。抗栓治疗期间若合并出血,患者死亡风险将明显增加[34]。在抗栓治疗的过程中,需要不断评估者缺血和出血的风险,及时识别高危患者,调整治疗方案。

ESC 指南提出了抗栓治疗期间消化道出血的高危患者标准:①有消化性溃疡 / 消化道出血史;②合并抗凝治疗;③合并使用非甾体抗炎药 / 糖皮质激素的患者;④有以下两种或两种因素以上的患者:年龄 ≥65 岁、消化不良、胃食管反流病、幽门螺杆菌感染、慢性酗酒。上述被认为是抗栓治疗过程中消化道出血的高危患者[35-36],该标准可用来对抗栓治疗期间消化道出血的风险进行判定。

2019 年,高出血风险学术研究联合会(Academic Research Consortium for High Bleeding Risk,ARC-HBR)专家共识[37]定义了 PCI 术后人群高危出血风险的标准(图 2-1),提出了高出血风险的 20 条标准,包括 14 项主要标准和 6 项次要标准。如果患者满足至少 1 条主要标准或 2 条次要标准,则可以定义为 PCI 术后高危出血风险人群。主要标准包括:①长期应用口服抗凝药物;②严重或终末期慢性肾脏病,估计肾小球滤过率(estimate glomerular filtration rate,eGFR)<30ml/min;③血红蛋白<110g/L;④ 6 个月内发生过需要住院或输血治疗的自发性出血,或任意时间的复发出血;⑤中度或重度基线血小板减少症(<100×10⁹/L);⑥慢性出血体质;⑦肝硬化伴门静脉高压;⑧过去 12 个月内存在活动性恶性肿瘤(除外非黑色素瘤皮肤癌);⑨自发性颅内出血(任何时间);⑩12 个月内的创伤性颅内出血;⑪脑血管畸形;⑫6 个月内的中重度缺血性脑卒中;⑬DAPT 期间拟行大手术;⑭最近 30 天内的大手术或创伤。次要标准包括:①年龄 ≥75 岁;②中度慢性肾脏病(eGFR 30~59ml/min);③血红蛋白男性 110~129g/L,女性 110~119g/L;④ 12 个月内发生过需要住院或输血的自发性出血,且不符合主要标准;⑤术后长期应用非甾体抗炎药或类固醇类药物;⑥任何时间发生的缺血性脑卒中,且不符合主要标准。该标准针对 PCI 术后发生的所有出血类型,不专门针对消化道。

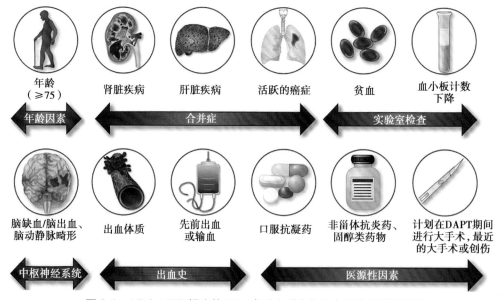

图 2-1　ARC-HBR 提出的 PCI 术后人群高危出血风险人群的标准
DAPT,双联抗血小板治疗。

对于 ACS 患者还可使用 CRUSADE 评分预测发生院内大出血的风险[38],包括基线血细胞容积(%)、肌酐清除率(ml/min)、收缩压(mmHg)、性别、是否有糖尿病、心率(次/min)、是否有心力衰竭体征、是否有外周血管疾病或脑卒中,CRUSADE 评分>30 分的患者,其院内死亡风险升高 2~3 倍。

对于消化道出血高危患者,指南建议在抗栓治疗过程中联合使用质子泵抑制剂(proton pump inhibitor,PPI)预防上消化道出血[35-36]。但是 PPI 在减轻上消化道黏膜损伤的同时,也带来了新的问题,临床研究和基础研究都已经证实 PPI 不但不能减轻小肠黏膜的损伤风险,甚至可以加重小肠黏膜的损伤[39-42]。研究发现,服用 PPI 可以影响患者的肠道菌群[43-44],增加铁缺乏的风险[45],甚至导致贫血[46],还可以出现呼吸、肾脏、肝脏、肌肉骨骼、血液、感染、胃肠道、心血管、中枢神经系统等的不良反应[47]。目前我国专家共识[48]提出,高危出血患者可在前 6 个月联合使用 PPI,6 个月后减量为间断服用 PPI,或调整替代为 H₂ 受体拮抗剂。

二、抗凝药物

(一)肝素

临床常用的非口服抗凝药物包括普通肝素和低分子量肝素。肝素又名普通肝素,是从猪肠黏膜或牛肺中提取精制的一种硫酸氨基葡聚糖,分子量范围为 3 000~30 000KD,平均分子量约为 15 000KD。

普通肝素可用于防治血栓形成或栓塞性疾病(如心肌梗死、血栓性静脉炎、肺栓塞等),各种原因引起的弥散性血管内凝血,也用于血液透析、体外循环、导管术、微血管手术等操作中及某些血液标本或器械的抗凝处理。普通肝素可通过静脉、皮下注射给药,禁止肌内注射,但皮下注射的生物利用度低,仅约 30%。目前在临床上,普通肝素一般用于术中、血液透析中的抗凝治疗,通过静脉注射方式给药,基本不用于门诊患者的抗凝治疗。静脉使用肝素时,需要根据活化部分凝血活酶时间(activated partial thromboplastin time,APTT)的结果调整剂量,直至 APTT 延长至抗凝前的 1.5~2.5 倍,或通过监测抗 Xa 的水平指导用药剂量[49],活化凝血时间(activated clotting time,ACT)也可用于监测肝素的应用[50]。肝素是心脏手术中用于抗凝治疗的主要药物,全身肝素化是体外循环的必要环节,以防止血液在体外循环的管道中凝固。肝素抗凝的作用可以通过硫酸鱼精蛋白来中和,如果剂量足够,鱼精蛋白可以中和肝素,减少术后出血的风险[51]。

低分子量肝素是普通肝素裂解后的硫酸氨基葡聚糖片段,分子量范围为 4 000~6 000KD。低分子量肝素是一类抗血栓形成药,由于生产工艺、化学结构等不同,每一种低分子量肝素都具有不同的物理和生化特性,也显示出不同的药效学和药代动力学特征,不同低分子量肝素的临床疗效和适应证也存在差异,不同的低分子量肝素之间不可替换使用。低分子量肝素可通过静脉、皮下注射给药,禁止肌内注射,低分子量肝素皮下注射的生物利用度 ≥90%。低分子量肝素可用于预防静脉血栓栓塞性疾病,预防骨科或普通外科手术后的深静脉血栓形成,治疗已形成的深静脉血栓,在血液透析中预防血凝块形成,也可用于不稳定型心绞痛和非 ST 段抬高心肌梗死急性期的治疗。低分子量肝素还可用于栓塞高风险人群手术的桥接治疗。

2021 年欧洲消化内镜学会指南[52]建议,对于高血栓风险患者如二尖瓣或主动脉瓣金属瓣,合并心房颤动的人工心脏瓣膜,心房颤动合并二尖瓣狭窄,心房颤动伴脑卒中或短暂性脑缺血发作合并以下 3 种或以上的危险因素(包括充血性心力衰竭、高血压、年龄>75 岁、糖尿病)、3 个月内有心房颤动伴脑卒中或短暂性脑缺血发作史、3 个月以内的静脉血栓栓塞、既往服用华法林出现静脉血栓栓塞,现在目标国际标准化比值(international normalized ratio,INR)为 3.5 的患者,进行高出血风险内镜操作如内镜下息肉切除术、经内镜逆行胆胰管成像(ERCP)+括约肌切开术、壶腹切开术、内镜黏膜下剥离术(ESD)/内镜黏膜切除术(EMR)、上消化道或下消化道狭窄的内镜扩张术、内镜下静脉曲张治疗、胃镜下胃造口术、超声内镜引导下活检或介入治疗、食管或胃射频消融术时,建议暂时停用华法林并用低分子量肝素进行桥接,建议在内镜前 5 天停用华法林,停用华法林 2 天后开始使用低分子量肝素进行桥接,手术当天停用低分子量肝素,术后当天继续使用低分子量肝素,并按正常剂量重新服用华法林至合适的 INR。

普通肝素和低分子量肝素的抗凝作用主要是通过与抗凝血酶Ⅲ结合,激活抗凝血酶Ⅲ复合物,抑制Ⅹa和Ⅱa因子的活性,抗Ⅹa活性对分子量不敏感,抗Ⅱa活性则依赖分子量的大小,普通肝素平均分子量大,其抗Ⅹa与抗Ⅱa活性之比约为1:1,低分子量肝素平均分子质量小,与普通肝素相比,低分子量肝素抑制Ⅱa因子的能力明显降低,其抗Ⅹa与抗Ⅱa活性之比为(2~4):1,不适用于体外循环等强促凝操作。

肝素的半衰期也与分子量有关,分子量越小,半衰期越长。普通肝素分子量大,血浆半衰期为 1~2h,一般在停药后 4~6h 凝血功能恢复正常;低分子量肝素分子量小,血浆半衰期为 3~7h,且不同类型低分子量肝素的半衰期不同,一般在停药后 12~24h 凝血功能恢复正常。与普通肝素相比,低分子量肝素的血浆半衰期更长,生物利用度更高,抗凝作用可预测性更好,可以皮下注射,不需要常规实验室监测。

出血是肝素常出现的并发症,低分子量肝素出血并发症的发生率低于肝素。研究发现,低分子量肝素出血并发症的发生率约 2%,静脉注射的肝素出血并发症的发生率约 5.5%[53]。使用低分子量肝素或肝素 7 天内,低分子量肝素出血的发生率是 3.13%,肝素出血的发生率是 10.0%[54]。有研究纳入了 420 家医院 31 445 名使用肝素的患者,11.3% 接受肝素治疗的患者发生了大出血,包括颅内出血、腹膜后出血或消化道出血,且大出血发生率随肝素使用剂量的增加而成比例增加,尤其在老年人和女性中更为常见[55]。考虑到肝素在出血和诱导血小板减少症方面的并发症,低分子量肝素已经在很多适应证方面取代了肝素的治疗。无论是肝素,还是低分子量肝素,在使用的过程中都需要与出血的风险相平衡。

(二)华法林

华法林作为最古老的口服抗凝药物,是临床应用适应证最多、循证医学证据最为充足的口服抗凝药物,目前仍然是需要长期抗凝治疗患者的最常用药物。华法林可预防及治疗深静脉血栓及肺栓塞,预防心肌梗死后血栓栓塞并发症(脑卒中或体循环栓塞),预防心房颤动、心脏瓣膜疾病或人工瓣膜置换术后引起的血栓栓塞并发症(脑卒中或体循环栓塞)。其中,在涉及中重度二尖瓣狭窄或机械瓣置换、生物瓣置换(术后前 3 个月)中的地位是其他新型口服抗凝药无法替代的。

华法林是一种双香豆素衍生物,在体内可对抗维生素 K。凝血因子Ⅱ、Ⅶ、Ⅸ、Ⅹ经过 γ- 羧化后才具有生物活性,这一过程需要维生素 K 的参与,华法林可通过抑制维生素 K 及其环氧化物的相互转化而发挥抗凝作用[56]。

华法林口服给药后吸收迅速,生物利用度>90%,口服约 4h 后血药浓度达到峰值,口服 24h 内可开始发挥抗凝作用,连续服用 3~4 天后抗凝活性才能达到峰值,华法林的抗凝作用可持续 2~5 天,其代谢物主要经尿液排出,少量通过粪便排出体外。

华法林的抗凝效果个体差异大,治疗窗窄,且易受到年龄、体重、遗传因素、合并用药、吸烟、饮酒、饮食、环境等多种因素的影响,易出现抗凝不足或过度的现象,因此在使用华法林抗凝时必须密切监测抗凝疗效。INR 是目前临床上用来评估华法林抗凝强度的首选指标。使用华法林进行抗凝治疗时,一般要求 INR 维持在 2.0~3.0,口服华法林 2~3 天后开始每日或隔日监测 INR,并根据 INR 的结果调整华法林的剂量,INR 达到治疗目标并至少维持 2 天后,可改为 1 周监测一次 INR,长期服用华法林剂量不变者可每 4 周监测一次 INR。华法林抗凝治疗的稳定性常用 INR 在治疗目标范围内时间(time in therapy range,TTR)表示,INR 在治疗目标范围内时间越长,抗凝治疗的稳定性也越好,患者发生脑卒中的风险越低。一般情况下,应尽量使 TTR>58%~65%[57]。

华法林治疗窗口窄,大于治疗窗口易导致出血,华法林导致出血事件的发生率因不同治疗人群而异。在非瓣膜性心房颤动患者的前瞻性临床研究中,华法林目标为 INR 2~3 时严重出血的发生率为每年 1.4%~3.4%[58]。在我们国家,临床医师普遍担心华法林导致的出血事件。我们国家血栓栓塞疾病患者的抗凝治疗率是 28.2%,显著低于全球 59.0% 的抗凝治疗率,导致了较高的血管风险事件(22%)[59]。我国患者抗凝治疗严重不足的主要原因是临床医师担心华法林使用过量导致发生出血事件[60],其次是由于医师担心出血而要求患者频繁监测 INR,但许多患者因医疗费用和时间而不愿意接受。

中华医学会心血管病学分会与中国老年学学会心脑血管病专业委员会组织制订了《华法林抗凝治疗的中国专家共识》[57],共识指出华法林导致的出血可以表现为轻微出血和严重出血,轻微出血包括鼻出血、牙龈出血、皮肤黏膜瘀斑、月经过多等;严重出血可表现为肉眼血尿、消化道出血,最严重的可发生颅内出血,因此在华法林治疗前和治疗过程中应定期综合评估血栓栓塞风险和出血风险。

心房颤动患者可采用 HAS-BLED 评分系统评估出血风险,包括高血压、肝肾功能损害、脑卒中、出血史、INR 是否稳定、老年(年龄>65 岁)、药物(联用抗血小板药或非甾体抗炎药)或嗜酒,每项计 1 分,评分为 0~2 分者属于出血低风险患者,评分 ≥3 分时提示患者出血风险增高[61]。但是出血风险增高的患者发生血栓栓塞事件的风险往往也增高,这些患者接受抗凝治疗的获益可能更大,因此,只要患者具备抗凝治疗适应证,仍应进行抗凝药物治疗,而不应将出血危险因素视为抗凝治疗的禁忌证。对于此类患者应注意筛查,加强复查,及时纠正增加出血风险的可逆性因素,并加强监测,避免出血的发生。

长期口服华法林的患者,若需进行手术治疗,可于术前 5 天停用华法林,血栓栓塞风险较低的患者,可直接停用华法林,无须采用桥接,停药后术前 INR 可恢复到接近正常范围(INR<1.5);中度和高度血栓栓塞风险的患者,在停用华法林期间应用低分子量肝素进行桥接治疗[57]。

虽然华法林治疗时个体差异大,治疗窗窄,抗凝不足时缺血风险大,抗凝过度时出血风险又会增加,但是华法林价格低廉,且对于中重度二尖瓣狭窄或机械瓣置换、生物瓣置换(术后前3个月)的患者,华法林仍然是独一无二的抗凝选择。对于需要长期应用华法林进行抗凝治疗的患者,需定期评估患者血栓栓塞风险和出血风险,严密监测INR,实现精准个体化用药。

(三) 新型口服抗凝药

华法林虽然是临床证据最充分、使用最普遍的口服抗凝药物,但是由于华法林存在剂量个体差异大、易受多种食物与药物影响、需频繁监测INR,加上医生对华法林所致出血的担心,限制了它在临床中的广泛应用。临床上亟需疗效更可靠、安全性更优的新型口服抗凝药(NOAC)。NOAC很少受遗传因素、疾病因素、食物和药物之间相互作用的影响,常规使用无须监测和调整剂量,目前在临床广泛使用。NOAC包括直接凝血酶抑制剂(达比加群酯)和直接Xa因子抑制剂(利伐沙班、阿哌沙班、艾多沙班),目前我们已经逐步进入了"后华法林时代"。

1. 直接凝血酶抑制剂——达比加群酯　　达比加群酯为胶囊制剂,内含多个小丸,酒石酸核心外层包裹达比加群酯,有110mg和150mg两种剂量,每日服用2次。达比加群酯是一种口服前体药物,在近端小肠吸收后,被血清和肝脏酯酶快速转化为达比加群的活性形式,而达比加群是一种浓度依赖型强效直接竞争性凝血酶抑制剂。达比加群酯的绝对生物利用度是6.5%,80%给药剂量通过肾脏排泄,其血清半衰期是12~17h,不需要定期监测[62]。

达比加群酯可用于预防存在以下一个或多个危险因素的非瓣膜性心房颤动成年患者的脑卒中和全身性栓塞:先前曾有脑卒中、短暂性脑缺血发作或全身性栓塞;左室射血分数<40%;伴有症状的心力衰竭、纽约心脏病学会(NYHA)心功能分级≥2级;年龄≥75岁;年龄≥65岁,且伴有以下任一疾病,包括糖尿病、高血压或冠心病。

2008年发表于 *New England Journal of Medicine* 的Ⅲ期临床试验RE-LY纳入全球44个国家、951个中心的18 113例心房颤动患者,评估达比加群酯用于非瓣膜性心房颤动患者的疗效和安全性[63],研究随机分为3组,两组患者以盲法接受固定剂量达比加群酯(110mg或150mg,2次/d)治疗,一组以非盲法接受调整剂量的华法林治疗。研究发现,达比加群酯110mg与华法林相比,脑卒中和全身性栓塞的发生率相似(1.53% *vs.* 1.69%),但大出血的发生率较低(2.71% *vs.* 3.36%);达比加群酯150mg与华法林相比,脑卒中和全身性栓塞的发生率较低(1.11% *vs.* 1.69%),但大出血的发生率相似(3.11% *vs.* 3.36%)。进一步分析发现,华法林组消化道大出血的发生率是1.02%,达比加群酯110mg组消化道大出血的发生率是1.12%,达比加群酯150mg组消化道大出血的发生率是1.51%,达比加群酯150mg较达比加群酯110mg和华法林增加了消化道大出血的风险。

RE-LY试验的亚组分析数据[64]显示,服用达比加群酯的老年患者消化道大出血的风险显著增加,在75岁以上老年患者中,达比加群酯110mg(2.19%)和150mg(2.80%)消化道大出血的发生率均显著高于华法林(1.59%)。服用达比加群酯发生消化道出血的患者中,53%

消化道出血部位在上消化道,47% 消化道出血部位为下消化道,这可能与口服达比加群酯后,达比加群活性药物在胃肠道运输过程中的浓度逐渐升高有关,因此,对口服达比加群酯的患者,发生消化道出血时需要考虑到下消化道出血的可能。

我国专家共识[65]指出,基于 RE-LY 的研究结果,达比加群酯 150mg 和 110mg 都兼具疗效和安全性的证据。达比加群酯 150mg、2 次/d 较华法林可减少脑卒中和血管性死亡,大出血风险与华法林无明显差别,临床净获益显著优于华法林,适用于大部分心房颤动患者。达比加群酯 110mg、2 次/d 的疗效不劣于华法林,而大出血和致命性出血的发生率更低,更适用于出血风险较高的患者,如年龄 ≥ 75 岁的老年患者;中度肾功能不全(肌酐清除率 30~50ml/min);合并使用具有相互作用的药物,其他可能增加出血风险的药物等。并建议采用 HAS-BLED 评分评估出血风险,评分 ≥ 3 分提示高出血风险,推荐使用达比加群酯 110mg、2 次/d;而重度肾功能不全患者禁用达比加群酯。

RE-LY 研究还发现,达比加群酯治疗组消化不良症状的发生率高于华法林组,消化不良症状包括腹部疼痛、腹部不适和消化不良[63]。所报道的消化不良症状常为暂时性,且程度较轻,可能与其酒石酸核心外层的酸性成分有关。服用达比加群酯时可采取下列方法以减少消化道症状,如以整杯水服下、与食物同时服用(可延缓血药浓度上升)等。一旦发生消化道症状,可依据临床常规对症处理,例如用 PPI 或 H_2 受体拮抗剂治疗。

2. 直接 X a 因子抑制剂

(1)利伐沙班:利伐沙班是一种高选择性、剂量依赖性 NOAC,选择性地阻断 X a 因子的活性位点,中断凝血瀑布的内源性和外源性途径,抑制凝血酶产生和血栓形成,发挥抗凝作用。

利伐沙班有 10mg、15mg、20mg 三种规格的片剂,口服吸收迅速,服药后 2~4h 达血浆峰浓度,口服 10mg 的绝对生物利用度为 80%~100%,15mg 和 20mg 均应与餐同服,几乎完全吸收。利伐沙班口服后,1/3 有活性的原型药物经肾脏清除,2/3 被代谢为无活性的代谢产物,通过粪便和尿液排泄,平均清除半衰期为 7~11h。

利伐沙班可用于择期关节或膝关节置换手术的成年患者,以预防静脉血栓形成;可用于治疗成人深静脉血栓和肺栓塞,并可用于初始治疗至少 6 个月后深静脉血栓形成和/或肺栓塞复发风险持续存在的患者,用于降低深静脉血栓形成和/或肺栓塞复发风险;用于具有一种或多种危险因素(例如充血性心力衰竭、高血压、年龄 ≥ 75 岁、糖尿病、脑卒中或短暂性脑缺血发作病史)的非瓣膜性心房颤动成年患者,以降低脑卒中和体循环栓塞的风险。

我国专家共识[66]建议,对于 CHADS$_2$ 评分 ≥ 1 分(具有以下任一项,包括充血性心力衰竭、高血压、年龄 ≥ 75 岁、糖尿病、脑卒中或一过性脑缺血发作病史)且无抗凝禁忌证的非瓣膜性心房颤动患者,建议给予利伐沙班 20mg、1 次/d;对于肌酐清除率为 30~49ml/min 的患者,建议给予利伐沙班 15mg、1 次/d;对于肌酐清除率为 15~29ml/min 的患者,抗凝治疗应慎重,如需要,可给予利伐沙班 15mg、1 次/d;对于肌酐清除率<15ml/min 的患者,不建议使用利伐沙班,对已用药患者,如肾功能恶化至肌酐清除率<15ml/min,应停药。对于 HAS-

BLED 评分 ≥ 3 分的高出血风险患者,建议剂量为 15mg、1 次 /d;利伐沙班禁用于凝血功能障碍、出血风险高的肝病患者,包括肝硬化患者(Child-Pugh B 级和 C 级)。

利伐沙班用于心房颤动脑卒中预防的临床研究 ROCKET-AF 试验[67],纳入全球包括中国在内的 45 个国家、14 264 例具有高危脑卒中风险的非瓣膜性心房颤动患者,随机接受利伐沙班(20mg/d)或剂量调整的华法林治疗,评估利伐沙班在脑卒中或全身性栓塞的主要终点方面是否优于华法林。研究发现,利伐沙班在预防脑卒中或全身性栓塞方面优于华法林,利伐沙班组颅内出血和致死性出血的发生率较低,但两组间的大出血风险无显著差异,但是利伐沙班组消化道大出血的发生更为常见(3.2%),华法林组消化道大出血的发生率为 2.2%。ROCKET-AF 试验亚组分析[68]发现,利伐沙班可作为老年人的替代用药,在年龄 ≥ 75 岁的老年心房颤动患者,利伐沙班组发生脑卒中和全身性栓塞的发生率为 2.29%,华法林组为 2.85%,利伐沙班组的大出血发生率与华法林组的大出血发生率没有显著差异,利伐沙班组患者消化道出血的发生率是 2.81%,华法林组患者消化道出血的发生率是 1.16%。

长期服用利伐沙班的患者,如拟行择期手术,建议停用利伐沙班 24h 后手术;如需急诊手术,应至少停用利伐沙班 12h(最好 24h);如不能等待停药 12h,可检测抗 Xa 活性,并权衡出血风险和急诊手术必要性;并应尽量避免在利伐沙班口服后 2~4h 进行有创操作。手术或有创操作后,如果临床情况稳定,且止血充分,可于术后 8~12h 恢复利伐沙班口服,无须使用其他抗凝药物进行桥接。

(2)阿哌沙班:阿哌沙班是一种强效、口服有效的可逆、直接、高选择性的 Xa 因子活性位点抑制剂,可以抑制游离及与血栓结合的 Xa 因子,并可抑制凝血酶原酶的活性。阿哌沙班对血小板聚集无直接影响,但可间接抑制凝血酶诱导的血小板聚集。

阿哌沙班可用于髋关节或膝关节择期置换术的成年患者,预防静脉血栓栓塞事件;也可用于降低非瓣膜性心房颤动患者发生脑卒中和全身性栓塞的风险。阿哌沙班用于非瓣膜性心房颤动患者的标准剂量是 5mg、2 次 /d,具有以下两个或两个以上标准的患者减量为 2.5mg、2 次 /d,包括年龄 ≥ 80 岁、体重 ≤ 60kg、血清肌酐水平 > 133μmol/L。阿哌沙班吸收迅速,服用后 3~4h 达到血浆峰浓度,半衰期为 12h。与其他抗凝剂相比,阿哌沙班的安全性和耐受性好,治疗窗相对较宽,在降低脑卒中和全身性栓塞发生率的同时,不增加出血风险。

2011 年探讨阿哌沙班减少心房颤动脑卒中和其他血栓栓塞事件的 ARISTOTLE 试验[69],纳入全球 40 个国家、18 201 例至少有一个脑卒中危险因素的非瓣膜性心房颤动患者,随机给予阿哌沙班(5mg、2 次 /d)和调整剂量的华法林治疗。研究发现,阿哌沙班在预防脑卒中或全身性栓塞方面优于华法林,出血少,死亡率低,阿哌沙班组缺血性或出血性脑卒中或全身性栓塞的发生率为 1.27%,华法林组为 1.60%;阿哌沙班组大出血发生率为 2.13%,华法林组为 3.09%;且华法林组消化道大出血的发生率为 0.86%,阿哌沙班组为 0.76%,但两组之间无统计学差异(P=0.37)。2014 年 ARISTOTLE 试验亚组分析[70]显示,阿哌沙班患者发生大出血时,消化道是最常见的大出血部位,31% 大出血都发生在消化道,其中 2/3 消化道出血部位都是上消化道,与华法林相比,阿哌沙班与较少的消化道出血相关,但差异无统计学意义。

(3)艾多沙班：艾多沙班是Ⅹa因子的选择性抑制剂，可抑制游离的Ⅹa因子和凝血酶原酶活性，减少凝血酶生成、抑制血栓形成，并可抑制凝血酶诱导的血小板聚集。口服后生物利用度为62%，口服后1~2h内达到血浆峰浓度，50%由肾脏排出。

艾多沙班可用于伴有一个或多个危险因素（如充血性心力衰竭、高血压、年龄≥75岁、糖尿病、既往脑卒中或短暂性脑缺血发作病史）的非瓣膜性心房颤动成年患者，预防脑卒中和体循环栓塞；也可用于治疗成人深静脉血栓和肺栓塞，以及预防成人深静脉血栓和肺栓塞的复发。艾多沙班常规剂量为60mg、1次/d，不受饮食影响，餐前或餐后服用都可，与每日服用2次的NOAC相比更为便捷，可进一步改善患者抗凝治疗的依从性。对于体重低于60kg，肌酐清除率为15~50ml/min，合并使用P-糖蛋白抑制剂如环孢素、决奈达隆、红霉素或酮康唑的患者，需要减量到30mg、1次/d。

艾多沙班治疗非瓣膜性心房颤动患者有效性和安全性的随机临床研究ENGAGE AF-TIMI 48试验[71]，纳入46个国家、1 393个中心的21 105例中高危非瓣膜性心房颤动患者，随机分配至低剂量艾多沙班组（30mg/d）、高剂量艾多沙班组（60mg/d）和华法林对照组（调整剂量使INR在2.0~3.0）。研究发现，在服用艾多沙班的两组受试者中，脑卒中和体循环栓塞事件发生风险的降低程度均不劣于华法林，且高剂量艾多沙班组有优于华法林的趋势，华法林组脑卒中和体循环栓塞事件的发生率为1.5%，高剂量艾多沙班组为1.18%，低剂量艾多沙班组为1.61%；大出血事件发生的年化率在华法林组为3.43%，高剂量艾多沙班组为2.75%，低剂量艾多沙班组1.61%，进一步分析发现高剂量艾多沙班组消化道大出血的年化率高于华法林组（1.51% vs. 1.23%），低剂量艾多沙班组最低（0.82%）。

(四)抗凝相关消化道出血的机制

抗凝药物治疗相关消化道出血的机制可能与局部和/或全身的抗凝作用有关，局部和全身作用导致消化道损伤或易损部位（包括胃肠道恶性肿瘤）出血，并可抑制消化道黏膜愈合，此外，达比加群酯中的酒石酸外层也会对胃肠道黏膜造成直接的腐蚀性损伤[72]。不同NOAC的消化道出血风险存在差异，从目前的临床研究来看，达比加群酯和利伐沙班引起消化道出血的风险高于华法林，艾多沙班引起消化道出血的风险与剂量有关，60mg/d剂量的艾多沙班引起消化道大出血的风险高于华法林，而30mg/d剂量的艾多沙班引起消化道大出血的风险低于华法林，阿哌沙班引起消化道大出血的风险低于华法林。阿哌沙班引起的消化道出血风险低于其他Ⅹa因子抑制剂，可能与药物的剂量、峰浓度和清除等差异相关[73]。

(五)抗凝药物的拮抗剂

我国《口服抗栓药物相关消化道损伤防治专家共识》[74]指出，抗凝药物导致的威胁生命的消化道大出血应给予拮抗剂。服用华法林的患者，应使用维生素K、4因子凝血酶原复合体浓缩物或者新鲜冷冻血浆。服用达比加群的患者，静脉注射达比加群特异性逆转剂依达赛珠单抗（idarucizumab）。服用Ⅹa因子抑制剂的患者，可静脉注射Ⅹa因子竞争性拮抗剂andexanet-alpha（重构无活性凝血因子Ⅹa）。

三、小结

在抗栓治疗过程中,临床医生要及时识别高危出血患者,并对患者进行相应干预,避免不必要的损失。除了利用指南推荐的标准识别高危患者外,通过内镜直接观察胃肠道黏膜有无损伤是最直接的方法,但是抗栓患者在进行常规内镜检查前通常需要停用抗栓药物,很多缺血风险高的患者因为不能停用抗栓药物而无法进行内镜检查。磁控胶囊内镜的问世,为抗栓人群消化道损伤提供了直观的影像学评估工具,成功探索了心血管疾病患者消化道健康监测的"无人区"。磁控胶囊内镜可以在不停用抗栓药物的同时,一次性完成对胃和全小肠的观察;对胃的检查效果可以和消化内镜相当,对小肠疾病的诊断也具有独特的优势和良好的临床应用价值,可以及时发现病变,指导临床诊疗和手术时机。

参考文献

［1］胡盛寿, 王增武.《中国心血管健康与疾病报告2022》概述[J]. 中国心血管病研究, 2023, 21 (7): 577-600.

［2］Steering Committee of the Physicians' Health Study Research Group. Final report on the aspirin component of the ongoing Physicians' Health Study [J]. N Engl J Med, 1989, 321 (3): 129-135.

［3］KAZI D S, LEONG T K, CHANG T I, et al. Association of spontaneous bleeding and myocardial infarction with long-term mortality after percutaneous coronary intervention [J]. J Am Coll Cardiol, 2015, 65 (14): 1411-1420.

［4］HAMON M, LEMESLE G, TRICOT O, et al. Incidence, source, determinants, and prognostic impact of major bleeding in outpatients with stable coronary artery disease [J]. J Am Coll Cardiol, 2014, 64 (14): 1430-1436.

［5］严研, 王晓, 范婧尧, 等. 急性冠状动脉综合征患者经皮冠状动脉介入术后出血情况分析[J]. 中国医药, 2017, 12 (6): 801-805.

［6］PEARSON T A, BLAIR S N, DANIELS S R, et al. AHA Guidelines for Primary Prevention of Cardiovascular Disease and Stroke: 2002 Update: Consensus Panel Guide to Comprehensive Risk Reduction for Adult Patients Without Coronary or Other Atherosclerotic Vascular Diseases. American Heart Association Science Advisory and Coordinating Committee [J]. Circulation, 2002, 106 (3): 388-391.

［7］MACIOSEK M V, COFFIELD A B, EDWARDS N M, et al. Priorities among effective clinical preventive services: results of a systematic review and analysis [J]. Am J Prev Med, 2006, 31 (1): 52-61.

［8］中华医学会心血管病学分会, 中华心血管病杂志编辑委员会. 阿司匹林在动脉硬化性心血管疾病中的临床应用: 中国专家共识 (2005)[J]. 中华心血管病杂志, 2006, 34 (3): 281-284.

［9］BAIGENT C, BLACKWELL L, COLLINS R, et al. Aspirin in the primary and secondary prevention of vascular disease: collaborative meta-analysis of individual participant data from randomised trials [J]. Lancet, 2009, 373 (9678): 1849-1860.

［10］GAZIANO J M, BROTONS C, COPPOLECCHIA R, et al. Use of aspirin to reduce risk of initial vascular events in patients at moderate risk of cardiovascular disease (ARRIVE): a randomised, double-blind, placebo-controlled trial [J]. Lancet, 2018, 392 (10152): 1036-1046.

［11］ BOWMAN L, MAFHAM M, WALLENDSZUS K, et al. Effects of Aspirin for Primary Prevention in Persons with Diabetes Mellitus [J]. N Engl J Med, 2018, 379 (16): 1529-1539.

［12］ MCNEIL J J, WOLFE R, WOODS R L, et al. Effect of Aspirin on Cardiovascular Events and Bleeding in the Healthy Elderly [J]. N Engl J Med, 2018, 379 (16): 1509-1518.

［13］ CALDERONE D, GRECO A, INGALA S, et al. Efficacy and Safety of Aspirin for Primary Cardiovascular Risk Prevention in Younger and Older Age: An Updated Systematic Review and Meta-analysis of 173, 810 Subjects from 21 Randomized Studies [J]. Thromb Haemost, 2022, 122 (3): 445-455.

［14］ PIEPOLI M F, HOES A W, AGEWALL S, et al. 2016 European Guidelines on cardiovascular disease prevention in clinical practice: The Sixth Joint Task Force of the European Society of Cardiology and Other Societies on Cardiovascular Disease Prevention in Clinical Practice (constituted by representatives of 10 societies and by invited experts) Developed with the special contribution of the European Association for Cardiovascular Prevention & Rehabilitation (EACPR)[J]. Eur Heart J, 2016, 37 (29): 2315-2381.

［15］ ARNETT D K, BLUMENTHAL R S, ALBERT M A, et al. 2019 ACC/AHA Guideline on the Primary Prevention of Cardiovascular Disease: A Report of the American College of Cardiology/American Heart Association Task Force on Clinical Practice Guidelines [J]. Circulation, 2019, 140 (11): e596-e646.

［16］ DAVIDSON K W, BARRY M J, MANGIONE C M, et al. Aspirin Use to Prevent Cardiovascular Disease: US Preventive Services Task Force Recommendation Statement [J]. JAMA, 2022, 327 (16): 1577-1584.

［17］ 中国医师协会心血管内科医师分会, 中国医师协会心血管内科医师分会血栓防治专业委员会, 中华医学会消化内镜学分会, 等. 急性冠状动脉综合征抗栓治疗合并出血防治多学科专家共识 [J]. 中华内科杂志, 2016, 55 (10): 813-824.

［18］ LANAS A, GARCIA-RODRIGUEZ L A, ARROYO M T, et al. Risk of upper gastrointestinal ulcer bleeding associated with selective cyclo-oxygenase-2 inhibitors, traditional non-aspirin non-steroidal anti-inflammatory drugs, aspirin and combinations [J]. Gut, 2006, 55 (12): 1731-1738.

［19］ YEOMANS N D, LANAS A I, TALLEY N J, et al. Prevalence and incidence of gastroduodenal ulcers during treatment with vascular protective doses of aspirin [J]. Aliment Pharmacol Ther, 2005, 22 (9): 795-801.

［20］ NEMA H, KATO M, KATSURADA T, et al. Investigation of gastric and duodenal mucosal defects caused by low-dose aspirin in patients with ischemic heart disease [J]. J Clin Gastroenterol, 2009, 43 (2): 130-132.

［21］ MAHADY S E, MARGOLIS K L, CHAN A, et al. Major GI bleeding in older persons using aspirin: incidence and risk factors in the ASPREE randomised controlled trial [J]. Gut, 2021, 70 (4): 717-724.

［22］ OTANI K, TANIGAWA T, WATANABE T, et al. Microbiota Plays a Key Role in Non-Steroidal Anti-Inflammatory Drug-Induced Small Intestinal Damage [J]. Digestion, 2017, 95 (1): 22-28.

［23］ GAO F, CHEN X, ZHANG J. Prevalence of Gastric and Small-Intestinal Mucosal Injury in Elderly Patients Taking Enteric-Coated Aspirin by Magnetically Controlled Capsule Endoscopy [J]. Gastroenterol Res Pract, 2019, 2019: 1582590.

［24］ KUSZYNSKI D S, LAUVER D A. Pleiotropic effects of clopidogrel [J]. Purinergic Signal, 2022, 18 (3): 253-265.

［25］ YUSUF S, ZHAO F, MEHTA S R, et al. Effects of clopidogrel in addition to aspirin in patients with acute coronary syndromes without ST-segment elevation [J]. N Engl J Med, 2001, 345 (7): 494-502.

［26］ WALLENTIN L, BECKER R C, BUDAJ A, et al. Ticagrelor versus clopidogrel in patients with acute coronary syndromes [J]. N Engl J Med, 2009, 361 (11): 1045-1057.

［27］ PARK D W, KWON O, JANG J S, et al. Clinically Significant Bleeding With Ticagrelor Versus Clopidogrel in Korean Patients With Acute Coronary Syndromes Intended for Invasive Management: A Random-ized Clinical Trial [J]. Circulation, 2019, 140 (23): 1865-1877.

[28] BYRNE R A, ROSSELLO X, COUGHLAN J J, et al. 2023 ESC Guidelines for the management of acute coronary syndromes [J]. Eur Heart J, 2023, 44 (38): 3720-3826.

[29] LANAS A, GARCIA-RODRIGUEZ L A, ARROYO M T, et al. Risk of upper gastrointestinal ulcer bleeding associated with selective cyclo-oxygenase-2 inhibitors, traditional non-aspirin non-steroidal anti-inflammatory drugs, aspirin and combinations [J]. Gut, 2006, 55 (12): 1731-1738.

[30] YUSUF S, ZHAO F, MEHTA S R, et al. Effects of clopidogrel in addition to aspirin in patients with acute coronary syndromes without ST-segment elevation [J]. N Engl J Med, 2001, 345 (7): 494-502.

[31] DIENER H C, BOGOUSSLAVSKY J, BRASS L M, et al. Aspirin and clopidogrel compared with clopi-dogrel alone after recent ischaemic stroke or transient ischaemic attack in high-risk patients (MATCH): randomised, double-blind, placebo-controlled trial [J]. Lancet, 2004, 364 (9431): 331-337.

[32] EBI M, INOUE S, SUGIYAMA T, et al. A Small Bowel Ulcer due to Clopidogrel with Cytomegalovirus Enteritis Diagnosed by Capsule and Double-Balloon Endoscopy [J]. Case Rep Gastroenterol, 2018, 12 (2): 303-310.

[33] SHIOTANI A, HONDA K, MURAO T, et al. Combination of low-dose aspirin and thienopyridine exacer-bates small bowel injury [J]. Scand J Gastroenterol, 2011, 46 (3): 281-286.

[34] MARQUIS-GRAVEL G, DALGAARD F, JONES A D, et al. Post-Discharge Bleeding and Mortality Following Acute Coronary Syndromes With or Without PCI [J]. J Am Coll Cardiol, 2020, 76 (2): 162-171.

[35] ROFFI M, PATRONO C, COLLET J P, et al. 2015 ESC Guidelines for the management of acute coronary syndromes in patients presenting without persistent ST-segment elevation: Task Force for the Manage-ment of Acute Coronary Syndromes in Patients Presenting without Persistent ST-Segment Elevation of the European Society of Cardiology (ESC)[J]. Eur Heart J, 2016, 37 (3): 267-315.

[36] VISSEREN F, MACH F, SMULDERS Y M, et al. 2021 ESC Guidelines on cardiovascular disease preven-tion in clinical practice [J]. Eur Heart J, 2021, 42 (34): 3227-3337.

[37] URBAN P, MEHRAN R, COLLERAN R, et al. Defining high bleeding risk in patients undergoing percu-taneous coronary intervention: a consensus document from the Academic Research Consortium for High Bleeding Risk [J]. Eur Heart J, 2019, 40 (31): 2632-2653.

[38] SUBHERWAL S, BACH R G, CHEN A Y, et al. Baseline risk of major bleeding in non-ST-segment-elevation myocardial infarction: the CRUSADE (Can Rapid risk stratification of Unstable angina patients Suppress ADverse outcomes with Early implementation of the ACC/AHA Guidelines) Bleeding Score [J]. Circulation, 2009, 119 (14): 1873-1882.

[39] WALLACE J L. Mechanisms, prevention and clinical implications of nonsteroidal anti-inflammatory drug-enteropathy [J]. World J Gastroenterol, 2013, 19 (12): 1861-1876.

[40] LUE A, LANAS A. Protons pump inhibitor treatment and lower gastrointestinal bleeding: Balancing risks and benefits [J]. World J Gastroenterol, 2016, 22 (48): 10477-10481.

[41] WASHIO E, ESAKI M, MAEHATA Y, et al. Proton Pump Inhibitors Increase Incidence of Nonsteroidal Anti-Inflammatory Drug-Induced Small Bowel Injury: A Randomized, Placebo-Controlled Trial [J]. Clin Gastroenterol Hepatol, 2016, 14 (6): 809-815.

[42] YOSHIHARA T, OIKAWA Y, KATO T, et al. The protective effect of Bifidobacterium bifidum G9-1 against mucus degradation by Akkermansia muciniphila following small intestine injury caused by a proton pump inhibitor and aspirin [J]. Gut Microbes, 2020, 11 (5): 1385-1404.

[43] TSUJIMOTO H, HIRATA Y, UEDA Y, et al. Effect of a proton-pump inhibitor on intestinal microbiota in

patients taking low-dose aspirin [J]. Eur J Clin Pharmacol, 2021, 77 (11): 1639-1648.

[44] WEITSMAN S, CELLY S, LEITE G, et al. Effects of Proton Pump Inhibitors on the Small Bowel and Stool Microbiomes [J]. Dig Dis Sci, 2022, 67 (1): 224-232.

[45] TRAN-DUY A, CONNELL N J, VANMOLKOT F H, et al. Use of proton pump inhibitors and risk of iron deficiency: a population-based case-control study [J]. J Intern Med, 2019, 285 (2): 205-214.

[46] SHIKATA T, SASAKI N, UEDA M, et al. Use of proton pump inhibitors is associated with anemia in cardiovascular outpatients [J]. Circ J, 2015, 79 (1): 193-200.

[47] YIBIRIN M, DE OLIVEIRA D, VALERA R, et al. Adverse Effects Associated with Proton Pump Inhibitor Use [J]. Cureus, 2021, 13 (1): e12759.

[48] 抗血小板药物消化道损伤的预防和治疗中国专家共识组. 抗血小板药物消化道损伤的预防和治疗中国专家共识 (2012 更新版)[J]. 中华内科杂志, 2013, 52 (3): 264-270.

[49]《中国血栓性疾病防治指南》专家委员会. 中国血栓性疾病防治指南 [J]. 中华医学杂志, 2018, 98 (36): 2861-2888.

[50] 林小叶, 刘斌, 刁鸿英, 等. 活化凝血时间监测冠心病介入术后肝素抗凝应用的研究进展 [J]. 中国实验诊断学, 2017, 21 (4): 746-748.

[51] BOER C, MEESTERS M I, VEERHOEK D, et al. Anticoagulant and side-effects of protamine in cardiac surgery: a narrative review [J]. Br J Anaesth, 2018, 120 (5): 914-927.

[52] VEITCH A M, RADAELLI F, ALIKHAN R, et al. Endoscopy in patients on antiplatelet or anticoagulant therapy: British Society of Gastroenterology (BSG) and European Society of Gastrointestinal Endoscopy (ESGE) guideline update [J]. Gut, 2021, 70 (9): 1611-1628.

[53] DHAKAL P, RAYAMAJHI S, VERMA V, et al. Reversal of Anticoagulation and Management of Bleeding in Patients on Anticoagulants [J]. Clin Appl Thromb Hemost, 2017, 23 (5): 410-415.

[54] WANG X K, ZHANG Y, YANG C M, et al. Use of unfractionated heparin and a low-molecular-weight heparin following thrombolytic therapy for acute ST-segment elevation myocardial infarction [J]. Clin Drug Investig, 2006, 26 (6): 341-349.

[55] MELLONI C, ALEXANDER K P, CHEN A Y, et al. Unfractionated heparin dosing and risk of major bleeding in non-ST-segment elevation acute coronary syndromes [J]. Am Heart J, 2008, 156 (2): 209-215.

[56] HIRSH J, FUSTER V, ANSELL J, et al. American Heart Association/American College of Cardiology Foundation guide to warfarin therapy [J]. J Am Coll Cardiol, 2003, 41 (9): 1633-1652.

[57] 中华医学会心血管病学分会, 中国老年学学会心脑血管病专业委员会. 华法林抗凝治疗的中国专家共识 [J]. 中华内科杂志, 2013, 52 (1): 76-82.

[58] AGARWAL S, HACHAMOVITCH R, MENON V. Current trial-associated outcomes with warfarin in prevention of stroke in patients with nonvalvular atrial fibrillation: a meta-analysis [J]. Arch Intern Med, 2012, 172 (8): 623-631, discussion 631-633.

[59] HEALEY J S, OLDGREN J, EZEKOWITZ M, et al. Occurrence of death and stroke in patients in 47 countries 1 year after presenting with atrial fibrillation: a cohort study [J]. Lancet, 2016, 388 (10050): 1161-1169.

[60] WANG Y L, WU D, NGUYEN-HUYNH M N, et al. Antithrombotic management of ischaemic stroke and transient ischaemic attack in China: a consecutive cross-sectional survey [J]. Clin Exp Pharmacol Physiol, 2010, 37 (8): 775-781.

[61] CAMM A J, KIRCHHOF P, LIP G Y, et al. Guidelines for the management of atrial fibrillation: the Task Force for the Management of Atrial Fibrillation of the European Society of Cardiology (ESC)[J]. Eur Heart J, 2010, 31 (19): 2369-2429.

［62］ STANGIER J. Clinical pharmacokinetics and pharmacodynamics of the oral direct thrombin inhibitor dabigatran etexilate [J]. Clin Pharmacokinet, 2008, 47 (5): 285-295.

［63］ CONNOLLY S J, EZEKOWITZ M D, YUSUF S, et al. Dabigatran versus warfarin in patients with atrial fibrillation [J]. N Engl J Med, 2009, 361 (12): 1139-1151.

［64］ EIKELBOOM J W, WALLENTIN L, CONNOLLY S J, et al. Risk of bleeding with 2 doses of dabigatran compared with warfarin in older and younger patients with atrial fibrillation: an analysis of the randomized evaluation of long-term anticoagulant therapy (RE-LY) trial [J]. Circulation, 2011, 123 (21): 2363-2372.

［65］ 中华心血管病杂志编辑委员会血栓栓塞防治循证工作组. 达比加群酯用于非瓣膜病心房颤动患者卒中预防的临床应用建议 [J]. 中华心血管病杂志, 2014, 42 (3): 188-192.

［66］ 利伐沙班临床应用中国专家组. 利伐沙班临床应用中国专家建议——非瓣膜病心房颤动卒中预防分册 [J]. 中华内科杂志, 2013, 52 (10): 897-902.

［67］ PATEL M R, MAHAFFEY K W, GARG J, et al. Rivaroxaban versus warfarin in nonvalvular atrial fibrillation [J]. N Engl J Med, 2011, 365 (10): 883-891.

［68］ HALPERIN J L, HANKEY G J, WOJDYLA D M, et al. Efficacy and safety of rivaroxaban compared with warfarin among elderly patients with nonvalvular atrial fibrillation in the Rivaroxaban Once Daily, Oral, Direct Factor Ⅹa Inhibition Compared With Vitamin K Antagonism for Prevention of Stroke and Embolism Trial in Atrial Fibrillation (ROCKET AF)[J]. Circulation, 2014, 130 (2): 138-146.

［69］ GRANGER C B, ALEXANDER J H, MCMURRAY J J, et al. Apixaban versus warfarin in patients with atrial fibrillation [J]. N Engl J Med, 2011, 365 (11): 981-992.

［70］ HYLEK E M, HELD C, ALEXANDER J H, et al. Major bleeding in patients with atrial fibrillation receiving apixaban or warfarin: The ARISTOTLE Trial (Apixaban for Reduction in Stroke and Other Thromboembolic Events in Atrial Fibrillation): Predictors, Characteristics, and Clinical Outcomes [J]. J Am Coll Cardiol, 2014, 63 (20): 2141-2147.

［71］ GIUGLIANO R P, RUFF C T, BRAUNWALD E, et al. Edoxaban versus warfarin in patients with atrial fibrillation [J]. N Engl J Med, 2013, 369 (22): 2093-2104.

［72］ DESAI J, KOLB J M, WEITZ J I, et al. Gastrointestinal bleeding with the new oral anticoagulants—defining the issues and the management strategies [J]. Thromb Haemost, 2013, 110 (2): 205-212.

［73］ VADUGANATHAN M, BHATT D L. Gastrointestinal Bleeding With Oral Anticoagulation: Understanding the Scope of the Problem [J]. Clin Gastroenterol Hepatol, 2017, 15 (5): 691-693.

［74］ 中华心血管病杂志 (网络版) 编辑委员会. 口服抗栓药物相关消化道损伤防治专家共识 [J]. 中华心血管病杂志 (网络版), 2021, 4 (1): 1-8.

第三章
抗栓治疗人群的胶囊内镜检查及注意事项

第一节　胶囊内镜在抗栓治疗人群中的应用

我国心血管疾病患病率持续上升,2022 年估计心血管疾病患者已超过 3.3 亿人[1]。抗栓治疗是心血管疾病预防和治疗的基石,抗栓药物包括阿司匹林、氯吡格雷、替格瑞洛等抗血小板药物,以及华法林、新型口服抗凝药等抗凝药物。但其在减少心血管不良事件的同时,也增加了胃肠黏膜损伤的风险,形成糜烂、溃疡和出血,严重时可致患者死亡。北京安贞医院消化内科张杰教授团队前期研究对比了无明显胃肠道症状的服用阿司匹林者和健康对照者胃和小肠黏膜情况,发现服用阿司匹林者胃和小肠黏膜损伤更重[2],其中 66.2% 服用阿司匹林的患者有小肠黏膜损伤,20.6% 患者有较大的糜烂或溃疡,老年患者损伤更常见、更严重,小肠黏膜损伤比例高达 88.2%,较大糜烂或溃疡的发生率高达 32.4%[3]。韩雅玲院士领衔的一项全国多中心、随机、双盲、安慰剂对照临床研究对比了新一代冠状动脉支架植入术后 6 个月或 12 个月双联抗血小板与单联抗血小板治疗对胃肠道黏膜损伤的影响,研究纳入 1 028 例受试患者,在 PCI 术后 3~5 天内行磁控胶囊内镜筛查胃肠黏膜损伤情况,发现 23% 患者存在消化性溃疡,剩余的 783 例患者服用阿司匹林和氯吡格雷双联抗血小板药物治疗 6 个月,又有 17.8% 患者出现消化性溃疡,将从未出现消化性溃疡的 505 例受试患者随机分为单纯服用阿司匹林组、单纯服用氯吡格雷组、同时服用阿司匹林和氯吡格雷组,再次随访 6 个月,发现又有 15.2% 患者出现消化性溃疡[4]。这些研究提示,要重视对服用抗栓药物的患者胃肠道黏膜损伤的监测。

临床上,上消化道最常用的检查方式是电子胃镜,观察范围为食管、胃、十二指肠球部和十二指肠降部,其优势是能够精确观察病变位置,并可以针对病变活检进行病理检查。然而,由于检查过程中的不适感受,受检者接受度低,许多患者不愿接受胃镜检查,而对于抗栓治疗的人群,在检查前通常需要停服抗栓药物,可能导致这类患者血栓栓塞的发生率增加,而在不停用抗栓药物的情况下直接进行胃镜检查和治疗,又可能会增加操作相关的出血风险。无痛内镜的发展虽可减轻受检者检查过程中的不适,但却存在多种麻醉风险,一些高龄、合并严重心肺疾病等的受检者往往不适宜行无痛内镜检查。因此,对于合并心血管疾病的抗栓治疗人群,寻找一种无创、安全、无须停用抗栓药物、对原发的心血管疾病不产生不良反应的检查手段尤为关键。

胶囊内镜于 1999 年问世,2000 年美国 FDA 正式批准胶囊内镜可用于临床,现今,胶囊内镜检查历经 20 余年的发展,已经成为消化道疾病检查的重要手段。胶囊内镜依靠重力作用和胃肠道蠕动在消化道内前进,自动拍摄胃肠道黏膜情况,拍摄的图像通过无线传输方式传导到检查者佩戴的数据记录仪中,医生将数据记录仪中的数据导出至电脑,利用阅片软件进行分析,从而做出诊断报告,其具有无痛、无创、检查准确性高等特点。根据《中国胶囊内镜临床应用指南》[5]和《中国小肠胶囊内镜临床应用指南(精简版,2021,上海)》[6],胶囊内镜的适应证包括:小肠出血;不明原因缺铁性贫血;疑似克罗恩病或监测并指导克罗恩病治疗;疑似小肠肿瘤;监测小肠息肉病综合征的发展;疑似或难以控制的吸收不良综合征(如乳糜泻等);非甾体抗炎药相关性小肠黏膜损害;临床上需要排除小肠疾病者。其中,推荐在排除检查禁忌证后,胶囊内镜作为疑似小肠出血患者的一线初筛方式。有研究对电子胃镜和肠镜检查均阴性的不明原因消化道出血患者进行胶囊内镜检查,发现胶囊内镜诊断小肠疾病的灵敏度为 88.9%,特异度为 95%,提示其在不明原因消化道出血中具有重要价值[7]。欧洲胃肠内镜学会[8]关于小肠胶囊内镜和小肠镜在诊断小肠疾病的指南中也建议,当怀疑小肠出血时,胶囊内镜应作为一线检查方式,优于其他内镜检查及影像学检查,应在出血事件发生后尽快进行,最好在 48h 内,以最大限度地提高诊断和后续治疗的效率。

传统胶囊内镜可以成为抗栓治疗人群小肠疾病的一线检查手段,但由于胃腔较大,胶囊内镜无法完整地观察胃黏膜情况,对胃部疾病的诊断能力差。有学者于 2010 年报道手柄式磁控胶囊内镜的操作案例,实现了胶囊内镜在胃内平移和旋转,完成了胶囊内镜在胃内的观察[9]。近年来,由我国率先研发的磁控胶囊内镜系统可利用机械臂精准多维旋转移动,实现精准控制,可以一次性观察胃、十二指肠以及全部小肠黏膜,实现了适应证的拓展。磁控胶囊内镜大小为 27.0mm×11.8mm,拍摄视角为 (140±14)°,胃检查的拍摄帧率为 2 帧/s,小肠模式的拍摄帧率为 1 帧/2s。研究报道,在胃部纯检查方面,磁控胶囊内镜和电子胃镜可以互相替代,与电子胃镜相比,其诊断胃内疾病的灵敏度和特异度可达 90.4% 和 94.7%,诊断准确性可高达 93.4%[10],可用于无症状人群胃癌及癌前病变的筛查。廖专教授团队共纳入99 个医疗中心,对 3 182 个无症状人群进行胃疾病的筛查,对发现溃疡或怀疑恶性病变的患者再行电子胃镜及病理检查确诊,发现胃癌的检出率是 0.22%,胃良性息肉、胃溃疡和胃黏膜下肿瘤的检出率分别为 10.4%、4.9% 和 3.6%[11-12]。

第二节   磁控胶囊内镜在抗栓治疗等高风险人群中的应用优势

磁控胶囊内镜在老年、儿童、内镜检查高危等特殊患者中有独特的优势。随着人口老龄化增加,消化性溃疡和胃癌等胃部疾病的发生也越来越多,在老年人胃部疾病的诊断中,磁控胶囊内镜是安全、可行的。南方医科大学珠江医院纳入了一些身体状况较差的老年人,包括重症心血管疾病、严重呼吸系统疾病、颅脑损伤等,均行磁控胶囊内镜,其全部胃腔检查的完成率是98.0%,72.4%老年人有阳性病变,提示磁控胶囊内镜为老年人提供了一种可行的胃肠道检查方式[13]。有胃肠道不适症状的儿童在胃肠道检查方法的选择方面也是临床的一项难题,普通的电子胃镜通常让受检者感到不适,很多儿童不能耐受,相关并发症发生风险亦比成人发生率高,家属往往无法接受。顾竹珺等[14]纳入129例儿童患者,平均年龄为(9.8±1.9)岁,其中82例检出病变,谢明萍等[15]使用磁控胶囊内镜观察了48例6~18岁主诉为上腹痛的儿童,37.5%检查出胃肠道疾病,包括食管、胃以及小肠的病变,提示其在6岁以上儿童患者的胃和小肠疾病诊断中也是安全、可行的。国家药品监督管理局已认证磁控胶囊内镜适用于8岁以上儿童。在内镜检查高风险患者中,如严重高血压、I型呼吸衰竭、脑血管疾病等,磁控胶囊内镜仍可作为检查胃肠道的一线方案[16]。

北京安贞医院消化内科张杰教授团队将磁控胶囊内镜应用于正在服用抗血小板药物阿司匹林的心脑血管患者中,检查过程中未停用抗血小板药物,其在减少心脑血管不良事件发生风险的同时,所有受试者均未出现呛咳、误吸、恶心、呕吐、出血、穿孔等不良反应,提示磁控胶囊内镜在正在服用抗血小板药物的心血管疾病患者中也是安全、可行的[2]。磁控胶囊内镜除了在胃部检查方面有独特的优势外,在小肠检查方面也广泛应用于临床,Chen等[17]对1 802例疑似小肠疾病、胃镜检查阴性的患者进行磁控胶囊内镜检查,结果提示诊断为小肠疾病的有974例,阳性率为54.1%,可见磁控胶囊内镜作为一种较安全且无创的检查方式,对小肠疾病的检出率高。

在中国磁控胶囊胃镜临床应用指南[18-19]中提出了磁控胶囊内镜检查适应证:有或无上消化道症状,拟行上消化道内镜检查者;不愿接受或不能耐受传统胃镜(含无痛胃镜)或存在胃镜检查高风险人群;健康管理(体检)人群胃部检查;胃癌(浅表性肿瘤等)的初步筛查;胃溃疡、胃息肉、胃底静脉曲张、糜烂性与萎缩性胃炎等病变检查随访;药物相关性胃肠黏膜损伤的评估与监测;无接触式(含远程操控)内镜检查;急性上消化道出血(血流动力学稳定);食管静脉曲张与Barrett食管等食管病变;十二指肠溃疡与息肉等十二指肠病变;胃部分切除及内镜微创治疗术后复查随访;若胃部检查后可完成小肠检查,适应证同小肠胶囊内镜。其中,指南将"不能耐受传统胃镜(含无痛胃镜)或存在胃镜检查高风险人群"以及"药物相关性胃肠黏膜损伤的评估与监测"作为磁控胶囊内镜检查的最佳适应证。禁忌证包括:存在普通小肠胶囊内镜或MRI检查禁忌证者;无手术条件或拒绝接受任何腹部手术者(包括内镜手术),体内有心脏起搏器、电子耳蜗、药物灌注泵、神经刺激器等电子装置与磁性金属物,但除外MRI兼容型产品;身体状态或精神心理原因不能配合检查者;妊娠期女性;已知或怀疑胃肠道梗阻、狭窄及瘘管;吞咽功能障碍者。

综上,对于正在服用抗栓药物的心血管疾病患者,磁控胶囊内镜可作为一种相对理想的选择,可以在不停抗栓药的同时,一次性完成胃和小肠的检查。又由于其具有可控性,可以在完成胃部检查后引导其快速通过幽门,与传统胶囊内镜相比,缩短了在胃内的停留时间,从而节约胶囊电量,使小肠检查的完成率更高。

第三节　磁控胶囊内镜管理制度

一、医疗机构的管理

1. 磁控胶囊内镜检查可开设于各级各类医院、体检机构、体验中心以及单独设置的磁控胶囊内镜图像采集中心等。

2. 有条件的医疗机构可设立单独的磁控胶囊内镜检查区,也可在内镜诊疗中心设立磁控胶囊内镜检查室,共用内镜诊疗中心的其他功能区。

3. 应将磁控胶囊内镜检查纳入医疗质量管理,由所属医疗机构内镜中心(室)或消化内镜质控中心制定的部门按照本规范进行质量控制管理,并接受各级消化内镜质控中心的监督、检查。

4. 医疗机构对磁控胶囊内镜诊疗检查的管理履行以下职责　根据工作量合理配置磁控胶囊内镜检查区(室)工作人员。落实岗位培训制度,将磁控胶囊内镜检查相关专业知识纳入人员继续教育计划。对磁控胶囊内镜检查区(室)新建、改建与扩建的设计方案进行审核。负责设备购置的审核(合格证、技术参数),设备维护和定期检修纳入医疗机构的设备统一管理,并建立档案。保障磁控胶囊内镜检查区(室)的水、电等的供给,定期进行设施的维护和检修。

二、磁控胶囊内镜检查区(室)的管理

1. 应建立健全岗位职责、检查登记、设备运行、消毒、数据管理等制度和不良事件应急预案。

(1)检查登记制度:应记录受检者相关信息,至少包括受检者姓名、性别、出生日期、联系方式(电话、地址或电子邮件)、检查日期、磁控胶囊内镜编号。应记录受检者有无相关症状、既往史、幽门螺杆菌感染状态、适应证和禁忌证,并向受检者或其法定监护人、代理人告知检查目的、检查可能的风险及预防和处理措施、检后注意事项,并签署知情同意书。

(2)消毒登记制度:应符合 GB 15982—2012《医院消毒卫生标准》、WS/T 311—2023《医院隔离技术标准》和 WS/T 367—2012《医疗机构消毒技术规范》的相关要求。磁控胶囊内镜检查区(室)应达到非洁净手术室的要求,应定期进行环境消毒并记录消毒时间、消毒方式和实施人员签名。环境清洁适用于中度风险区域风险等级的消毒管理方式,遵循"先清洁、再消毒"的原则,湿式卫生清洁后可采用清洁剂辅助清洁。被受检者体液、血液、排泄物、分泌物等污染的环境表面,应采用可吸附的材料将其清除,再根据污染的病原体特点选用适宜的消毒剂进行消毒。检查前及结束后应按照 WS/T 313—2019《医务人员手卫生规范》

做好手卫生处理。用于屏障保护的覆盖物(如塑料薄膜、铝箔等)实行一用一更换。

(3)日常运行登记制度：磁控胶囊内镜检查区(室)应建立日常运行登记制度，并保证记录的完整性。日常运行登记应包括设备运行次数、维修保养记录、巡检记录、耗材使用等。

(4)数据管理制度：应建立检查数据管理及保存专用设备，保存时间不少于10年。应确保检查数据的安全性，保护受检者个人资料、检查结果等个人隐私信息。通过云平台或人工智能辅助阅片应确保网络数据安全并征得受检者知情同意。应接受国家及各级消化内镜质控中心对检查数据的抽样分析和质控管理。

2. 应有相对固定的人员从事磁控胶囊内镜检查工作，其数量和工作量相匹配。

3. 磁控胶囊内镜检查区(室)工作人员应接受与其岗位职责相适应的培训和继续教育，并取得相应的合格证。

三、磁控胶囊内镜布局及设施、设备要求

磁控胶囊内镜检查室使用面积至少宽3m，长4m，层高2.2m以上。运行温度范围在5~40℃(建议室温16~25℃)，工作湿度要≤85%。检查室5m范围内不得有大型磁共振设备及强电磁干扰源。应配备≥1个带锁储物柜，用于存放患者检查服以及磁控胶囊胃镜等贵重器械和耗材。应配备饮水系统，且符合GB 5749—2022《生活饮用水卫生标准》。另外，还应配备一次性无菌口罩、手套、纸杯、吸管和纸巾等供患者使用。磁控胶囊内镜室布局如图3-1所示。

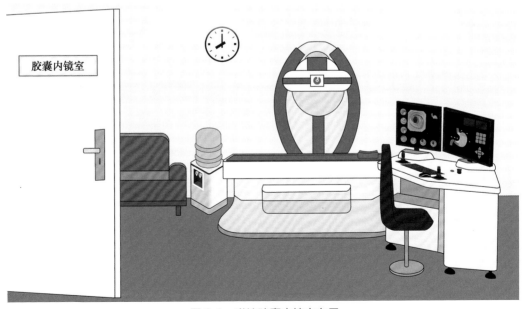

图3-1 磁控胶囊内镜室布局

四、人员培训及资格证书

磁控胶囊内镜检查相关的工作人员主要包括操作人员、阅片医生等。操作人员必须接受规范化培训(如中国医师协会内镜医师培训学院等),并取得相应合格证书才能上岗。阅片医生必须取得执业医师资格证书,有 200 例以上胃镜检查经验,接受规范化培训(如中国医师协会内镜医师培训学院等),并取得相应合格证书才能上岗(图 3-2)。阅片医生应进行注册。有条件可采用人工智能辅助阅片医生做出相应的诊断结论。操作人员和阅片医生应参加磁控胶囊内镜相关的继续教育,并获得相应继续教育学分。

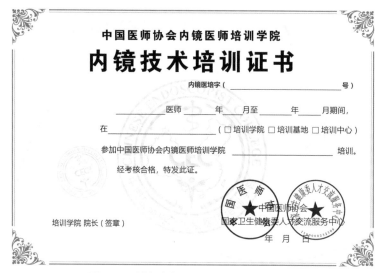

图 3-2　磁控胶囊内镜技术培训合格证书

第四节　抗栓治疗人群磁控胶囊内镜检查流程及注意事项

一、抗栓治疗人群磁控胶囊内镜检查前准备

1. 饮食方面　于检查前一日进食清淡、易消化的食物,忌烟酒、辛辣刺激、不易消化及带籽带皮的食物,晚 8 点后开始禁食,检查前及检查过程中可以饮用白水,勿饮用带颜色的饮料、茶水、牛奶等。

2. 肠道准备　充分的小肠肠道准备是胶囊内镜诊断小肠疾病必备的基础,但因抗栓治疗人群为心血管疾病患者,故在肠道准备前应考虑到受检者的心血管疾病、心功能情况等。对于心功能良好的受检者,可于检查前一日晚 7 点开始服用肠道清洁剂。由于聚乙二醇为容积性泻药,不吸收、不代谢,对肠道的吸收和分泌功能无明显影响,也不易引起水与电解质紊乱,较其他导泻剂在肠道准备质量、不良反应发生率、患者耐受性等方面均具有显著优势[20],故在心血管疾病患者的肠道准备中推荐选择聚乙二醇,服用方法为在检查前一日晚 7 点,将聚乙二醇电解质散 12 袋 A 和 12 袋 B 溶于 1 500ml 温水中,于 1h 内饮用完成,服药期间通过适当运动和腹部按摩来加速肠道蠕动排泄,注意避免一次性饮用过量致呕吐。而对于心血管疾病重、心功能差的受检者,往往无法一次性饮用大量肠道清洁剂,服用后可能诱发原有心脏疾病加重、急性心力衰竭等心血管不良事件,此类患者可于检查前 3 日开始无渣饮食。

　　检查过程中,需对小肠准备情况进行评价,小肠清洁度评价包括小肠内容物评价和小肠气泡评价,均在小肠近段、中段、远段分段独立评价。小肠内容物评价如下:小肠黏膜没有被内容物覆盖的比例 ≥ 90% 为 1 级;小肠黏膜没有被内容物覆盖的比例在 75% 到 <90% 为 2 级;小肠黏膜没有被内容物覆盖的比例在 50% 到 <75% 为 3 级;小肠黏膜没有被内容物覆盖的比例 <50% 为 4 级。小肠气泡评价如下:小肠黏膜表面没有被气泡覆盖比例 ≥ 90% 为 1 级;小肠黏膜表面没有被气泡覆盖比例在 75% 到 <90% 为 2 级;小肠黏膜表面没有被气泡覆盖比例在 50% 到 <75% 为 3 级;小肠黏膜表面没有被气泡覆盖比例 <50% 为 4 级[21]。北京安贞医院消化内科张杰教授团队在临床中观察到磁控胶囊内镜检查前 3 日进行严格无渣饮食的受检者,其小肠准备质量较服用肠道清洁剂者差异不显著。

　　3. 胃准备过程　磁控胶囊内镜的胃部准备方案不仅要求胃腔充分充盈以减少皱襞折叠,还需要消除胃内多余的黏液与气泡,以保证胃黏膜的可视化程度。不同于传统胃镜可实时注气扩张与冲水清洗,磁控胶囊内镜在检查过程中无法对胃内黏液及泡沫进行抽吸、冲洗等,黏液可导致检查视野模糊,影响检查的准确性,故为保证检查时胃内视野清晰,提前的胃准备过程尤为重要,是进行全方位无死角的胃内检查的重要保证。一般建议,在磁控胶囊内镜检查前 40min 嘱受检者服用二甲硅油祛泡剂以减少泡沫,必要时可服用链霉蛋白酶溶解黏液。中国人民解放军海军军医大学第一附属医院(上海长海医院)将 120 例拟行磁控胶囊内镜的患者随机分为三组,胃准备过程分别采用单纯饮用水(A 组)、饮用水和二甲硅油(B 组)、饮用水和二甲硅油以及链蛋白酶(C 组),发现在胃内的清洁程度及拍摄图片质量方面,B 组和 C 组均优于 A 组,但 B 组和 C 组无明显差异,故推荐在磁控胶囊内镜检查前的胃准备过程首选二甲硅油和饮用水[22]。但对于幽门螺杆菌感染的患者,研究发现,使用二甲硅油联合链霉蛋白酶可增强胃准备效果[23]。

　　服用祛泡剂后嘱受检者注意将口腔中的唾液吐出,少说话,适当走动,勿再吞咽唾液、痰液等。因磁控胶囊内镜检查过程中无法在胃腔内注气以扩张胃腔,为保证胃黏膜的可视化,检查前需饮用清水,至腹部有饱胀感(500~1 000ml),以保证胃腔充盈。对严重心脏疾病的患者,可酌情减少饮水量,以避免诱发急性心力衰竭。

　　在磁控胶囊内镜检查过程中,需对受检者胃准备情况进行质控,常用的质量评价指标包括胃内清洁程度、胃腔充盈度、胃黏膜可视化程度(表 3-1)[19]。研究发现,年龄 ≥60 岁、服用肠道清洁剂与检查间隔超过 500min、服用肠道清洁剂至首次排便时间大于 60min、检查当日排便次数少于 10 次是接受磁控胶囊内镜检查患者术前胃内准备不清洁的独立危险因素，而检查前一日严格控制饮食、末次进食与服药间隔超过 300min 是其独立保护因素[24]，因此，临床实践中可根据上述影响因素采取针对性干预策略。

表 3-1　磁控胶囊内镜检查的胃准备质量评价

评价指标	分级	评分	具体描述
胃内清洁度	优	4	视野清晰，胃内无明显黏液、泡沫、胃内容物、液体浑浊等，不影响完整观察
	良	3	视野较清晰，胃内有少量黏液、泡沫、胃内容物、液体浑浊等，但不影响完整观察
	中	2	视野较模糊，胃内有较多黏液、泡沫、胃内容物、液体浑浊等，影响完整观察
	差	1	视野模糊，胃内有大量黏液、泡沫、胃内容物、液体浑浊等，无法进行观察
胃腔充盈度	优	4	充盈度满意，无明显胃皱襞形成，观察完整清楚
	良	3	胃皱襞形成明显，但无胃皱襞折叠，皱襞较低，相邻间距较大，不影响完整观察
	中	2	有少量胃皱襞折叠，皱襞较高，相邻间距较小，影响完整观察
	差	1	有大量胃皱襞折叠，皱襞高且扭曲，相邻间距消失，无法有效观察
胃黏膜可视化程度	优	4	可观察到目标解剖部位 ≥90% 的胃黏膜
	良	3	可观察到目标解剖部位 ≥75% 的胃黏膜
	中	2	可观察到目标解剖部位 ≥50% 的胃黏膜
	差	1	可观察到目标解剖部位 <50% 的胃黏膜

4. 签署知情同意书　操作人员应详细告知受检者或其法定监护人、代理人检查的适应证、禁忌证、检查注意事项、检查流程、可能的并发症及其处理、优缺点等内容，耐心回答受检者的疑问，保证受检者充分知情，并征得受检者同意。

知情同意书包含受检者一般信息，如姓名、性别、年龄、病历号、身份证号、病情简介、过敏史、术前诊断、可替代的检查方案，同时告知受检者本项检查的适应证、禁忌证、可能存在的风险（包括检查不完全、失败以及胶囊滞留等）。在检查前，检查者和受检者需将知情同意书填写完整。胶囊内镜知情同意书可参照北京安贞医院磁控胶囊内镜知情同意书模板。

5. 其他准备工作　除去身上携带的手机、手表、磁卡、钥匙、硬币、饰品等金属物品，医生辅助患者穿戴检查服，调整检查服松紧。

北京安贞医院磁控胶囊内镜检查知情同意书

尊敬的患者:

您好!根据《医疗机构管理条例实施细则》的规定,"特殊检查"是指较一般检查方法难度更高、侵害性更大,有一定危险性,可能产生不良后果且费用较高的检查。因此,医师特向您详细说明:检查项目、检查目的、医疗风险(包括检查中或检查后可能出现的并发症等)、替代检查方案及相应措施等,帮助您理解相关情况,便于您做出选择。

一般项目 患者姓名:　　　　　　性别:　　　　　　年龄:
科室:　　　　　　病房或病区:　　　　　　病案号:
身份证号:

【病情简介】(主要症状、体征、疾病严重程度)_____
_____

【过敏史】_____
【检查与治疗前诊断】_____
【替代检查与治疗方案】(目前的主要不同检查与治疗方案介绍)
_____

【拟行检查适应证】
□ 1. 不明原因消化道出血或不明原因缺铁性贫血者。
□ 2. 检测药物尤其是抗血小板药物、抗凝药物、非甾体抗炎药等相关性胃和小肠黏膜损伤程度。
□ 3. 胃癌初筛。
□ 4. 胃部病变的复查或监测随访。
□ 5. 疑似小肠肿瘤、克罗恩病、血管畸形、小肠黏膜病变者。
□ 6. 监控小肠息肉疾病的发展。
□ 7. 疑似或难以控制的吸收不良综合征。
□ 8. 有胃镜检查需求,但不愿接受或不能耐受胃镜检查者。

医师说明 检查医师签名:_____　患者/患者近亲属/法定监护人签名:_____
签名时间:____年___月___日___时　　　　签名地点:_____
□ 9. 正在服用抗血小板药物、抗凝药物或非甾体抗炎药人群的胃和全小肠检查。
□ 10. 健康管理(体检)人群的胃部和全小肠检查。
□ 11. 其他:_____

【建议拟行检查名称】□磁控胶囊胃镜　□胶囊小肠镜　□磁控胶囊胃镜+胶囊小肠镜
【检查目的】□查找病因　□协助选择或确定治疗方案　□其他:_____
【患者自身存在危险因素】_____
【拟行特殊检查禁忌证】
绝对禁忌证:①无手术条件或拒绝接受任何腹部手术者(一旦胶囊滞留,将无法通过手术取出);②体内装有心脏起搏器,但除外起搏器为新型 MRI 兼容性产品的情况;③体内植入电子耳蜗、磁性金属药物灌注泵、神经刺激器等电子装置以及磁性金属异物;④妊娠期女性;⑤患有精神疾病,且不能配合检查者。
相对禁忌证:①已知或高度怀疑有消化道梗阻、狭窄、穿孔或瘘管者;②吞咽障碍者;③心肺功能不全者或严重心律失常者;④血压波动较大或不稳定者;⑤严重出血倾向者;⑥高度脊柱畸形者;⑦消化道巨大憩室者;⑧严重脑血管病者。

续表

既往史:既往有消化道或其他手术史者,请务必主动告知操作医师,以确定是否可以继续检查。

【检查风险,包括检查中或检查后可能出现的并发症】

□ 1. 因疾病或解剖结构的改变(如胃肠手术后)等,可能导致胶囊内镜无法按时排出体外发生胶囊滞留,滞留的胶囊可能会导致消化道梗阻或穿孔,必要时需通过服用药物促进胶囊排出,或通过小肠镜、腹腔镜或腹部手术取出。

□ 2. 在极端情况下胶囊可能发生误吸入气管中。

检查医师签名:_____ 患者/患者近亲属/法定监护人签名:_____

签名时间:_____年___月___日___时 签名地点:_____

□ 3. 受检查者胃部清洁度和胃肠蠕动的影响可能存在漏检,部分所发现的病灶仍需结合其他检查方法或通过活组织检查予以明确。

□ 4. 同意将胶囊检查的影像资料用于远程诊断、学术交流以及科学研究。

□ 5. 为了详细观察各部位并减少漏诊,可能需要受检者体位配合(左侧卧位、仰卧位、右侧卧位等),上述行为均为保证检查效果,请充分理解并积极配合,且提前告知是否能接受仰卧及侧卧。

□ 6. 检查前服用药物(肠道准备药物,以及二甲硅油、链霉蛋白酶颗粒等)可能出现的不适反应或过敏;检查中对胶囊所含高分子材料的过敏。

□ 7. 其他:_____

医师说明

【检查后主要注意事项】<u>检查结束后受检者观察胶囊是否排出体外,如14天以上仍未排出,请与操作医生联系予以胶囊定位器或者腹部X线片定位。在胶囊尚未排出体外时,不能接受磁共振检查。</u>

由于医疗技术水平的局限性、疾病突发变化及个人体质的差异,不排除检查风险及医疗意外风险等因素,存在检查前和检查后不可预见的特殊情况,恳请理解。

【拒绝检查可能发生的后果】诊断不明确、延误治疗、丧失最佳诊断及治疗时机、增加治疗难度和费用,使病情加重、扩大、恶化、死亡。

我已向患者/患者近亲属/患者代理人/法定监护人解释过知情同意书的全部条款,我认为患者/患者近亲属/法定监护人已知并充分理解了上述信息。

患者/患者近亲属/法定监护人确认:

医师详细向我解释过患者的病情及所接受的特殊检查与治疗,并已就医疗风险和并发症_____(请患者本人书写"第几条到第几条全部内容")向我进行了充分说明。我理解特殊检查与治疗可能出现的风险、效果及预后等情况,并知道特殊检查与治疗是创伤性检查与治疗手段,由于受医疗技术水平局限、疾病突发变化及个人体质差异的影响,检查与治疗前、检查与治疗中、检查与治疗后可能发生不可预见的医疗意外风险,不能确保救治完全成功,甚至可能出现死亡、残疾、组织器官损伤及功能障碍等严重不良后果。

检查医师签名:_____ 患者/患者近亲属/法定监护人签名:_____

签名时间:_____年___月___日___时 签名地点:_____

患者知情同意内容

医师已向我解释过其他替代检查方式及其风险,我知道我有权选择其他检查方式,也可以拒绝或放弃此项检查,也知道由此带来的不良后果及风险,我已就患者的病情、检查及其医疗风险等相关的问题向我的医师进行了详细的咨询,并得到了全面的答复。_____

_____(请患者/患者近亲属/法定监护人在横线上注明"我已认真倾听和阅读并完全理解医师对我解释的以上全部内容,特做以下声明:"字样)

续表

患者知情同意内容	我_____（填写"同意"）接受医师建议的检查方案并愿意承担上述检查风险。 　　并授权医师：在检查与治疗中或检查与治疗后发生紧急情况下，为保障患者的生命安全，医师有权按照医学常规予以紧急处置，更改并选择最适宜的检查方案实施必要的抢救。 　　患者签名：_____　　　　　患者近亲属 / 法定监护人签名：_____ 　　与患者关系：_____　　　　　联系电话：_____ 　　患者近亲属 / 法定监护人身份证号码：_____ 　　签名时间：_____年___月___日___时___分　　　签名地点：_____ 　　我_____（填写"不同意"）接受医师建议的检查方案，并且愿意承担因拒绝施行检查导致的延误治疗病情加重、恶化甚至残疾、死亡等不良后果。 　　患者签名：_____　　　　　患者近亲属 / 法定监护人签名：_____ 　　与患者关系：_____　　　　　联系电话：_____ 　　患者近亲属 / 法定监护人身份证号码：_____ 　　签名时间：_____年___月___日___时___分　　　签名地点：_____
备注	患者 / 患者近亲属 / 法定监护人拒绝签名的理由： _____ 　　记录人：_____ 　　见证人：_____　　　　　见证人身份证号码：_____ 　　时间：_____年___月___日___时___分　　　地点：_____ 　　如果患者 / 患者近亲属 / 法定监护人拒绝签名，请医师在此栏中说明有关情况、签名并注明时间。也可请医务人员或其他知情患者签名证实。

二、抗栓治疗人群磁控胶囊内镜检查流程（视频 3-1）

视频 3-1　磁控胶囊内镜检查流程

（一）食管检查

　　嘱受检者左侧卧位于检查床上，保持该体位吞服胶囊以避免误吸或呛咳，吞服时，提示受试者含住胶囊，避免用牙齿磕碰胶囊，嘱饮少量水吞服胶囊，使胶囊沿食管自主下滑，观察食管黏膜及齿状线，饮水量勿过大，以免胶囊迅速进入胃内。对于左侧卧位观察食管下段及齿状线效果不佳者，可嘱其平卧位观察。为增加食管的观察完整性，可在操作前将拍摄帧率调整为 6 帧 /s，在胶囊内镜通过食管后再将拍摄帧率重新调整至 2 帧 /s。

　　由于胶囊内镜在食管内的运动受饮水和食管蠕动的影响，属于被动式检查。在临床中发现，即使通过胶囊送服水量的控制、体位的改变、拍摄帧率的调整等，磁控胶囊内镜仍不能满意地观察全部食管,操作过程中常出现胶囊内镜快速通过食管或短暂停留在食管的生理狭窄处后快速通过食管其他位置,造成观察不完全。对于体重指数较大的检查者,胶囊内镜在食管内也常出现信号卡顿的现象。随着胶囊内镜技术的不断完善,出现了可分离式系线磁控胶囊内镜,充分解决了上述问题,对食管疾病的诊断具有更大的临床价值。可分离式系线磁控胶囊内镜组成部分包含胶囊内镜、中空的长约80cm的细线(一端为可包裹在胶囊表面的透明薄乳胶套,另一端可连接注射器),胶囊内镜在系线的牵拉下可反复对食管进行观察,当完成食管的完整观察后,通过注射器向中空的细线内注入空气,乳胶套即可与胶囊内镜分离,胶囊内镜继续进行胃和小肠的检查。可分离式系线磁控胶囊内镜的优势在于可反复观察食管,直到观察满意,弥补了胶囊内镜在食管内观察不完全的缺点。

可分离式系线磁控胶囊内镜的具体操作过程:①检查者戴手套,将乳胶套包裹于胶囊尾端,注意操作过程中勿触摸胶囊镜头,连接完成后检查中空系线的通畅性及乳胶套包裹的完整性。②检查者手拿胶囊和中空系线另一端,将胶囊内镜放于受检者口中,嘱受检者随水缓慢吞下系线胶囊。③当系线胶囊到达齿状线后,检查者缓慢往回拉中空细线,胶囊在食管中缓慢上升,可重复此操作以全面检查食管情况;对于可疑食管病变处,暂停回拉,仔细观察病变直至满意。④食管检查完成以后,用注射器往中空细线内注入空气使乳胶套与胶囊分离,胶囊内镜即进入胃腔继续胃内观察,系线单独从患者口中牵拉出(图3-3)。

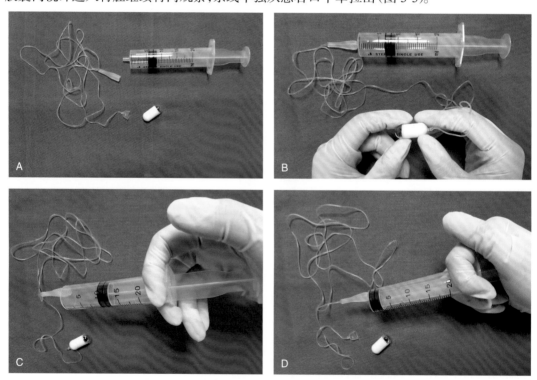

图3-3　可分离式带中空系线的薄乳胶套操作过程

A. 可分离式系线磁控胶囊内镜组成部分包括注射器、可分离式带中空系线的薄乳胶套、磁控胶囊内镜;
B. 中空系线的薄乳胶套端套在胶囊内镜尾端,注意勿触摸胶囊内镜镜头,同时中空系线端连接注射器;
C. 经注射器往中空系线内注入空气;D. 薄乳胶套可与磁控胶囊内镜分离。

有学者进行了一项前瞻性研究,针对 25 例志愿者先行可分离式系线磁控胶囊内镜,1 周内再行电子胃镜,结果显示 25 例志愿者可分离式系线磁控胶囊内镜诊断均与电子胃镜的诊断一致,检测食管疾病的单例灵敏度为 100%,对食管静脉曲张和反流性食管炎分级诊断的准确性分别为 66.7% 和 100%,提示其是一种可行、安全、耐受性好的食管检查方法[25]。吴巍等研究中也以电子胃镜为“金标准”,评价了可分离式牵线磁控胶囊内镜在肝硬化合并食管胃静脉曲张患者内镜治疗后随访评估中的应用,发现其能较准确地评估肝硬化合并食管胃静脉曲张患者经内镜治疗后食管静脉曲张、胃静脉曲张、门静脉高压性胃病等情况,且安全可行、舒适度高[26]。北京安贞医院消化内科张杰教授团队在临床中将可分离式系线磁控胶囊内镜应用于服用抗栓药物的心血管疾病患者,部分此类患者具有内镜检查的相对禁忌,使用可分离式系线磁控胶囊内镜达到了完整观察食管的目的,弥补了单纯磁控胶囊内镜对食管观察的不足,且无须停用抗栓药物,操作过程安全、可行。

(二) 胃部检查

为提高胃内观察的完整性,建议从上往下依次进行观察,即按照胃底、贲门、胃体前后壁、胃体大小弯、胃角、胃窦、幽门的检查顺序。为避免漏诊、误诊的风险,应观察至少 2 遍,当胃准备质量不佳时,也可适当改变观察顺序,但要保证完整观察到整个胃黏膜。如发现可疑病灶时,应对其进行远近景与正侧面等多角度重点反复观察,捕获尽可能多且清晰的图像。

第一步:嘱受检者采取左侧位,将磁球移至右肩位置,控制胶囊斜向上方 45°,水平旋转一圈,观察胃底及胃底体交界处。控制胶囊镜头垂直向上,观察贲门。

第二步:磁球位置不变,嘱受检者改为平躺。将磁球降至最低,胶囊在胃底、胃体前壁处,观看胃体远景、胃底近景。

第三步:将磁球移动至剑突位置,可观察胃小弯、胃大弯的中段、胃体前壁、胃体后壁等部分。控制胶囊镜头竖直向下,观察胃后壁。控制胶囊镜头斜向下 45°,水平旋转一圈,观察胃大弯、小弯及底体交界。抬高磁球,胶囊镜头向上,观察胃前壁。

第四步:磁球在最低位置,联动胶囊移动至受试者左腰部,可观察胃大弯末端、胃角、胃体末端、胃窦远景、胃窦蠕动波等。

第五步:联动胶囊移动至右腰部,可将胶囊移动至胃窦处,观察胃窦、幽门等位置。

第六步:移动磁球至约人体胃窦位置上方,吸起胶囊,调整胶囊镜头对着幽门,放下胶囊,胶囊靠近幽门口,近距离观察幽门,等待幽门张开时,胶囊随胃蠕动进入幽门。

(三) 十二指肠检查

胶囊进入幽门后,到达十二指肠球部,抬高磁头至“Z”向最大位置处,点击“360° 自动扫描”按钮,十二指肠球部自动扫描;胶囊通过十二指肠后,切换到小肠检查模式继续进行小肠检查。

(四) 检查中注意事项

1. 实施胃部检查时,应保证胃腔充盈,胃黏膜皱襞充分展平,如磁控胶囊胃镜进入胃腔时或者随着检查时间的延长,胃腔充盈较差,应嘱受检者继续口服适量清水直至胃腔充盈,然后继续检查。

2. 磁控胶囊胃镜进入胃部后,操作人员应当根据胃内黏液、气泡、食物残渣、胃液颜色等判断胃内清洁度,如果观察到胃准备不佳,多数由以下两种情况造成。

(1)胃内黏液成团状聚集并覆盖于胃黏膜表面,一般当患者左侧卧位时,成团的黏液一般停留于胃底、贲门附近,此时嘱患者平卧位,成团黏液则会随体位变化而改变位置,拖动胶囊即可观察到被覆盖的胃底、贲门处黏膜;当患者平卧位时,成团的黏液多停留于胃体大弯中下部及胃角附近,此时可嘱患者翻身至右侧卧位,观察胃体下部和胃角,并可近距离观察胃窦,也可嘱患者坐位于检查床上,移动磁球,改变胶囊位置和角度,可清晰观察到胃体中下部、胃角和胃窦。在嘱患者翻身、坐位等改变体位前,一定尽量将胃内所有位置观察完全,避免在翻身过程中胶囊意外通过幽门进入十二指肠,在平卧位时将胶囊重新拖回至胃底,再变换体位为右侧卧位,可减少胶囊直接进入十二指肠的风险。

(2)胃内黏液分散于水中,而不成团聚集,使胃内的清水呈浑浊状影响胃黏膜的整体观察,应对策略如下:①依靠胶囊位置和方向的变化,近距离观察胃黏膜;②待患者胃排空后重新进行胃准备,再次观察胃黏膜,但此种方式有一定风险,可能出现在等待胃排空的过程中,胶囊通过幽门,造成无法重新观察胃黏膜。

3. 胃部检查按照胃底、贲门、胃体、胃角、胃窦、幽门的先后顺序进行依次观察,应该保证对胃内各部位观察的完整性,并且通过远景、近景等不同观察距离,以及正面、侧面等不同观察角度的方式,达到全面观察的目的。

胃底:观察胃底前壁、后壁、大弯、小弯、胃底(胃穹窿)。

贲门:观察贲门、贲门下前壁、贲门下后壁、贲门下小弯。

胃体:观察胃体上、中、下部的前壁、后壁、大弯、小弯。

胃角:观察胃角中部、胃体侧、胃窦侧。

胃窦:观察胃窦前壁、后壁、大弯、小弯。

幽门:观察幽门开闭情况。

4. 一旦出现胶囊内镜在胃内尚未观察完全就进入十二指肠的情况,检查者需保持冷静,反应迅速,立即嘱患者平卧位,将磁球位置降至最低,拖动胶囊或点击"胶囊联动"按钮,将在十二指肠球部的胶囊内镜紧贴幽门处,待幽门开放时,再次拖动胶囊使其重新进入胃内,操作过程需迅速,尽量在胶囊内镜到达十二指肠球部时即迅速控制胶囊贴紧幽门,若胶囊内镜已到达十二指肠降部,则很难重新返回至胃内。所以,临床操作中,尽量将胃底、胃体、胃角、胃窦全部观察完全后,再拖动胶囊靠近幽门,切勿提前使胶囊内镜到达幽门口处。

5. 发现可疑病灶时应对其重点观察,结合远景、近景、正面以及侧面多角度进行观察,观察可疑病灶与周围重点解剖部位的位置关系以利于病灶定位,对可疑病灶的观察应该保证充足的时间以提供足够的病灶信息。

6. 操作人员在检查时如观察到胃内活动性出血,应及时停止检查,并建议受检者及时接受进一步诊治。

7. 胃部检查一般在 15~30min 内操作完成,如发现胃内病灶或胃环境不佳,可适当延长观察时间保证观察得充分。

三、抗栓治疗人群磁控胶囊内镜检查后注意事项

1. 将受检者的胃部检查完毕后,嘱受检者可自由活动,但需穿着检查服,此时,检查服会继续记录胶囊拍摄的图片。

2. 受试者的胃部检查结束后,可于 4~6h 后进食固体食物,避免直接食用流食,检查结束前只能饮用无色透明液体,对于低血糖受检者可适量饮用无色糖水。

3. 当检查服电源信号灯灭时,即可脱掉检查服;受试者将检查服返还我们时,我们将进行所有数据导出至电脑,利用 ESNavi 阅片软件进行分析,做出诊断报告。

4. 检查完成后,注意每次排便的情况,观察是否有胶囊排出,如果胶囊在 14 天内仍然没有排出体外,可采用胶囊定位器检测胶囊或腹部 X 线片确认排出情况。在胶囊内镜排出前禁止做磁共振成像检查,远离强磁场地方,远离高压电厂。

四、特殊心血管疾病人群的磁控胶囊内镜检查

随着心血管疾病人群逐渐增多,心脏介入、外科手术等操作越来越多,目前临床上大量患者体内装有医疗植入物或为心脏手术后。对于这类患者,能否安全行磁控胶囊内镜检查?《中国磁控胶囊胃镜临床应用指南(2021,上海)》[19]建议:对于体内装有医疗植入物的患者,若可安全进行 MRI 检查,则可接受磁控胶囊胃镜检查。体内装有医疗植入物的患者在行磁控胶囊内镜检查前需考虑植入物的位置、功能与胶囊内镜的控制、拍摄与传输等是否会相互影响。目前,各种类型磁控胶囊胃镜体外磁场控制装置的最大磁场强度为 0.1~0.38T,远低于 MRI 影像学检查时的磁场强度 1.5~3.0T。因此对于此类患者,若可安全进行 MRI 检查,理论上也可接受磁控胶囊胃镜检查,反之则不推荐。一般来说,非铁磁性或弱铁磁性材料的非电子植入物可安全行 MRI 检查。常规所使用的冠状动脉与外周血管等支架、人工心脏瓣膜和植入性放射粒子、输液泵、留置导管及乳腺植入物等几乎都可适应场强 3.0T 及以下的 MRI 检查环境,未报道有明显不良反应。

北京安贞医院消化内科张杰教授团队曾对各类体内装有医疗植入物的心血管疾病患者进行磁控胶囊内镜检查,如体内植入心脏支架、外周动脉支架、骨科与牙科植入物、宫内节育器等,对各类心脏血管疾病术后患者也安全地进行了磁控胶囊内镜检查,如冠状动脉旁路移植术(CABG,又称冠状动脉搭桥术)后、生物瓣膜置换术后、人工瓣膜置换术后、左心耳封堵术后、房间隔缺损封堵术后、卵圆孔未闭封堵术后、主动脉支架植入术后等。指南[19]建议,对于植入式心脏起搏器、除颤器、人工电子耳蜗、药物灌注泵、神经刺激器等电子装置,因功能可能会受磁场影响,应避免行 MRI 检查,但 MRI 兼容型心脏起搏器与除颤器等设备可正

常使用,应注意医疗植入物可能会影响胶囊内镜图像的质量与传输。北京安贞医院消化内科张杰教授团队成功对植入型心律转复除颤器的合并冠心病和心房颤动患者行胶囊内镜检查,此患者间断黑便1年,多次输血治疗,考虑消化道出血,于静脉麻醉状态下行电子胃镜和肠镜检查,均未见明显出血病灶,考虑小肠疾病可能性大,排除胶囊内镜禁忌证后,胶囊内镜成为患者的一线检查手段,但考虑到磁控胶囊内镜磁场对植入型心律转复除颤器的可能影响,以及植入型心律转复除颤器对胶囊内镜图像质量与传输的可能干扰,遂请心血管内科调停植入型心律转复除颤器后行胶囊内镜检查,实时心电监护,于床旁备除颤仪,一旦发生心室颤动等不良事件,及时体外除颤,后患者胶囊内镜检查出小肠间质瘤,明确了出血原因,进一步手术治疗解决了反复消化道出血的问题。

第五节　磁控胶囊内镜检查阅片报告

　　磁控胶囊内镜阅片医师主要负责图片诊断与报告出具,并向受检者提供诊疗建议,要求其必须取得执业医师资格证书,有200例以上胃镜检查经验,需经过专业机构培训,且通过临床考核并获得相应资格认证[19]。磁控胶囊胃镜报告应在检查结束后及时出具,一般要求在1~2个工作日内。对于发现有阳性病变的患者,应根据病变情况提供相应的诊疗意见。检查时若发现活动性出血、胶囊嵌顿等问题,应立即告知患者及家属,必要时启动绿色通道进一步通过内镜诊治。磁控胶囊内镜在小肠的检查时间长,拍摄照片数量相当多,每次完整的胃和小肠检查后,将导出4万~5万张胶囊内镜图片,内镜医师对完整小肠进行阅片和诊断常需要耗费大量时间,同时高强度的人工读片也会增加漏诊率,大大限制了胶囊内镜在小肠疾病临床检查中的广泛应用。最近在 *Gastroenterology* 杂志上发表的研究结果显示,利用深度卷积神经网络对小肠的内镜图像进行识别,将小肠胶囊内镜的读取时间缩短了93.9%,为5.9min,其在每位患者上识别异常病变有99.88%的敏感性,在每个病变的分析中有99.90%的敏感性,有效辅助消化内科医生诊断小肠病变[27]。

　　磁控胶囊内镜报告应包含受检者基本信息(受检者姓名、性别、年龄、门诊/住院号、胶囊编号、检查日期、联系电话、现住址)、不同部位的典型图和病变位置图片、阅片描述、检查结果、诊疗建议、阅片医生、操作医生、阅片日期等(图3-4)。

磁控胶囊内镜报告

姓名：　　　　　　　　　性别：　　　　　　　　　年龄：
门诊／住院号：　　　　　胶囊编号：　　　　　　　检查日期：
联系电话：　　　　　　　现住址：
随访信息：

检查所见：

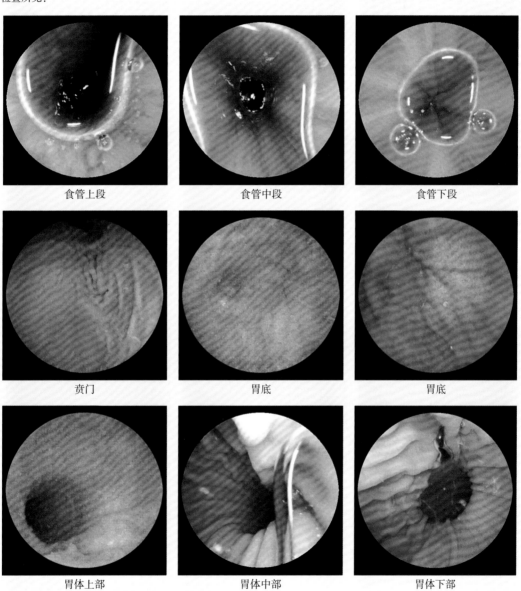

食管上段　　　　　　　　食管中段　　　　　　　　食管下段

贲门　　　　　　　　　　胃底　　　　　　　　　　胃底

胃体上部　　　　　　　　胃体中部　　　　　　　　胃体下部

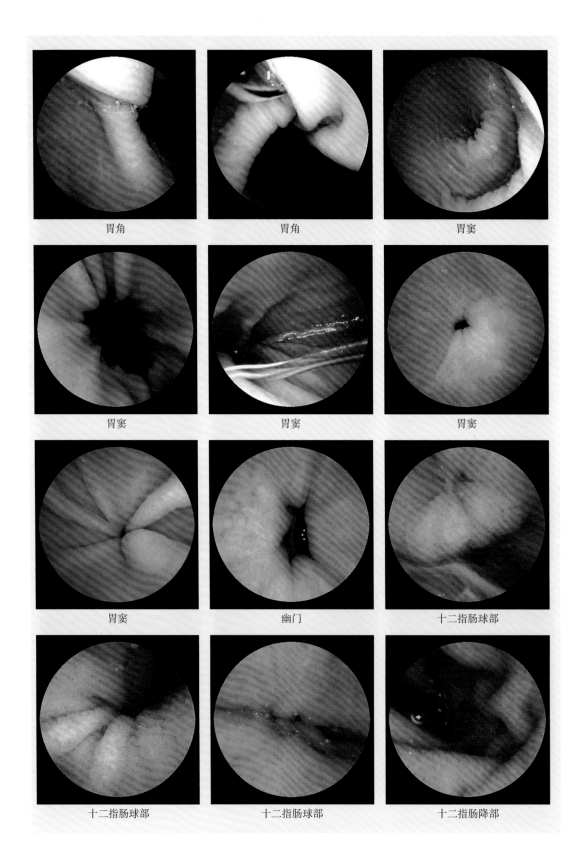

胃角　　　　　　　　胃角　　　　　　　　胃窦

胃窦　　　　　　　　胃窦　　　　　　　　胃窦

胃窦　　　　　　　　幽门　　　　　　　十二指肠球部

十二指肠球部　　　　十二指肠球部　　　　十二指肠降部

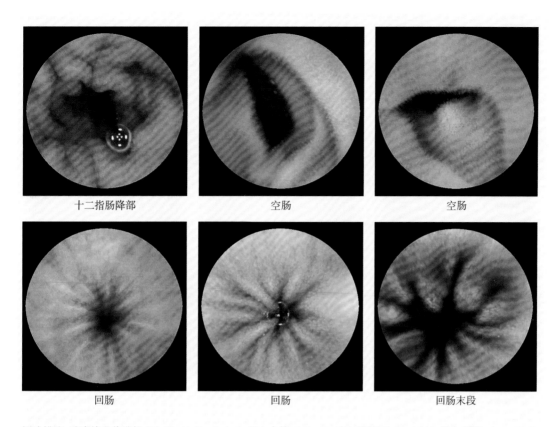

| 十二指肠降部 | 空肠 | 空肠 |
| 回肠 | 回肠 | 回肠末段 |

阅片描述:胶囊检查共进行 12h 33min 49s,5min 1s 进入食管,5min 11s 进入胃部,1h 30min 15s 进入小肠,5h 11min 26s 进入结肠,检查结束时胶囊留在结肠

　　食管:所见黏膜光滑

　　贲门:开闭好

　　胃底:黏液湖清亮,黏膜光滑,未见静脉曲张

　　胃体:黏膜光滑,未见糜烂、溃疡及肿物

　　胃角:弧形,光滑

　　胃窦:蠕动好,黏膜光滑,红白相间,未见糜烂、溃疡及肿物

　　幽门:圆,开闭好

　　十二指肠:球部形态正常,所见黏膜正常

　　空肠回肠:所见肠腔通畅,所见黏膜无异常,未见糜烂、溃疡及肿物

检查结果:慢性非萎缩性胃炎

诊疗建议:定期复查

阅片医生:　　　　　　　　　　操作者:　　　　　　　　　　报告日期:

图 3-4　北京安贞医院消化内科磁控胶囊内镜报告参考模板

第六节　胶囊内镜检查相关风险

胶囊内镜检查过程无痛,容易被患者接受,是一种相对安全的检查手段,但仍有不良事件发生,最常见的风险为胶囊滞留。胶囊滞留是指吞服的胶囊内镜在消化道内滞留超过2周不能自行排出,经腹部 X 线检查或内镜、手术取出胶囊时证实滞留[28]。文献报道胶囊内镜滞留发生率为 1%,主要滞留的部位是小肠,少数发生在食管、胃及结肠部位[29]。我国一项回顾性研究显示,胶囊内镜的滞留率为 1.4%[30]。克罗恩病是小肠胶囊内镜发生滞留的主要原因,小肠肿瘤、长期使用非甾体抗炎药(NSAIDs)、缺血性肠病、腹部手术后肠粘连等也是常见的危险因素[31-33]。在一项荟萃分析中,胶囊滞留的原因包括克罗恩病(35.3%)、肿瘤性病变(22.1%)、NSAIDs 诱导的肠病(18.4%)、术后狭窄(7.4%)、溃疡(3.7%)、肠粘连(2.9%)、结核或放射性肠炎(各 2.2%)、缺血诱导的狭窄、梅克尔憩室或囊袋(各 1.5%)和消化性溃疡瘢痕伴狭窄或隐源性多灶性溃疡性狭窄性肠炎(各 0.7%)[34]。

出现胶囊滞留的患者多数无症状,但也可并发肠梗阻、肠穿孔等严重并发症,需要引起临床重视。故在胶囊内镜检查前,临床医师应对患者相关情况进行评估,明确有无相关危险因素,如是否有确诊或疑似的克罗恩病、小肠肿瘤、肠梗阻病史等,对于滞留高风险的患者,可先行腹部 CT 检查判断梗阻的部位、程度及周围组织的情况,降低胶囊滞留的风险。需注意的是,影像学检查阴性的患者仍可能出现胶囊滞留情况。研究[35]报道,探路胶囊可成为降低胶囊内镜滞留率的一种手段。2005 年以色列 Given Imaging 有限公司首先推出探路胶囊,是一种与胶囊内镜形状大小相同但不含有镜头等其他元件的胶囊,其内填充有与钡混合的乳糖,并设有时间指示器,当探路胶囊在预定时间被患者排出体外,证明胃肠道通畅,如果在预定时间内未排出,肠液即会流入探路胶囊内部造成胶囊逐渐降解。其内含有钡,可被放射线检测出;另外还含有无线射频感应器,可以采用手持射频扫描仪检测。然而,患者在行探路胶囊检查过程中也可能出现滞留,可能原因如下:①探路胶囊在肠液的作用下才能逐渐溶解,如果食管和胃内出现狭窄,探路胶囊则无法通过且不能降解;②探路胶囊在小肠内溶解不充分,溶解的碎片在小肠狭窄处不能通过。研究显示,磁共振弥散相可以预测克罗恩病探路胶囊滞留的发生,回肠远端磁共振成像弥散受限对探路胶囊的敏感性和阴性预测值为 100%[36]。

临床实践中,一旦发生胶囊内镜滞留,对于无症状患者,可以维持原发疾病的特定药物治疗,肠黏膜充血、水肿等炎症反应减轻后,狭窄可有一定的恢复,胶囊可自行通过。对于症状轻微的患者,可以进行内镜下胶囊内镜取出。对于已经出现肠梗阻或明显小肠出血的患者,应考虑尽早进行外科会诊。北京安贞医院消化内科张杰教授团队在心血管疾病患者的磁控胶囊内镜检查过程中也曾发生胶囊内镜滞留情况,出现滞留的原因主要为消化道肿瘤,其中胶囊内镜滞留在食管内的 2 例患者,在检查当日即启动了急诊胃镜绿色通道,充分评估心脏情况和麻醉风险,在心脏科、麻醉科等多学科合作下,成功行无痛内镜下胶囊内镜取出。因结肠癌而出现胶囊内镜滞留的患者,术中切除恶性病灶,并取出胶囊内镜。图 3-5 为胶囊内镜下观察贲门环周肿物,伴管腔狭窄,胶囊不能通过,图 3-6 为电子胃镜下取出滞留的胶囊内镜。

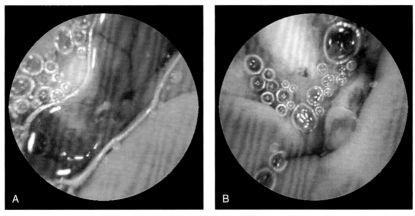

图 3-5　胶囊内镜下观察贲门环周肿物,管腔狭窄
A 和 B 均为贲门肿物。

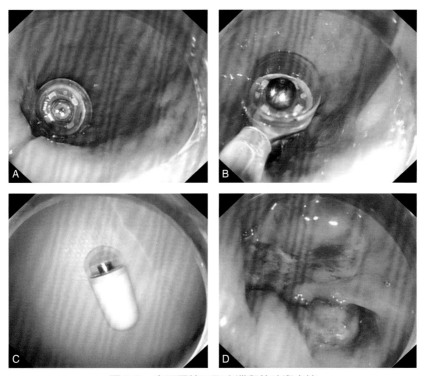

图 3-6　电子胃镜下取出滞留的胶囊内镜
A. 胃镜观察胶囊内镜滞留于食管内;B. 应用圈套器套住胶囊内镜取出;
C. 取出的胶囊内镜;D. 贲门可见环周肿物,表面充血、不平,管腔狭窄,内镜不能通过。

综上,对于患有心血管疾病的特殊人群,应格外重视胶囊内镜滞留的问题,在检查前,充分评估胶囊滞留的危险因素,必要时结合腹部影像学或探路胶囊等综合评价。行胶囊内镜过程中,如发生胶囊内镜滞留,需评估患者全身状态、患病情况、胶囊内镜滞留位置、患者的症状及并发症的发生,采取不同的处理措施,如原发病治疗、内镜下取出、手术取出等。

第七节　磁控胶囊内镜检查标准图

一、食管

食管上连于咽,沿脊柱椎体下行,穿过膈肌的食管裂孔通入胃,全长约 25cm。依食管的行程可将其分为颈部、胸部和腹部三段。食管主要由环形肌层(内层)和纵行肌层(外层)组成。由于这两种肌肉的收缩蠕动,迫使食物进入胃,故其主要作用是向胃内推进食物。

食管内镜下表现:正常食管黏膜呈粉红色,有比较明显的毛细血管网,血管走向为上段呈纵行,中段呈树枝状,下段呈纵行(图 3-7)。

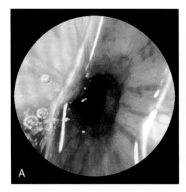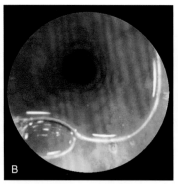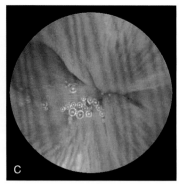

图 3-7　食管典型图片
A. 食管上段;B. 食管中段;C. 食管下段。

二、齿状线

齿状线定义:食管黏膜为淡红色,胃黏膜为橘红色,在齿状线的分界点处就能够观察到食管黏膜变成胃黏膜,所以齿状线是食管黏膜(鳞状上皮)与胃黏膜(柱状上皮)的分界线。

齿状线内镜下表现:粉红色食管黏膜和橘红色胃黏膜形成明显的分界线(图 3-8)。

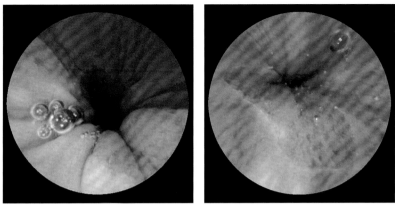

图 3-8 齿状线典型图片

三、贲门

贲门位于食管下段和胃腔之间,上端连接着食管下段,下端连接胃体,是食物进入胃内消化的通道。

贲门内镜下表现:贲门闭合似梅花状,呈橘红色放射状,吞咽时可见液体涌出(图 3-9)。

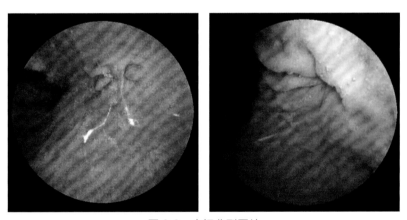

图 3-9 贲门典型图片

四、胃底

胃底位于腹腔左上方,左季肋部,自贲门向至胃大弯水平连线之上,为上膨隆的部分,下部左侧与胃大弯相连接,上界腔外紧贴与膈相连,左上外侧为脾脏,右侧与食管壁形成 His 角,有抗胃内容物反流向食管的功能。

胃底内镜下表现:胃底黏膜皱襞排列呈脑回状,与胃体大弯侧皱襞相连接(图 3-10)。

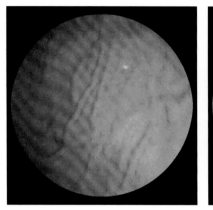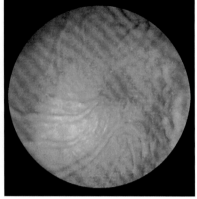

图 3-10　胃底典型图片

五、胃体

胃体：胃底以下部分为胃体，其左界为胃大弯，右界为胃小弯；胃小弯垂直向下突然转向右，其交界处为胃角切迹，胃角切迹到对应的胃大弯连线为其下界。

胃体内镜下表现：黏膜呈橘红色，小弯侧黏膜相对光滑、平坦，皱襞较少而细，大弯侧可见纵行、弯曲的黏膜皱襞向胃窦延伸（图 3-11）。

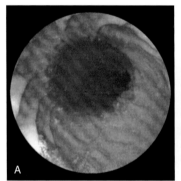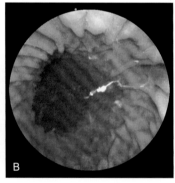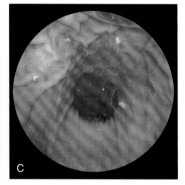

图 3-11　胃体典型图片
A. 胃体上部；B. 胃体中部；C. 胃体下部。

六、胃角

胃角是胃体部和胃窦交界处的解剖标志。

胃角内镜下表现：黏膜光滑，皱襞呈同轴同心圆皱缩起来，其一侧为胃体腔，另一侧为胃窦腔（图 3-12）。

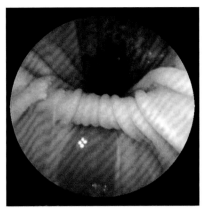
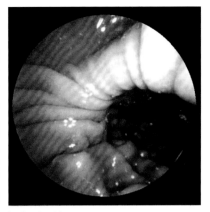

图 3-12　胃角典型图片

七、胃窦

胃窦:位于胃最下端到幽门的部分,体表的大体投影为剑突下,上腹部的中间部位,胃窦具有较强的收缩功能,能帮助食管从胃内通过幽门转移到十二指肠。

胃窦内镜下表现:黏膜呈橘红色,光滑,蠕动活跃(图 3-13)。

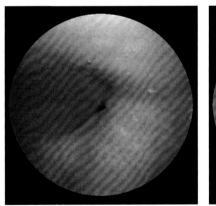
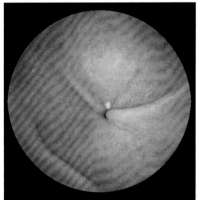

图 3-13　胃窦典型图片

八、幽门

幽门是胃与十二指肠相通的部分,周围有厚的环状肌肉,内有腺体,能分泌黏液性的蛋白质,有保护胃黏膜不受粗糙食物磨伤和胃酸侵蚀的作用。

幽门内镜下表现:幽门呈开放和关闭交替出现的状态,开放时幽门呈圆形空洞状,黏膜橘红色,边缘光滑(图 3-14)。

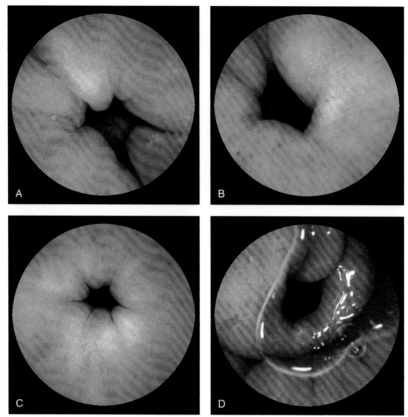

图 3-14　幽门典型图片

A、B. 幽门；C、D. 在十二指肠内观察幽门。

九、十二指肠球部

十二指肠球部在十二指肠的上端，上接胃幽门，下止于十二指肠壶腹部。

十二指肠球部内镜下表现：十二指肠球腔呈球形，黏膜呈天鹅绒样表现较细、较短，球部后壁有一急弯进入降部（图 3-15）。

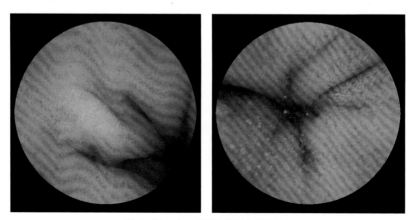

图 3-15　十二指肠球部典型图片

十、十二指肠降部

十二指肠降部是十二指肠的第 2 部,长 5~7cm。

十二指肠降部内镜下表现:黏膜呈绒状,色泽较球部红。扩张时可见比较密集的环形皱襞,收缩时可见皱襞堆叠呈环形及纵行走向(图 3-16)。

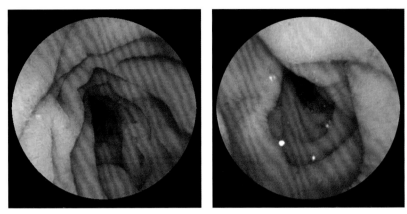

图 3-16　十二指肠降部典型图片

十一、十二指肠乳头

十二指肠降部中部后的内侧壁上有一纵行皱襞,为十二指肠大乳头,是胆总管和胰管的共同开口处。

十二指肠乳头内镜下表现:乳头开口多呈裂隙状及圆孔状,乳头开口上方有环形皱襞,下方可见纵行小带(图 3-17)。

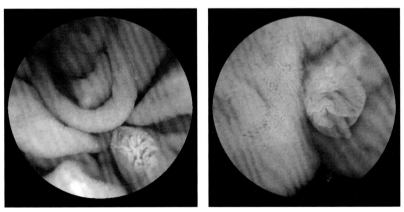

图 3-17　十二指肠乳头典型图片

十二、空肠

空肠始于十二指肠空肠曲,占空回肠全长的 2/5,占据腹腔的左上部。

空肠内镜下表现:空肠管腔一般比回肠较大,绒毛相对较粗、较长,色泽偏红,血管显露不明显,皱襞形态多呈环形(图3-18)。

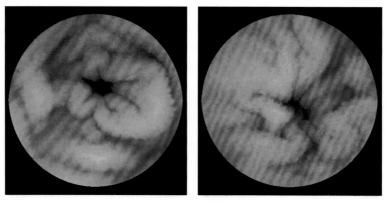

图 3-18 空肠典型图片

十三、回肠

回肠占空回肠全长远侧 3/5,在右髂窝续盲肠。回肠位于腹腔右下部,部分位于盆腔内。
回肠内镜下表现:回肠管腔较细,绒毛相对较短,色泽较浅,血管显露较空肠明显(图3-19)。

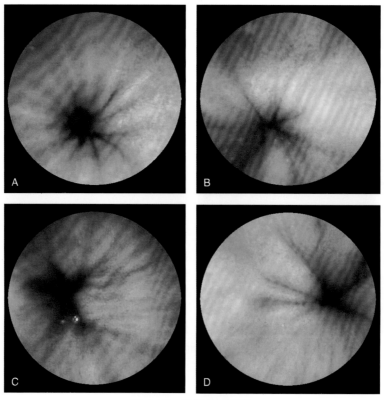

图 3-19 回肠典型图片
A、B. 回肠;C、D. 回肠末端。

参考文献 ···

［1］胡盛寿, 王增武.《中国心血管健康与疾病报告 2022》概述 [J]. 中国心血管病研究, 2023, 21 (7): 577-600.

［2］CHEN X, GAO F, ZHANG J. Screening for Gastric and Small Intestinal Mucosal Injury with Magnetically Controlled Capsule Endoscopy in Asymptomatic Patients Taking Enteric-Coated Aspirin [J]. Gastroenterol Res Pract, 2018, 2018: 2524698.

［3］GAO F, CHEN X, ZHANG J. Prevalence of Gastric and Small-Intestinal Mucosal Injury in Elderly Patients Taking Enteric-Coated Aspirin by Magnetically Controlled Capsule Endoscopy [J]. Gastroenterol Res Pract, 2019, 2019: 1582590.

［4］HAN Y, LIAO Z, LI Y, et al. Magnetically Controlled Capsule Endoscopy for Assessment of Antiplatelet Therapy-Induced Gastrointestinal Injury [J]. J Am Coll Cardiol, 2022, 79 (2): 116-128.

［5］中华医学会消化内镜学分会. 中国胶囊内镜临床应用指南 [J]. 中国实用内科杂志, 2014, 34 (10): 984-991.

［6］国家消化系统疾病临床医学研究中心 (上海), 国家消化内镜质控中心, 中华医学会消化内镜学分会胶囊内镜协作组, 等. 中国小肠胶囊内镜临床应用指南 (精简版, 2021 年, 上海)[J]. 中华消化杂志, 2021, 41 (8): 509-513.

［7］BEN-HORIN S, LAHAT A, AMITAI M M, et al. Assessment of small bowel mucosal healing by video capsule endoscopy for the prediction of short-term and long-term risk of Crohn's disease flare: a prospective cohort study [J]. Lancet Gastroenterol Hepatol, 2019, 4 (7): 519-528.

［8］PENNAZIO M, RONDONOTTI E, DESPOTT E J, et al. Small-bowel capsule endoscopy and device-assisted enteroscopy for diagnosis and treatment of small-bowel disorders: European Society of Gastrointestinal Endoscopy (ESGE) Guideline-Update 2022 [J]. Endoscopy, 2023, 55 (1): 58-95.

［9］SWAIN P, TOOR A, VOLKE F, et al. Remote magnetic manipulation of a wireless capsule endoscope in the esophagus and stomach of humans (with videos)[J]. Gastrointest Endosc, 2010, 71 (7): 1290-1293.

［10］LIAO Z, HOU X, LIN-HU E Q, et al. Accuracy of Magnetically Controlled Capsule Endoscopy, Compared With Conventional Gastroscopy, in Detection of Gastric Diseases [J]. Clin Gastroenterol Hepatol, 2016, 14 (9): 1266-1273.

［11］ZHAO A J, QIAN Y Y, SUN H, et al. Screening for gastric cancer with magnetically controlled capsule gastroscopy in asymptomatic individuals [J]. Gastrointest Endosc, 2018, 88 (3): 466-474.

［12］LI J, REN M, YANG J, et al. Screening value for gastrointestinal lesions of magnetic-controlled capsule endoscopy in asymptomatic individuals [J]. J Gastroenterol Hepatol, 2021, 36 (5): 1267-1275.

［13］ZHANG S, SUN T, XIE Y, et al. Clinical Efficiency and Safety of Magnetic-Controlled Capsule Endoscopy for Gastric Diseases in Aging Patients: Our Preliminary Experience [J]. Dig Dis Sci, 2019, 64 (10): 2911-2922.

［14］GU Z, WANG Y, LIN K, et al. Magnetically Controlled Capsule Endoscopy in Children: A Single-center, Retrospective Cohort Study [J]. J Pediatr Gastroenterol Nutr, 2019, 69 (1): 13-17.

［15］XIE M, QIAN Y, CHENG S, et al. Magnetically Guided Capsule Endoscopy in Pediatric Patients with Abdominal Pain [J]. Gastroenterol Res Pract, 2019, 2019: 7172930.

［16］HU J, WANG S, MA W, et al. Magnetically controlled capsule endoscopy as the first-line examination for high-risk patients for the standard gastroscopy: a preliminary study [J]. Scand J Gastroenterol, 2019, 54 (7): 934-937.

［17］CHEN X Y, DA W, LIANG R, et al. The Detective Value of Magnetically Controlled Robotic Capsule

Endoscopy in Patients With Suspected Small Intestinal Disease [J]. Front Med (Lausanne), 2021, 8: 610563.

[18] 廖专, 王贵齐, 陈刚, 等. 中国磁控胶囊胃镜临床应用专家共识 (2017, 上海)[J]. 中国实用内科杂志, 2017, 37 (10): 885-894.

[19] 国家消化系统疾病临床医学研究中心 (上海), 国家消化内镜质控中心, 中华医学会消化内镜学分会胶囊内镜协作组, 等. 中国磁控胶囊胃镜临床应用指南 (2021, 上海)[J]. 中华消化内镜杂志, 2021, 38 (12): 949-963.

[20] 中华医学会消化内镜学分会结直肠学组. 结肠镜检查肠道准备专家共识意见 (2023, 广州)[J]. 中华消化内镜杂志, 2023, 40 (6): 421-430.

[21] RAYNER-HARTLEY E, ALSAHAFI M, CRAMER P, et al. Low volume polyethylene glycol with ascorbic acid, sodium picosulfate-magnesium citrate, and clear liquid diet alone prior to small bowel capsule endoscopy [J]. World J Gastrointest Endosc, 2016, 8 (11): 433-438.

[22] ZHU S G, QIAN Y Y, TANG X Y, et al. Gastric preparation for magnetically controlled capsule endoscopy: A prospective, randomized single-blinded controlled trial [J]. Dig Liver Dis, 2018, 50 (1): 42-47.

[23] 钟艺华, 唐显军, 韩杨. 幽门螺杆菌感染患者磁控胶囊内镜检查不同胃准备方案的随机对照研究 [J]. 现代消化及介入诊疗, 2021, 26 (5): 571-575.

[24] 段杰婧. 140 例接受磁控胶囊内镜检查患者术前胃内准备清洁度影响因素风险及干预策略 [J]. 江西医药, 2022, 57 (11): 1949-1951.

[25] CHEN Y Z, PAN J, LUO Y Y, et al. Detachable string magnetically controlled capsule endoscopy for complete viewing of the esophagus and stomach [J]. Endoscopy, 2019, 51 (4): 360-364.

[26] 吴巍, 邹多武, 褚晔. 可分离式牵线磁控胶囊内镜在 50 例肝硬化合并食管胃静脉曲张患者内镜治疗后随访评估中的应用 [J]. 中华消化杂志, 2022, 42 (11): 764-769.

[27] DING Z, SHI H, ZHANG H, et al. Gastroenterologist-Level Identification of Small-Bowel Diseases and Normal Variants by Capsule Endoscopy Using a Deep-Learning Model [J]. Gastroenterology, 2019, 157 (4): 1044-1054.

[28] ENNS R A, HOOKEY L, ARMSTRONG D, et al. Clinical Practice Guidelines for the Use of Video Capsule Endoscopy [J]. Gastroenterology, 2017, 152 (3): 497-514.

[29] NEMETH A, WURM J G, NIELSEN J, et al. Capsule retention related to small bowel capsule endoscopy: a large European single-center 10-year clinical experience [J]. United European Gastroenterol J, 2017, 5 (5): 677-686.

[30] COHEN S A, KLEVENS A I. Use of capsule endoscopy in diagnosis and management of pediatric patients, based on meta-analysis [J]. Clin Gastroenterol Hepatol, 2011, 9 (6): 490-496.

[31] LIM Y J, LEE O Y, JEEN Y T, et al. Indications for Detection, Completion, and Retention Rates of Small Bowel Capsule Endoscopy Based on the 10-Year Data from the Korean Capsule Endoscopy Registry [J]. Clin Endosc, 2015, 48 (5): 399-404.

[32] FLICEK K T, HARA A K, DE PETRIS G, et al. Diaphragm disease of the small bowel: a retrospective review of CT findings [J]. AJR Am J Roentgenol, 2014, 202 (2): W140-W145.

[33] 许文敏, 冯志强. 胶囊内镜滞留的研究进展 [J]. 胃肠病学和肝病学杂志, 2020, 29 (4): 469-473.

[34] LIAO Z, GAO R, XU C, et al. Indications and detection, completion, and retention rates of small-bowel capsule endoscopy: a systematic review [J]. Gastrointest Endosc, 2010, 71 (2): 280-286.

[35] NAKAMURA M, KAWASHIMA H, ISHIGAMI M, et al. Indications and Limitations Associated with the Patency Capsule Prior to Capsule Endoscopy [J]. Intern Med, 2022, 61 (1): 5-13.

[36] KLANG E, KOPYLOV U, BEN-HORIN S, et al. Assessment of patency capsule retention using MR diffusion-weighted imaging [J]. Eur Radiol, 2017, 27 (12): 4979-4985.

第四章
抗栓治疗期间消化道隐性及显性出血的判断

第一节　消化道隐性出血的判断

　　规范抗栓治疗是降低心血管事件的重要措施,抗栓治疗不可避免地会带来出血并发症[1]。抗栓治疗合并出血可明显增加患者死亡风险,出血已成为抗栓治疗获益的最大"拦路虎",其中以消化道出血最为常见,可占总出血事件的48.7%[2]。消化道出血可分为显性出血和隐性出血。消化道显性出血系指有持续或复发性出血的表现,如呕血、黑粪或血便;而消化道隐性出血则是指持续性大便潜血试验阳性(有或无缺铁性贫血),但患者和医生均不能肉眼识别有出血[3-5]。研究发现,消化道隐性出血患者中抗栓治疗组小肠胶囊内镜检查阳性结果明显多于非抗栓治疗组,并且再出血发生率也明显增加[6],需要积极治疗干预[5]。消化道隐性出血因出血量小,不能肉眼识别,诊断主要依靠实验室和相关辅助检查来完成。

一、消化道隐性出血诊断方法

　　临床上对于消化道隐性出血进行诊断时,无论患者有无贫血或全身性疾病,诊断时首先以大便潜血试验来定性,然后行常规消化内镜检查(胃镜、结肠镜)及小肠造影检查,若仍不能发现病因,可行胶囊内镜(无须停用抗栓治疗药物)、小肠镜(传统推进式小肠镜、双气囊小肠镜、单气囊小肠镜等)、CT肠道造影或术中肠镜检查等以进一步明确病因[3-4]。

　　大多数消化道隐性出血来自小肠,小肠隐性出血常见病因[4-5]包括血管发育不良、血管扩张、黏膜下恒径动脉破裂出血(Dieulafoy病)、小肠静脉曲张、小肠肿瘤、梅克尔憩室、间质瘤、小肠溃疡、阿司匹林相关小肠黏膜损伤等。胶囊内镜下表现可分为P0、P1、P2三种:P0病变是明确的但不可能是消化道隐性出血病因的相关性较弱的病变;P2病变被认为是消化道隐性出血的病因,如血管扩张症、静脉曲张、活动性出血、溃疡、多发性(≥3处)糜烂、憩室和肿瘤;P1病变包括小糜烂、静脉扩张、红斑、无出血性息肉或黏膜下肿瘤[5-6]。

　　1. 大便潜血试验　大便潜血试验(fecal occult blood test,FOBT)是对消化道隐性出血的直接定性诊断,也是最为简便的定性检测方法,可以检出1~5ml消化道出血。FOBT主要分为化学法、免疫法与荧光法,其中荧光法的检测敏感性相对较高。目前临床最常用的是免疫法,主要有胶体金层析法和数值化法,它是利用人血红蛋白的特异抗体,通过标记的抗体与人粪便中抗原结合而产生阳性结果。对消化道隐性出血的患者,其敏感性及特异性均高于化学法,可检测到 0.1~0.2mg/L;但由于上消化道出血经过肠道时间较长,血红蛋白抗原受到一定程度破坏,因此认为其对下消化道出血更敏感[3]。

2. 胃肠镜检查　消化道隐性出血的患者首选胃镜、肠镜以明确病因诊断。对于不明原因的消化道隐性出血常需要进行重复的胃镜、肠镜检查,以寻找可能遗漏的病变[4]。胃镜、肠镜检查消化道隐性出血的病因包括 Dieulafoy 病、胃窦血管扩张、Cameron 糜烂或溃疡、门静脉高压性胃病、血管扩张、憩室出血等[3]。但内镜检查通常需要停用抗栓治疗药物。

3. 胶囊内镜检查　胶囊内镜属于一种由感应器、发射电极以及光源和发射器所组成的微型胶囊装置,目前在临床中已被广泛应用于小肠疾病的诊断和评估,对于息肉、血管病变或者溃疡、肿瘤以及静脉曲张等相关疾病可以做出较为明确的诊断。血红蛋白水平低于 10g/dl、出血时间较长、多次反复出血、出血 2 周内进行检查以及消化道显性出血患者胶囊内镜检查结果阳性率较高。对于没有肠道梗阻风险的患者,胶囊内镜被认为是评估小肠隐性出血的一个可行的首选检查。但是,胶囊内镜也具有一定的局限性,无法完成阳性病变的活检与治疗,无法控制其在胃肠道内的运动(不能局部停留),视野方面存在一定的盲区,没有冲洗功能特别是出血量较多或有血凝块时严重影响视野,同时存在肠道梗阻时易出现嵌顿的危险[4]。

磁控胶囊内镜(magnetically controlled capsule endoscopy,MCCE)是近年来出现的新的内镜检查技术,可以实现舒适化、无痛苦、不插管、无创伤等优点,是能够一次性完成对食管黏膜、胃黏膜和全小肠黏膜检查的新技术,区别于传统胶囊内镜和电子胃镜,具有舒适化、精确、痛苦小、检测范围广、无创、无须停用抗栓治疗药物等优势,是传统电子胃镜的有益补充,已广泛应用于临床[6-9]。

北京安贞医院消化内科团队的研究结果表明,无明显消化道症状的服用阿司匹林肠溶片患者胃和小肠黏膜损伤较健康志愿者明显增加[10]。双联抗血小板治疗对胃及小肠黏膜损伤较单用阿司匹林治疗和健康志愿者明显增加;阿司匹林联合替格瑞洛组和阿司匹林联合氯吡格雷组间无明显差异[11]。MCCE 检查无创且无须停用抗栓治疗药物,可用于服用抗栓治疗药物患者胃和小肠黏膜损伤的诊断和实时观察,并指导患者采取相应的治疗措施。消化内科团队的临床实践结果是,对于大便潜血试验阳性、口服抗栓药物治疗的消化道隐性出血患者,如除外消化道梗阻风险,应该建议首选 MCCE 检查,明确上消化道和小肠病变情况,仍无法确诊的,再行结肠镜检查。

4. 小肠镜检查　小肠镜检查是目前诊断消化道隐性出血最有效的方法,并可同时进行镜下活检和止血治疗。小肠镜包括传统推进式小肠镜、双气囊小肠镜、单气囊小肠镜和螺旋式小肠镜。双气囊小肠镜是指在传统的推进式小肠镜身外再加上带气囊的外套管,在镜身的顶端再加装一个气囊。首先在小肠镜的镜身上套上外套管,依次对两个气囊进行放气和充气,将患者的肠壁固定,之后滑行外套管,同时对其进行钩拉,使镜身向患者的深部小肠缓慢、匀速地推进,该检查方法对于显性消化道出血或者不明原因隐性出血的诊断率可以高达

70%左右[3]。与胶囊内镜相比,双气囊小肠镜具有诊断和治疗双重优势。对于怀疑小肠出血的患者,双气囊小肠镜的诊断率为60%~80%,治疗成功率为40%~73%。但对于服用抗栓药物治疗的患者,双气囊小肠镜的主要限制包括其侵袭性、手术时间延长和对操作人员的额外要求[4]。术中肠镜是最具侵袭性的手术方法,它涉及腹腔镜手术时对小肠的评估,可以是经口、直肠或术中肠道开口进入小肠,实现一个完整的小肠评估最可靠的方法。但术中肠镜风险较高,死亡率较高,适合难治性出血或综合评估阴性的患者,或因粘连松解术而无法进行肠镜检查的患者[4]。

5. 影像学诊断 全消化道钡餐造影对小肠出血的总体检出率为10%~25%,对小肠肿瘤、憩室、炎性病变、肠腔狭窄及扩张诊断价值较高,随着内镜技术及CT重建的临床应用,此方法在检查小肠疾病的临床应用中减少[12]。

CT小肠成像(computed tomography enterography,CTE)和MR小肠成像(magnetic resonance enterography,MRE)可用于消化道隐性出血的辅助诊断,特别是可能存在肠道梗阻风险的患者,可先行CTE或MRE检查,除外梗阻风险后再行胶囊内镜检查,或胶囊内镜检查阴性患者可行CTE或MRE检查以进一步评估小肠情况[4]。

近年随着多层螺旋CT设备的不断更新,CT小肠成像技术及其临床应用得到了快速发展。CT小肠成像是一种新的无创性成像技术,与常规全腹盆腔CT相比,不仅对小肠的显示效果更优,还能为MR小肠成像和胶囊内镜检查提供更多辅助信息。CT小肠成像技术包括两种检查类型,即CT小肠成像(检查者口服对比剂充盈小肠)和CT小肠灌肠成像(通过鼻肠管注入对比剂充盈小肠)。尽管后者在小肠充盈度上优于前者,但从检查的舒适度、方便程度、效果以及患者依从性方面考虑,CT小肠成像明显优于CT小肠灌肠成像[13]。

CT小肠成像检查前需要口服对比剂充盈小肠,检查前一晚口服清洁肠道药物。检查前4~8h禁食固体食物,患者可以喝水,以保持肠道的水化状态。CT扫描前以大约150ml/5min的速度口服2.5%甘露醇溶液2 000ml,CT扫描前患者喝完最后一杯约150ml 2.5%甘露醇溶液,以便充盈胃及十二指肠(儿童或既往有小肠切除史的患者可适当减少口服2.5%甘露醇溶液总量,以能适应患者的耐受为标准)。如无禁忌,CT扫描前可使用盐酸山莨菪碱以减少肠道蠕动[13]。CT小肠灌肠成像以空气介质为例,清洁肠道:于CT小肠灌肠成像检查前12h开始禁食,2h内完成服用清洁肠道药物,CT检查前4h开始禁水。向小肠腔内引入空气介质,即选用50ml注射器针头在距胃导管近端约10cm处斜行刺入,将3.5Fr斑马导丝经注射针针腔穿入胃导管内并留置于胃导管远端。患者取坐位或半卧位,经鼻置入胃导管并判断胃导管位于胃内,当胃导管插入约50cm时,注入100ml空气使胃腔部分充盈,随后嘱患者右侧卧位,使幽门处于低位,方便胃导管通过幽门,避免在胃内盘绕,缓慢插入胃导管至85~90cm,注入空气300ml,患者如无上腹饱胀感,说明胃导管远端已顺利通过幽门到达十二指肠降部,于CT引导下定位胃导管远端位置,并根据情况进行调整。胃导管远端到达十二指肠降部后,采用50ml注射器以400~500ml/min的速度向小肠腔内注入空气介质,注气过程中注意询问患者是否不适,注气量越多,小肠充盈越好,但患者的不良反应亦明显增加,应根据检查需要和患者的反应选择合适的注气量,同时监测呼吸、心率及血氧饱和度等指标[14]。

小肠病变 CT 成像的基本表现:小肠壁出现"靶征"强化特点(即小肠壁表现为内层和外层明显强化,中间层相对呈稍低密度,类似靶环),多提示良性病变(例如克罗恩病、肠系膜静脉栓塞所致的肠壁缺血、水肿或出血等);肠壁均匀、轻度强化多考虑慢性炎症性疾病。不均匀性异常强化多提示小肠肿瘤性病变,包括胃肠间质瘤、腺癌、转移瘤、淋巴瘤或肠系膜嵌入肠壁内等。小肠壁强化程度减低是小肠缺血的典型表现,通常出现于壁内气体和继发穿孔之前。通常将小肠累及长度分为 3 种类型,即局灶性(<5cm)、节段性(6~40cm)和弥漫性(>40cm)。局灶性肠壁改变常见于小肠肿瘤、子宫内膜异位、小肠憩室炎、肠穿孔、肠溃疡(继于服用 NSAIDs),偶见于肠结核和克罗恩病。节段性肠壁改变多见于出血、克罗恩病、淋巴瘤、感染性肠炎和缺血(尤其是肠系膜上动脉或上静脉栓塞);也可见于放疗后肠壁的改变。肠壁弥漫性受累多是低蛋白血症、血管炎、移植后抗宿主反应及感染性肠炎的结果。在充盈状态下通常将小肠壁增厚的程度分为轻度(3~5mm)、中度(5~9mm)和重度(>10mm)。轻度增厚多见于感染性小肠炎、低蛋白血症,偶见于缺血和早期克罗恩;中度增厚多见于克罗恩病、肠缺血、壁内出血、肠壁水肿、脉管炎和淋巴瘤;重度增厚常见于小肠肿瘤(包括淋巴瘤)、脉管炎、克罗恩病、壁内出血,少见于感染性小肠炎;肠壁厚度在 20mm 以上时多由小肠肿瘤或壁内出血引起。小肠壁对称性增厚多见于良性病变或部分淋巴瘤病患者;偏心性增厚常见于克罗恩病、肠结核、腺癌或胃肠间质瘤等[13]。

MR 小肠成像检查前需要口服对比剂充盈小肠,检查前需要禁食 12h 以上,并行清洁肠道准备;检查前 1h 开始口服肠道对比剂 2.5% 等渗甘露醇水溶液 2 000ml,均匀分为 4 份,每 15min 口服 1 份,扫描前 15min 肌内注射山莨菪碱 10mg[15]。MR 小肠成像对小肠扫查范围大,可提供实时的功能信息、直接的平面成像,无离子辐射,并可利用 MR 多模态检查序列分析显示小肠结构功能及病灶的多种特征,缺点是在急诊条件下可能操作困难,限制了其在这部分患者中的临床应用[15]。

选择性肠系膜动脉数字减影血管造影(digital substraction angiography,DSA)对小肠出血有定性和定位作用,其中对比剂外溢是出血的直接征象,异常血管是出血的间接征象。当出血速度>0.5ml/min 时,DSA 对出血部位的检出率为 50%~72%,当出血速度<0.5ml/min 时,DSA 对出血部位的检出率下降到 25%~50%;在非活动性出血期或出血减慢时,DSA 可显示血管发育不良、血管瘤、动静脉畸形及富血供的肿瘤等疾病。DSA 同时还可以对出血病灶进行注药和栓塞等治疗。DSA 的缺点在于其为有创性操作,存在并发症(包括肾衰竭及缺血性肠病等),对于对比剂过敏、严重凝血功能障碍、严重高血压及心功能不全者慎用,同时有辐射暴露风险[12]。

发射计算机断层显像(emission computed tomography,ECT)主要用于出血病变的初筛和大致定位,常用 ^{99m}Tc 标记的红细胞进行扫描,适用于出血速度介于 0.1~0.5ml/min 的慢性反复性出血,不适用于大出血,其对小肠出血的检出率为 15%~70%,对于梅克尔憩室的诊断阳性率为 75%~80%[12]。

二、抗栓治疗药物相关消化道黏膜损伤内镜表现

1. 双抗药物对消化道黏膜损害的内镜表现　双抗药物相关的消化道黏膜损害以胃体部最为多见,还可见于食管、十二指肠、空肠、结肠。其病变特点为斑片状糜烂、复合性溃疡及多发出血点[16]。研究表明,联合应用任何两种抗血小板药物或抗凝药物会使消化道大出血的风险明显增加。阿司匹林与氯吡格雷的双联应用与单用阿司匹林相比,消化道出血风险提高 2~3 倍,绝对风险增加 0.6%~2.0%。阿司匹林联合氯吡格雷或替格瑞洛能使心肌梗死后老年患者的消化道出血发生率从 1.5% 上升到 4.6%[17]。

回顾性分析北京安贞医院 20 例因冠状动脉粥样硬化性心脏病服用肠溶阿司匹林治疗后大便潜血阳性患者的 MCCE 检查结果,发现患者胃和小肠病变检出率为 100%,其中食管溃疡 1 例,胃炎伴糜烂 19 例,胃溃疡 4 例,小肠炎 12 例,小肠溃疡 4 例。同时回顾性分析 20 例因冠状动脉粥样硬化性心脏病服用肠溶阿司匹林联合氯吡格雷或替格瑞洛治疗后大便潜血阳性患者的 MCCE 检查结果,发现患者胃和小肠病变检出率为 100%,其中胃炎伴糜烂 18 例,胃溃疡 6 例,胃癌 1 例,小肠炎 13 例,小肠溃疡 5 例。

2. 新型口服抗凝药　回顾性分析北京安贞医院 10 例因心房颤动服用新型口服抗凝药(利伐沙班或达比加群酯)治疗后大便潜血阳性患者的 MCCE 检查结果,发现患者胃和小肠病变检出率为 100%,其中胃炎伴糜烂 9 例,胃溃疡 3 例,小肠炎 8 例,小肠溃疡 4 例。新型口服抗凝药相关胃和小肠黏膜损伤的大样本量数据有待更新。

第二节　消化道显性出血的判断

消化道显性出血表现为呕血、黑便或便血等,轻者可无症状,重者伴有贫血及血容量减少甚至休克,严重者可危及生命。上消化道出血指十二指肠悬韧带(又称屈氏韧带)以上的食管、胃、十二指肠以及胰管和胆管出血;屈氏韧带至回盲部出血称为中消化道出血,回盲部以下出血称下消化道出血。消化道显性出血的临床表现取决于出血量、出血速度、出血部位及性质,与患者年龄及循环功能的代偿能力也有关。

上消化道出血的常见病因包括消化性溃疡、食管 - 胃底静脉曲张破裂、急性糜烂性出血和上消化道肿瘤。其他病因包括食管疾病,如食管贲门黏膜撕裂综合征、食管憩室炎、食管损伤(器械损伤、异物或放射性损伤、强酸或强碱所致损伤等)、主动脉瘤破入食管等;胃十二指肠疾病,如息肉、Dieulafoy 病、胃间质瘤、血管瘤、异物或放射性损伤、吻合口溃疡、十二指肠憩室等;胆管出血,如胆管或胆囊结石、胆管蛔虫病、胆囊或胆管癌、胆管术后损伤、肝癌或肝血管瘤破入胆管等;胰腺疾病累及十二指肠,如胰腺癌或急性胰腺炎并发脓肿溃破;全身

性疾病,病变可弥散于全消化道,如过敏性紫癜、血友病、原发性血小板减少性紫癜、白血病、弥散性血管内凝血及其他凝血机制障碍等。

中消化道出血的病因包括小肠血管畸形、小肠憩室、钩虫感染、克罗恩病、NSAIDs 药物损伤、小肠肿瘤、缺血性肠病、肠系膜动脉栓塞、肠套叠及放射性肠炎等。

下消化道出血的常见病因包括痔疮、肛裂。其他病因包括结直肠息肉、结直肠癌、静脉曲张、神经内分泌肿瘤、炎症性病变(溃疡性结肠炎、缺血性肠炎、感染性肠炎等)、结肠憩室、血管病变、肠套叠及放射性肠炎等。某些全身疾病,如肝肾功能障碍、凝血机制障碍、血液系统恶性肿瘤、结缔组织病等也可引起下消化道出血。

呕血是上消化道出血的特征性表现,出血部位在幽门以上且出血量大者常伴有呕血,若出血量较少,则可无呕血。出血速度较慢时,呕血多为棕褐色呈咖啡渣样;如短期内大量出血,血液未与胃酸充分混合即呕出,则表现为鲜红色或有血块。幽门以下出血如出血量大、速度快,可因血液反流入胃腔引起恶心、呕吐而表现为呕血。

黑便呈柏油样,黏稠而发亮,多见于上消化道出血,高位小肠出血乃至右半结肠出血,如血在肠腔停留时间较长,也可呈柏油样。

中或下消化道出血多表现为便血或暗红色大便,一般不伴呕血;上消化道大量出血(出血量>1 000ml),且血液在肠腔内推进快者,可有便血,亦可表现为排暗红色血便,甚至鲜血。

消化道出血后,组织液渗入血管内,使血液稀释,一般须经 3~4h 以上才会出现贫血,出血后 24~72h 血液稀释到最大限度。急性大量出血后由于循环血容量迅速减少会导致周围循环衰竭,患者可表现为头晕、心慌、乏力,突然起立发生晕厥、肢体冷感、心率加快、血压偏低等,严重者呈现休克状态。

患者病情严重程度与失血量呈正相关,每日消化道出血>5ml,患者大便潜血试验呈阳性;每日出血量>50ml,患者可出现排黑便;胃内积血量>250ml,患者可出现呕血。一次性出血量<400ml,因轻度血容量减少可由组织液及脾脏贮血所补充,患者多不会出现全身症状;当出血量>400ml 时,患者可出现头晕、心悸、乏力等症状;当短时出血量>1 000ml 时,患者可有休克表现;患者收缩压<90mmHg,心率>120 次/min,面色苍白、四肢湿冷、烦躁不安或神志不清时,则表明有严重大出血及休克。

因为消化道内积血一般需要 3 天才能排尽,所以患者排黑便不能提示是否存在活动性消化道出血。以下情况有助于判断患者存在活动性消化道出血:反复呕血,或黑便(血便)次数增加,查体示肠鸣音活跃;经充分的补液及输血后患者周围循环状态未见明显好转,或虽暂时好转而又恶化;患者血红蛋白浓度、红细胞计数与红细胞比容继续下降;补液与尿量足够的情况下,患者血尿素氮持续或再次升高。

抗栓治疗患者上消化道出血的相对风险会增加 10%,并且此类患者每年发生上消化道出血的风险为 1.5%~4.5%。这种出血并发症会使患者陷入急性危及生命的境地,因为消化道出血的死亡率在 1%~13%[18]。抗栓治疗期间消化道出血的诊治需要心血管内科、心脏外科、麻醉科、消化内科、介入治疗科等多学科协作,涉及暂停和恢复抗栓治疗药物、出血合并循环衰竭患者采取何种方式进行内镜诊治、内镜诊治后高出血风险患者是否追加介入止血治疗等问题。其中,消化道出血后如何进行内镜诊治和恢复抗栓治疗,特别是有明显应用抗栓治疗指征者,目前尚无统一共识。

回顾性分析北京安贞医院 2017 年 1 月—2018 年 12 月收治的抗栓治疗合并急性非静脉曲张性上消化道大出血(出血量估计 ≥1 000ml)24h 内行急诊内镜检查患者的临床资料[19]。共 79 例(男性 55 例,女性 24 例,年龄 47~84 岁)患者入选研究,其中抗血小板治疗 69 例(单用肠溶阿司匹林 35 例,单用氯吡格雷 8 例,肠溶阿司匹林联合氯吡格雷 21 例,肠溶阿司匹林联合替格瑞洛 5 例),抗凝治疗 10 例(单用华法林 7 例,单用低分子量肝素 3 例)。抗栓治疗原因:冠心病、高血压或糖尿病 22 例(抗栓治疗 2 个月至 13 年),经皮冠状动脉介入治疗术后 33 例(抗栓治疗 2 天至 19 年),冠状动脉旁路移植术后 14 例(抗栓治疗 2 天至 19 年),心脏瓣膜机械瓣置换术后 10 例(抗栓治疗 2 天至 5 年)。临床表现:呕血 13 例,黑便 55 例,呕血伴黑便 11 例;48 例患者出现窦性心动过速,15 例患者出现低收缩压,16 例患者同时出现窦性心动过速和低收缩压;血红蛋白下降 20~90g/L。19 例合并循环衰竭(循环衰竭定义为心率>120 次/min,收缩压<90mmHg 或较基础收缩压降低>30mmHg,血红蛋白<50g/L),于手术室气管插管麻醉下行内镜检查及治疗,其余 60 例于心电监护、吸氧条件下行内镜检查及治疗。

内镜止血方法按照中国《急性非静脉曲张性上消化道出血诊治指南(2018 年,杭州)》[20] 推荐,我们采用的药物治疗包括质子泵抑制剂针剂(80mg 静脉推注 +8mg/h 持续输注 72h);内镜下局部止血采用药物注射(1∶10 000 去甲肾上腺素盐水、高渗钠 - 肾上腺素溶液)、热凝止血(高频电凝、氩等离子体凝固术、热探头、微波)、机械止血(止血夹)等。

内镜检查结果:消化性溃疡 61 例,食管贲门黏膜撕裂 10 例,急性糜烂性胃炎 6 例,十二指肠憩室 1 例,胃间质瘤 1 例;Rockall 评分 4~9 分,其中高危(≥5 分)67 例,中危(3~4 分)12 例。Forrest Ⅰa 级 1 例,Ⅰb 级 50 例,Ⅱa 级 10 例,Ⅱb 级 3 例,Ⅱc 级 10 例,Ⅲ级 5 例。其中 8 例患者追加介入治疗(腹主动脉造影 + 腹腔干造影 + 胃十二指肠动脉或胃左动脉栓塞术),内镜与介入的时间间隔 2~24h,均止血成功,未再出现活动性出血表现。其中 77 例患者出院,随访 5 天至 1 年,无再出血;2 例心脏瓣膜置换术后患者因心力衰竭、术后感染等诱发多脏器功能衰竭而死亡(内镜止血后 5 天、7 天死亡)。

抗栓治疗合并上消化道大出血后如何调整抗栓药物,目前国内外尚无统一共识,应多学科共同会诊评估出血和栓塞风险,以决定抗栓治疗药物调整策略。2017 年 ESC 指南[21] 建议:①重度出血(血红蛋白较基线值下降>50g/L),且血流动力学稳定时,双联抗血小板治疗(dual antiplatelet therapy,DAPT)管理:停用 DAPT,改为单一抗血小板治疗(single antiplatelet therapy,SAPT),更倾向保留 $P2Y_{12}$ 受体拮抗剂,尤其适用于上消化道出血者;治疗后仍持续出血或不能及时止血时,停用所有抗栓治疗药物;一旦出血停止,重新评估 DAPT 或 SAPT 的需要,上消化道出血者优先选择 $P2Y_{12}$ 受体拮抗剂;恢复 DAPT 情况下,可以缩短 DAPT 疗程或换用药效稍弱的 $P2Y_{12}$ 受体拮抗剂(如从替格瑞洛换为氯吡格雷),尤其适用于再发出血者。口服抗凝药（oral anticoagulant，OAC）管理：除血栓风险较高者（如植入二尖瓣机械瓣膜或心脏辅助装置）外，均考虑停用 OAC 或应用 OAC 拮抗剂；若存在临床缺血征象，则 1 周内恢复用药。服用维生素 K 拮抗剂者，除高缺血风险者外，INR 应控制在 2.0~2.5；服用新型口服抗凝药（new oral anticoagulant，NOAC）者，调整用量到最低有效剂量；若三联疗法出血，降级为双联疗法，倾向于氯吡格雷和口服抗凝药联合；若双联疗法出血，安全情况下停用抗血小板药物。②危及生命的出血时，DAPT 管理：立刻停止所有抗栓药物；一旦出血停止，重新评估 DAPT 或 SAPT 的需要，上消化道出血者优先选择 $P2Y_{12}$ 受体拮抗剂。OAC 管理：停止 OAC 和使用 OAC 拮抗药。

欧洲消化内镜学会等指南[22-24]建议：①需服用小剂量阿司匹林（75~100mg/d）二级预防者，如果复发出血的风险较低（Forrest Ⅱc 级和Ⅲ级），应立即恢复低剂量阿司匹林；对于高出血风险消化性溃疡（Forrest Ⅰa 级、Ⅰb 级、Ⅱa 级和Ⅱb 级），建议在出血停止后第 3~7 天恢复低剂量阿司匹林。②对 DAPT 患者，如果出血已经停止，内镜检查显示低出血风险，建议继续使用 DAPT 而无须中断；对于高出血风险者，建议使用小剂量阿司匹林 SAPT，并与心血管疾病专家协商何时恢复第 2 种抗血小板药物。

对抗凝治疗，目前指南[25-27]建议：①使用华法林抗凝治疗者，出血停止后 7~15 天恢复口服华法林；对于有高血栓风险者，可以考虑早期使用低分子量肝素桥接，出血后 7 天恢复口服华法林。②使用新型口服抗凝药治疗者，消化道出血停止后，应重新启动抗凝治疗，建议在出血后 7 天重新启动新型口服抗凝药治疗。出血前使用达比加群、利伐沙班或大剂量依度沙班者，特别是年龄>75 岁者，建议改用阿哌沙班 5mg/ 次、每日 2 次或 2.5mg/ 次、每日 2 次（符合以下 3 条中的 2 条：年龄>80 岁，体重<60kg，血肌酐>133μmol/L）；出血前使用阿哌沙班 5mg/ 次、每日 2 次者可以改为阿哌沙班 2.5mg/ 次、每日 2 次。同时给予质子泵抑制剂口服，并考虑清除幽门螺杆菌治疗。如果消化道出血风险很高，可以改用华法林治疗并严格检查 INR。

北京安贞医院多学科诊治经验是，服用阿司匹林进行心血管疾病预防者直接停用阿司匹林；经皮冠状动脉介入治疗（percutaneous coronary intervention，PCI）术后 1 年以上 SAPT 者，停 SAPT，出血停止 3~7 天后恢复 SAPT；对于 PCI 术后 1 年（特别是 1 个月）以内 DAPT 伴出血者，出现危及生命的出血要停 DAPT，内镜止血后先恢复氯吡格雷治疗（防止支架内血栓形成），出血停止后 3~7 天恢复阿司匹林治疗；心脏机械瓣置换术后服华法林者，停华法林 1~2 周后恢复华法林治疗，术后 1 个月内出血者停华法林期间可以使用低分子量肝素治疗。合并幽门螺杆菌感染者，要择期清除幽门螺杆菌。合并循环衰竭征象者，需要在手术室气管插管麻醉下行内镜检查及治疗。内镜治疗后仍有活动性出血表现者，及时追加介入治疗。

抗栓治疗患者下消化道出血特别是憩室出血的发生率明显增加[28]。511 例抗栓治疗合并下消化道出血患者中，28 例患者（5.47%）需要手术干预，6 例患者（1.17%）死亡[29]。抗栓治疗会明显增加老年患者下消化道出血发生率，老年患者下消化道出血（包括憩室出血、痔出血、息肉出血和其他血管性出血)的发生率为每年70.1‰。其中,阿司匹林联合抗凝治疗和双联抗血小板治疗联合抗凝治疗患者输血和住院的发生率最高[30]。

国外回顾性研究发现,1 663例抗栓治疗患者于心脏术前2~3周完善了大便潜血试验,其中227例(13.7%)阳性,180例完善了内镜检查(胃镜139例,肠镜9例,胃镜联合肠镜32例),结果发现,胃早癌2例,萎缩性胃炎61例,结肠癌5例,结肠息肉17例;大便潜血阳性患者15.6%心脏术后出现胃肠道事件,而阴性患者仅为1.5%。1 789例拟经皮冠状动脉介入治疗患者术前完善了大便潜血试验,232例结果阳性,其中165例完善了肠镜检查,发现结肠早癌3例。心脏术前大便潜血试验可能有助于筛查胃肠道恶性病变,大便潜血试验结果阳性可能会影响手术风险、手术策略及术后管理[31-32]。

综上所述,患者抗栓治疗期间出现消化道出血,需要及时判断和治疗。判断的重点首先是发现出血病灶,包括详细的病史询问和细致的体格检查,辅助检查包括胃镜、肠镜、胶囊内镜检查以及各种影像学检查。对于检查结果为阴性的患者,再次评估患者消化道出血风险,以决定是否进一步行小肠镜检查。

参考文献

[1] GÉNÉREUX P, GIUSTINO G, WITZENBICHLER B, et al. Incidence, predictors and impact of post-discharge bleeding after percutaneous coronary intervention [J]. J Am Coll Cardiol, 2015, 66 (9): 1036-1045.

[2] 严研, 王晓, 范婧尧, 等. 急性冠状动脉综合征者经皮冠状动脉介入术后出血情况分析 [J]. 中国医药, 2017, 12 (6): 801-805.

[3] 武得海, 张修礼, 杨云生. 消化道隐性出血的诊断进展 [J]. 中国临床医生, 2010, 38 (3): 18-21.

[4] NAUT E R. The Approach to occult gastrointestinal bleed [J]. Med Clin North Am, 2016, 100 (5): 1047-1056.

[5] KONO Y, KAWANO S, OKAMOTO Y, et al. Clinical outcome of patients with obscure gastrointestinal bleeding during antithrombotic drug therapy [J]. Therap Adv Gastroenterol, 2018, 11 (1): 1-10.

[6] TZIATZIOS G, GKOLFAKIS P, PAPANIKOLAOU I S, et al. Antithrombotic treatment is associated with small-bowel video capsule endoscopy positive findings in obscure gastrointestinal bleeding: a systematic review and meta-analysis [J]. Dig Dis Sci, 2019, 64 (1): 15-24.

[7] 李娜, 王昕, 谢惠, 等. 磁控胶囊内镜在消化道疾病中的诊断价值 [J]. 胃肠病学和肝病学杂志, 2020, 29 (10): 1134-1137.

[8] 程晓龙, 于潇, 武国兵, 等. 磁控胶囊内镜在消化道检查中的应用进展 [J]. 山东医药, 2022, 62 (22): 95-98.

[9] 伍芳丽, 李晶, 卢桂芳, 等. 磁控胶囊内镜与传统胶囊内镜在小肠疾病中的应用比较 [J]. 西安交通大学学报 (医学版), 2022, 43 (2): 247-251.

[10] 高峰, 张杰, 郎海波, 等. 磁控胶囊内镜在服用阿司匹林肠溶片患者胃和小肠黏膜损伤诊断中的临床应用价值 [J]. 中国医药, 2018, 13 (3): 404-407.

［11］余英, 高峰, 张杰. 心血管病患者行双联抗血小板治疗对消化道黏膜影响的研究 [J]. 心肺血管病杂志, 2023, 42 (6): 553-557.

［12］中华医学会消化内镜学分会结直肠学组, 中国医师协会消化医师分会结直肠学组, 国家消化系统疾病临床医学研究中心. 下消化道出血诊治指南 (2020)[J]. 中华消化内镜杂志, 2020, 37 (10): 685-695.

［13］张林, 陈亮, 王培源, 等. CT 小肠成像及其临床应用现状和进展 [J]. 国际医学放射学杂志, 2017, 40 (2): 180-184.

［14］陈雪, 邵淑琳, 张镭, 等. 以空气为介质的 CT 仿真小肠镜不同注气量检查效果及安全性分析 [J]. 中国医药, 2015, 12 (10): 1795-1798.

［15］王艳, 李宁, 于洋, 等. 双气囊小肠镜与磁共振成像对小肠出血性疾病的诊断价值 [J]. 中国医刊, 2021, 56 (7): 736-738.

［16］郝璐, 胡良皡, 李兆申. 双抗药物对消化道黏膜的损害与内镜诊治 [J]. 中国实用内科杂志, 2019, 39 (3): 245-248.

［17］BURESLY K, EISENBERG M J, ZHANG X, et al. Bleeding complications associated with combinations of aspirin, thienopyridine derivatives, and warfarin in elderly patients following acute myocardial infarction [J]. Arch Intern Med, 2005, 165 (7): 784-789.

［18］GUTERMANN I K, NIGGEMEIER V, ZIMMERLI L U, et al. Gastrointestinal bleeding and anticoagulant or antiplatelet drugs: systematic search for clinical practice guidelines [J]. Medicine (Baltimore), 2015, 94 (1): e377.

［19］郎海波, 高峰, 石进, 等. 抗栓治疗期间发生急性非静脉曲张性上消化道大出血患者多学科治疗经验 [J]. 中国微创外科杂志, 2019, 19 (9): 786-789.

［20］《中华内科杂志》编辑委员会, 《中华医学杂志》编辑委员会, 《中华消化杂志》编辑委员会, 等. 急性非静脉曲张性上消化道出血诊治指南 (2018 年, 杭州)[J]. 中华内科杂志, 2019, 58 (3): 173-180.

［21］VALGIMILI M, BUENO H, BYRNE R A, et al. 2017 ESC focused update on dual antiplatelet therapy in coronary artery disease developed in collaboration with EACTS [J]. Eur J Cardiothorac Surg, 2018, 53 (1): 34-78.

［22］GRALNEK I M, DUMONCEAU J M, KUIPERS E J, et al. Diagnosis and management of nonvariceal upper gastrointestinal hemorrhage: European Society of Gastrointestinal Endoscopy (ESGE) Guideline [J]. Endoscopy, 2015, 47 (10): a1-a46.

［23］HALVORSEN S, STOREY R F, ROCCA B, et al. Management of antithrombotic therapy after bleeding in patients with coronary artery disease and/or artrial fibrillation: expert consensus paper of the European Society of Cardiology Working Group on Thrombosis [J]. Eur Heart J, 2017, 38 (19): 1455-1462.

［24］FACAS A, BATAGA S, CIJEVSCHI C, et al. Gastrointestinal endoscopy in patients on direct oral anticoagulants. A consensus paper of the Romanian Society of Gastroenterology and Hepatology [J]. J Gastrointestin Liver Dis, 2018, 27 (2): 179-187.

［25］ABRAHAM N S. Management of antiplatelet agents and anticoagulants in patients with gastrointestinal bleeding [J]. Gastrointest Endosc Clin N Am, 2015, 25 (3): 449-462.

［26］SCOTT M J, VEITCH A, THACHIL J. Reintroduction of antithrombotic therapy after a gastrointestinal haemorrhage: if and when ? [J]. Br J Haematol, 2017, 177 (2): 185-197.

［27］CHAN F K L, GOH K L, REDDY N, et al. Management of patients on antithrombotic agents undergoing emergency and elective endoscopy: joint Asian Pacific Association of Gastroenterology (APAGE) and Asian Pacific Society for Digestive Endoscopy (APSDE) practice guidelines [J]. Gut, 2018, 67 (3): 405-417.

［28］NAGATA N, NIIKURA R, AOKI T, et al. Colonic diverticular hemorrhage associated with the use of nonsteroidal anti-inflammatory drugs, low-dose aspirin, antiplatelet drugs, and dual therapy [J]. J Gastroenterol Hepatol, 2014, 29 (10): 1786-1793.

[29] CARLIN N, ASSLO F, SISON R, et al. Dual antiplatelet therapy and the severity risk of lower intestinal bleeding [J]. J Emerg Trauma Shock, 2017, 10 (3): 98-102.

[30] ABRAHAM N S, HARTMAN C, RICHARDSON P, et al. Risk of lower and upper gastrointestinal bleeding, transfusions, and hospitalizations with complex antithrombotic therapy in elderly patients [J]. Circulation, 2013, 128 (17): 1869-1877.

[31] TAKAMI Y, MAEKAWA A, YAMANA K, et al. Fecal occult blood screening before cardiac surgery [J]. Thorac Cardiovasc Surg, 2024, 72 (1): 21-28.

[32] SUETA D, HOKIMOTO S, TAYAMA S, et al. Clinical significance of fecal occult blood screening in patients before percutaneous coronary intervention [J]. Int J Cardiol, 2015, 182: 85-87.

第五章

消化道黏膜损伤及出血评分系统

目前,无论是在我国还是在全球范围内,心血管疾病人群的负担都很沉重,这部分人群通常会接受抗栓治疗。抗栓治疗会导致出血,尤其消化道黏膜损伤后引起的消化道出血。如何评价抗栓人群消化道黏膜损伤程度,及时识别高危患者,对消化道出血患者进行危险分层,是临床需要关注的问题,对患者的诊疗和预后尤为重要。

本章总结了主要的消化道黏膜损伤评分、抗栓治疗相关出血风险评分及出血危险分层评分,希望为临床工作提供一定的参考。

第一节　消化道黏膜损伤评分

一、胃黏膜损伤评分

Lanza 评分[1]由美国胃肠学家 John V.Lanza 在 1971 年首次提出,专门用于评估非甾体抗炎药(non-steroidal anti-inflammatory drugs,NSAIDs)引起胃黏膜损伤的严重程度。这个评分系统基于内镜检查的观察结果,包括胃黏膜的红斑、糜烂、出血等表面损伤,通过对这些观察结果进行打分来评估胃黏膜的损伤程度,但最初的评分系统包括"黏膜下出血""水肿"等内镜下所见以及"许多""广泛""大面积"等病变范围的词语(表 5-1),这些用词不够客观。后来出现了改良的 Lanza 评分(表 5-2)。改良胃和十二指肠 Lanza 评分系统相对于原始评分系统更加客观、实用,因此目前常用于临床研究中非甾体抗炎药等抗血小板药物对胃和十二指肠黏膜损伤的评价。

此外,改良胃和十二指肠 Lanza 评分可以有助于及时调整 NSAIDs 的用量、选择更加温和的药物或者采取其他保护胃黏膜的措施。较轻的损伤可以适当减少 NSAIDs 的剂量或者选择更加温和的药物,较重的损伤可能需要更积极的治疗,甚至可能需要中断 NSAIDs 的使用,以改善患者的不适症状以及降低患者发生并发症的风险。

表 5-1 原始 Lanza 评分表

内镜表现	评分
无黏膜下出血的证据	0
1 处黏膜下出血	1
超过 1 处黏膜下出血(但数量不多或不广泛)	2
水肿伴 2 处或 2 处以上黏膜下出血	
多处黏膜下出血	3
大面积黏膜下出血,伴有活动性出血或胃广泛受累	4

注:浅表性溃疡被评定为出血,任何大小的侵袭性溃疡均被评定为 4 级。

表 5-2 改良 Lanza 评分表

内镜表现	评分
没有糜烂	0
1 处或 2 处糜烂,限定部位为胃窦、胃体或者胃底	1
3~5 处损伤,但在同一部位	2
涉及 2 个部位的损伤,但总数少于 10 处	3
大面积糜烂或溃疡,或者数量多于 10 处	4

二、小肠黏膜损伤评分

1. NSAIDs 相关的小肠病变分类 由 Morris 在 1992 年的一项探讨小肠镜检查在未确诊的胃肠道失血中应用的研究提出[2],着重阐明了小肠红斑、糜烂、溃疡的定义,并将小肠病变按照不同损伤程度进行分类(表 5-3)。

表 5-3 NSAIDs 相关的小肠病变分类

病变描述	内镜表现
红斑	一般为明确的、通常呈圆形的 1~3mm 的深红色黏膜区域,保留了上方绒毛
糜烂	糜烂区域内绒毛明显缺失,直径<5mm,且糜烂边缘明确
溃疡	穿透性肠黏膜损伤,直径>5mm

2. 小肠病变内镜 5 级评分系统 2005 年 Graham 在评估长期 NSAIDs 使用者中 NSAIDs 引起小肠黏膜损伤频率的研究提出该评分系统[3],是用于描述小肠黏膜损伤的一种分类方法(表 5-4)。

胶囊内镜问世前,人们更多关注的是 NSAIDs 对食管、胃和十二指肠造成的损伤,因为在当时的条件,这些部位的损伤可以直接通过电子胃肠镜检查直接观察到,那时候小肠还是胃肠镜检查的盲区。NSAIDs 导致的小肠各种功能和结构异常,例如肠道通透性增加、肠道炎症、溃疡、穿孔等,传统胃镜和结肠镜检查无法直接观察到,部分研究成果只有通过尸检的方式获得。当时有一项探讨 NSAIDs 引起小肠病变的患病率和严重程度的大样本临床研究,方法是通过对 713 名患者的胃、十二指肠和小肠进行尸检,其中有 249 名患者在死亡前 6 个月内服用了 NSAIDs,将他们的结果与 464 名未服用 NSAIDs 的患者进行比较,结果发现在 NSAIDs 使用者中 8.4% 有非特异性小肠溃疡,而在非使用者中这一比例仅为 0.6%,差异有统计学意义;该研究还发现 3 名长期服用 NSAIDs 的患者死于非特异性小肠溃疡穿孔[4]。

表 5-4　小肠病变内镜 5 级评分系统

内镜表现	评分
无糜烂、出血点	0
瘀点、红斑(有界限、圆形、有绒毛保护的深红色黏膜)	1
1~4 个糜烂、出血点	2
大于 4 个糜烂、出血点	3
黏膜损伤(大的糜烂和 / 或溃疡)	4

注:因为无法可靠地区分大的糜烂和溃疡,因此把它们合并在一起。

已有多项研究发现,经常服用 NSAIDs 的患者小肠黏膜溃疡和出血的风险增加[4-5],可以表现为胃肠道来源的、部位不明的贫血或蛋白质丢失,但小肠病变的患病率和严重程度仍不清楚。为了评估在长期 NSAIDs 使用者中 NSAIDs 引起小肠损伤的情况,研究者基于先前对 NSAIDs 引起胃黏膜损伤的 Lanza 评分经验,根据肠道黏膜的内镜下表现,设计了小肠病变内镜 5 级评分系统。

在 Lanza 评分中,损伤的数量和大小被认为是出血风险的重要预测因素,更多糜烂比少量糜烂出血风险更高。在制订该小肠病变评分时,虽然胶囊内镜检查中图像被放大,无法精确地确定病变大小,但仍可以粗略地区分小糜烂与大糜烂。小糜烂被定义为有黏膜破坏区,绒毛缺失,有或没有渗出物,最大直径小于一个环状皱襞宽度;大糜烂被定义为黏膜局限破损,直径大于一个环状皱襞宽度;溃疡被定义为有渗出物和中心区域大面积糜烂,典型溃疡边界黏膜隆起,产生靶样病变或珊瑚息肉样外观。有时胶囊内镜检查不允许重复观察小肠或者反复从不同角度观察小肠,而且不容易区分大的糜烂和溃疡,为了便于评分,遂把溃疡与大的糜烂合并为"大的糜烂和 / 或溃疡"类别。

该评分系统的初始评分共分为 3 个类别,正常为 0 分;轻度损伤为 1~2 分;重度损伤为 3~4 分。此评分系统的优点在于其简单性、便于使用,它可以在胶囊内镜检查时快速评估小肠黏膜损伤的程度,在炎症性肠病、小肠溃疡、出血性疾病等领域的研究和诊断中也有广泛的应用。但应注意,它仅仅是一种初步的评估 NSAIDs 引起小肠黏膜损伤的工具,需要进一步前瞻性研究证明其在指导治疗中的作用。

3. Lewis 评分系统　该评分是 2008 年 Lewis 等提出的、专门针对小肠黏膜炎症改变的胶囊内镜评分指数[6]。但由于该评分过于复杂,目前已经很少应用。

Lewis 评分是基于三种内镜参数有关的定性和定量描述形成的,包括小肠绒毛水肿程度、溃疡数量以及有无狭窄。Lewis 评分 = 受影响最严重的 1/3 肠段的炎症评分[(绒毛 × 纵向范围 × 分布)+(溃疡 × 数量 × 分布)]+狭窄评分(数量 × 溃疡 × 横贯)。炎症活动性归为三类:正常或临床不显著的变化(评分<135 分),轻度变化(评分 ≥ 135 分且<790 分),中度或重度变化(评分 ≥ 790 分)(表 5-5)。

表 5-5 Lewis 评分

参数	形态 / 数量	纵向范围	分布 / 环周范围
前 1/3 段小肠			
绒毛外观	正常(0) 水肿(1)	短段(8) 长段(12) 整个 1/3(20)	单一(1) 不均匀(14) 弥散(17)
溃疡	无(0) 单个(3) 少数(5) 多数(10)	短段(5) 长段(10) 整个 1/3(15)	<1/4(9) 1/4~1/2(12) >1/2(18)
中 1/3 段小肠			
绒毛外观	正常(0) 水肿(1)	短段(8) 长段(12) 整个 1/3(20)	单一(1) 不均匀(14) 弥散(17)
溃疡	无(0) 单个(3) 少数(5) 多数(10)	短段(5) 长段(10) 整个 1/3(15)	<1/4(9) 1/4~1/2(12) >1/2(18)
后 1/3 段小肠			
绒毛外观	正常(0) 水肿(1)	短段(8) 长段(12) 整个 1/3(20)	单一(1) 不均匀(14) 弥散(17)
溃疡	无(0) 单个(3) 少数(5) 多数(10)	短段(5) 长段(10) 整个 1/3(15)	<1/4(9) 1/4~1/2(12) >1/2(18)
狭窄 - 整个检查过程			
狭窄	无(0) 单个(14) 多数(20)	溃疡(24) 无溃疡(2)	横贯的(7) 非横贯的(10)

注:正常<135 分,轻微 ≥ 135 分且<790 分,中重度 ≥ 790 分。

胶囊内镜对小肠的可视化表现出了强大的能力,包括对于小肠溃疡及细微炎症的可视化。但是,在描述小肠病变的范围和严重程度时缺乏统一标准,就黏膜疾病活动的严重程度甚至疾病诊断的阈值没有达成一致,Lewis 等为此开发并测试了一个小肠黏膜疾病活动性的胶囊内镜评分系统,即 Lewis 评分系统。

Lewis 评分系统是专门针对小肠黏膜疾病活动性的胶囊内镜评分指标,可有效评估小肠黏膜的炎症程度。小肠胶囊内镜和小肠镜诊治小肠疾病的欧洲消化内镜学会指南[7]建议使用包括 Lewis 评分和胶囊内镜克罗恩病活动指数在内的活动性评分,以便于对患者进行前瞻性小肠胶囊内镜随访,来纵向评估小肠克罗恩病及其对药物治疗的反应(以黏膜愈合为终点)。在一项对孤立性小肠克罗恩病患者回顾性单中心双盲研究[8]中,Lewis 评分的测定显示出很强的观察者间的一致性,更证实了其对于小肠炎症活动性评估的有效性。

但该评分系统无法评估炎症活动与其病因的关系,而且评分过于复杂,目前临床应用较少。

第二节　出血相关风险评分

一、抗栓治疗相关出血风险评分

(一) 抗血小板药物相关风险评分

1. CRUSADE 出血评分　2009 年 Suherwal 等提出了 CRUSADE 出血评分[9],用于急性冠脉综合征(acute coronary syndrome,ACS)患者抗血小板和抗凝治疗出血风险的评价。

CRUSADE 出血评分是在 89 000 名社区治疗的非 ST 段抬高心肌梗死患者中开发和验证的。它只考虑入院变量,包括基线特征、临床表现和关键实验室数据,评分模型中的 8 个变量包括女性、糖尿病病史、既往血管疾病、心率、收缩压、充血性心力衰竭体征、基线红细胞比容和肌酐清除率。根据最后的积分结果,患者出血的风险分层:极高危>50 分;高危 41~50 分;中危 31~40 分;低危 21~30 分;极低危 ≤20 分,出血的风险分别为 3.1%、5.5%、8.6%、11.9% 和 19.5%(表 5-6)。

表 5-6　CRUSADE 出血评分

预测因子		分值
基线红细胞比容 /%	<31	9
	31~33.9	7
	34~36.9	3
	37~39.9	2
	≥40	0

续表

预测因子		分值
肌酐清除率 /(ml·min⁻¹)	≤15	39
	>15~30	35
	>30~60	28
	>60~90	17
	>90~120	7
	>120	0
心率 /(次·min⁻¹)	≤70	0
	71~80	1
	81~90	3
	91~100	6
	101~110	8
	111~120	10
	≥120	11
收缩压 /mmHg	≤90	10
	91~100	8
	101~120	5
	121~180	1
	181~200	3
	≥201	5
性别	男性	0
	女性	8
目前充血性心力衰竭体征		7
既往血管疾病		6
糖尿病		6

注：肌酐清除率使用 Cockcroft-Gault 公式计算。
既往血管疾病定义为外周动脉疾病史或既往脑卒中史。

CRUSADE 评分系统作为出血风险评估工具，是 2015 年 ESC 非持续性 ST 段抬高急性冠脉综合征患者管理指南[10]和《非 ST 段抬高型急性冠状动脉综合征诊断和治疗指南(2016)》一致推荐的评分，用于评估 ACS 患者出血风险的评分系统。该评分具有特异性和敏感性强、直观、简单、易操作等特点，对于患者的出血风险分层和指导临床用药具有临床意义。CRUSADE 评分在预测 ACS 患者介入治疗的出血风险方面显示了出色的校准能力和鉴别能力。

2. 荷兰评分 2013 年,荷兰学者 de Groot 等[11]为了制订简单的风险评分来识别原发性上消化道出血(upper gastrointestinal bleeding,UGIB)的高风险非甾体抗炎药(non-steroidal anti-inflammatory drugs,NSAIDs)和乙酰水杨酸(acetylsalicylic acid,ASA)使用者,开发了"NSAIDs 使用者风险评分"和"低剂量阿司匹林使用者风险评分"。

NSAIDs 和 ASA 的使用是胃肠道出血的两个主要危险因素,使用 NSAIDs 会使 UGIB 风险增加 5 倍。与使用安慰剂的患者相比,ASA 使用者的胃肠道出血风险几乎高出 2 倍。虽然绝对风险相对较低,但随着治疗适应证的扩大和人口老龄化,NSAIDs 和 ASA 的使用数量还会增加。此前,已有大量研究探讨了 NSAIDs 和 ASA 使用者 UGIB 的危险因素,基于这些研究结果,已经制订了相关临床指南来区分胃肠道并发症的低 / 中 / 高危患者,但分层是基于专家共识制订的,证据质量较低,而且这些指南中包含的风险因素也不完全相同。

荷兰评分的研究项目使用了由 NSAIDs 使用者和 ASA 使用者组成的两个大型匿名健康保险数据库,该评分可以更准确地识别出血风险最高的患者。在这个评分系统中包括两个部分:① NSAIDs 使用者风险评分;②低剂量阿司匹林使用者风险评分。

(1)NSAIDs 使用者风险评分:研究者在 784 263 名 NSAIDs 使用者的原始队列中,对 421 例发生原发性 UGIB 的患者分析得到 UGIB 的独立危险因素,包括年龄增长、男性、ASA 和 / 或抗凝药、皮质类固醇的使用、消化性溃疡病史、贫血、胃食管反流病和肝硬化。在调整风险比后,共纳入 5 个风险因素制订了该风险评分,包括年龄、男性、贫血、合并使用 ASA 和合并使用抗凝药,评分范围为 0~11 分,将患者的风险状况分为低风险(评分 ≤1 分)和高风险(评分>1 分),UGIB 风险随着评分的升高而增加(表 5-7)。

表 5-7 NSAIDs 使用者风险评分

危险因素	分值
年龄	
18~60 岁	0
60~70 岁	1
>70 岁	2
男性	1
合并症	
贫血	1
药物	
ASA	2
抗凝药物	4

注:低风险 ≤1 分;高风险>1 分。
ASA,乙酰水杨酸。

（2）低剂量阿司匹林使用者风险评分：研究者在 235 531 名 NSAIDs 使用者的原始队列中，对 1 295 例发生原发性 UGIB 的患者分析发现，年龄增长、男性、非甾体抗炎药、塞来昔布、抗血小板治疗、抗凝治疗、5- 羟色胺再摄取抑制剂、质子泵抑制剂（proton pump inhibitor，PPI）使用史和皮质类固醇是 UGIB 的独立危险因素。而糖尿病、贫血、消化性溃疡和肝硬化合并症与较高的 UGIB 风险相关。该评分最终采用年龄、贫血、糖尿病、其他抗血小板药物和抗凝药 5 个风险因素，评分范围为 0~15 分，患者的风险状况分为低风险（评分 ≤ 1 分）和高风险（>1 分），UGIB 风险随着评分的升高而增加（表 5-8）。

表 5-8　低剂量阿司匹林使用者风险评分

危险因素	分值
年龄	
18~60 岁	0
60~70 岁	1
>70 岁	2
合并症	
贫血	2
糖尿病	1
药物	
其他抗血小板药物	2
抗凝药物	7

注：低风险 ≤ 1 分；高风险 >1 分。

以上两项风险评分可能对临床实践产生多种影响，对于 UGIB 风险增加的患者，医生应重新考虑非甾体抗炎药和 / 或小剂量阿司匹林的适应证以及胃肠道毒性较小的替代治疗策略的可能性。UGIB 风险较低的患者可能不需要额外的胃保护措施。然而，可以考虑给使用非甾体抗炎药或低剂量阿司匹林的患者根据适应证使用 PPI，从而使患者受益。

但这两项评分系统也存在局限，它们并不适用于有 UGIB 病史的患者，因为这些患者已被研究者排除在分析之外了。另外，虽然 UGIB 风险随着评分的增加而升高，但此评分系统仅有中等预测能力，仍有进一步验证并改进的空间。

3. Cuschieri 评分　2014 年，Cuschieri 等[12] 为确定出院后服用氯吡格雷的心肌梗死（myocardial infarction，MI）患者发生急性胃肠道出血的危险因素，开发了 Cuschieri 评分预测模型。

在 Cuschieri 评分预测模型出现之前，虽然 MI 后院内胃肠道出血的许多危险因素已有描述，但对于双联抗血小板治疗（dual anti-platelet therapy，DAPT）的患者在出院后很长时间内胃肠道出血的危险因素仍不清楚。2010 年，Ko 等[13] 对 22 798 名年龄 >65 岁、MI 治疗出院后具有胃肠道出血患者的临床数据进行分析，发现慢性肾脏病、口服抗凝剂和年龄是出血的独立危险因素。但在他们的研究中,真实的胃肠道出血的发生率可能被低估,而且所有患者都是高龄,导致研究存在一些选择偏差。直到 2014 年,Cuschieri 等开发出了 Cuschieri 评分预测模型,才明确了服用氯吡格雷的 MI 患者出院后发生急性胃肠道出血的风险。他们通过回顾性收集 2001—2008 年在美国俄亥俄州退伍军人事务医院接受治疗、初步诊断为 MI 并在出院 48h 内服用氯吡格雷的患者数据,最终确定了年龄>65 岁、使用华法林、存在慢性肝病、慢性肾脏病和糖尿病这 5 个危险因素(表 5-9)。

表 5-9 Cuschieri 评分

危险因素	分值
年龄>65 岁	1.5
华法林	3.5
慢性肝病	3
慢性肾脏病	2.5
糖尿病	−1.5

注:低危<3 分;中危＝3 分;高危>3 分。

使用 Cuschieri 评分预测模型,可以将服用氯吡格雷患者的胃肠道出血风险分为高风险(评分>3 分)和中低风险(评分≤3 分),有利于指导临床医师尽早识别高出血风险的患者,并思考对患者采取的干预类型,进而降低出血发生率。此外,对于低危出血风险的患者,应用该风险评分也可以指导抗栓治疗,降低患者的心脏相关不良事件发生率及死亡率。

Cuschieri 评分预测模型包含的危险因素在临床工作中能容易获得,方便应用。但此评分预测模型是基于退伍军人患者的数据制订的,对于普遍人群的适用性尚需要进一步验证。同时在制订此评分预测模型的过程中,仅纳入了少量 PPI 使用者,未能确定 PPI 是否能预防 UGIB。另外,有研究显示,该评分预测模型在能充分预测中国人群的胃肠道出血风险方面也存在争议,期待着将来有一项大型研究来制订中国人群出院后服用双抗治疗的 ACS 患者的胃肠道出血预测模型,为有 ACS 且需要 DAPT 的患者带来福音。

4. ESC 标准   2015 年 ESC 在非持续性 ST 段抬高急性冠脉综合征患者管理指南[10]中指出,在抗血小板治疗期间,符合以下标准中任意一项,即为高危消化道出血患者,对于这类患者,应在双联抗血小板治疗的同时,给予质子泵抑制剂以降低出血风险(表 5-10)。

表 5-10 ESC 标准

危险因素
• 存在消化性溃疡 / 胃肠道出血史
• 抗凝治疗
• NSAIDs/ 糖皮质激素治疗史

续表

危险因素
• 存在以下 2 种或 2 种以上： 　年龄 ≥65 岁 　消化不良 　胃食管反流病 　幽门螺杆菌感染 　慢性酗酒

5. DAPT 评分　2016 年 Robert 等为确定经皮冠状动脉介入治疗(percutaneous coronary intervention, PCI)术后延长 DAPT 疗程能够得到更大获益的患者，开发了 DAPT 评分[14]，用来评估 PCI 术后已经接受 1 年 DAPT 的患者是否需要继续接受 DAPT。

使用支架行 PCI 术后，DAPT 的最佳持续时间仍存在争议。在 DAPT 评分出现之前，已有评估 PCI 术后患者缺血和出血风险的评分系统，但它们大多都主要关注 PCI 术后早期的出血或脑卒中风险，包括围手术期事件。尚无评分系统能够准确评估哪些患者发生晚期缺血事件的风险较高、能从长期 DAPT 中获益，而哪些患者发生晚期出血事件的风险较高、不宜接受长期 DAPT。为此，Robert 等利用 DAPT 研究[15]中 11 648 名接受冠状动脉支架 PCI 的患者数据，确定患者延长 DAPT 疗程的预期益处与出血风险相关的预测因素，并且开发了 DAPT 评分，来帮助 PCI 术后接受 DAPT 1 年的患者决定 DAPT 时间(表 5-11)。

表 5-11　DAPT 评分

危险因素	分值
年龄	
≥75 岁	−2
65~<75 岁	−1
<65 岁	0
目前吸烟	1
糖尿病	1
就诊时心肌梗死	1
既往 PCI 或既往心肌梗死	1
紫杉醇洗脱支架	1
支架直径<3mm	1
充血性心力衰竭或左室射血分数<30%	2
静脉移植 PCI	2

注：评分<2 分，PCI 后延长 DAPT 疗程的出血风险大于获益；评分 ≥2 分，PCI 后延长 DAPT 疗程的获益大于出血风险。

DAPT，双联抗血小板治疗；PCI，经皮冠状动脉介入治疗。

　　DAPT 评分的危险因素包括吸烟、糖尿病、就诊时心肌梗死、既往 PCI 或心肌梗死、紫杉醇洗脱支架、支架直径<3mm、充血性心力衰竭或左室射血分数<30% 以及静脉移植支架和年龄。此评分的中位预测评分为 2 分,在评分为 2 分的患者中,接受更长疗程噻吩并吡啶治疗的患者比服用安慰剂的患者发生的缺血事件更少,出血事件无明显差异;而在评分<2分的患者中,继续接受更长疗程噻吩并吡啶治疗的患者会出现更多出血事件,但缺血事件无明显减少。基于此,将患者分为低 DAPT 评分组(<2 分)与高 DAPT 评分组(≥2 分),高DAPT 评分(≥2 分)表明患者存在较高的缺血风险,延长 DAPT 疗程获得的缺血益处大于出血风险。

　　理想的评分应能够同时识别患者缺血风险和出血风险,DAPT 评分是一项基于缺血和出血危险因素制订的临床预测评分,可以帮助 PCI 术后已接受 DAPT 1 年且无明显缺血或出血事件的患者来预测延长 DAPT 疗程能够获得更大预期益处还是更大预期危害。DAPT评分较高的患者适合延长 DAPT 疗程,DAPT 评分较低的患者不适合延长 DAPT 疗程。

　　关于冠心病抗栓治疗的指南[16]指出,DAPT 评分可以同时评估 PCI 术后 12~30 个月的出血和血栓形成风险,但该评分仅适用于 PCI 术后已经接受 DAPT 1 年且没有发生缺血或出血事件的患者,其他类型患者是否适用仍需要进一步验证。一项在中国 ACS 人群中验证该评分的研究[17]发现,DAPT 评分对缺血事件的预测效能并不令人满意。另外,因为 DAPT评分包括“紫杉醇洗脱支架”这一危险因素,在临床广泛应用第二代药物洗脱支架之后,该评分在临床中的应用明显受限。

　　6. PRECISE-DAPT 出血风险预测模型　Costa 等在 2017 年提出了 PRECISE-DAPT出血风险预测模型[18],用于在 PCI 术后预测 DAPT 期间(PCI 术后 12 个月)的出血风险。

　　相较于 DAPT 评分用来预测 PCI 术后 DAPT 12 个月及更长时间患者的出血风险,PRECISE-DAPT 评分是为了预测患者术后 12 个月内可能出血的风险。有研究发现把DAPT 的持续时间从 12 个月缩短至 6 个月甚至 3 个月可以显著降低出血倾向[19],但仍存在争议。

　　国际指南鼓励在选择治疗持续时间之前权衡出血风险,并建议出血风险高的患者采用短于 12 个月的治疗方案。但在 PRECISE-DAPT 出血风险预测模型提出前,评估接受DAPT 的患者院外出血风险的方法仍然有限,没有在开始 DAPT 时就能够衡量出血风险的标准化工具。因此,Francesco Costa 等通过回顾性分析 8 项多中心随机临床试验中 14 963名在 PCI 术后接受 DAPT 的患者数据,创建了 PRECISE-DAPT 出血风险预测模型。

　　PRECISE-DAPT 出血风险预测模型由年龄、肌酐清除率、血红蛋白、白细胞计数和既往自发性出血病史组成。患者的风险分为极低风险(评分 ≤11 分)、低风险(评分为 12~18 分)、中等风险(评分为 19~24 分)、高风险(评分 ≥25 分)(图 5-1)。

　　PRECISE-DAPT 风险预测模型显示出了识别出血风险高(评分 ≥25 分)的患者的潜力,研究发现较长的 DAPT 持续时间会显著增加高危患者的出血事件,但并不会增加低危患者的出血事件,并且延长 DAPT 疗程获得的缺血相关益处仅在低危患者中比较明显。对于评分≥25分的高危患者,缩短DAPT持续时间(即<12个月)可能更有益处;对于出血风险不高(评分<25分)的患者接受标准(即12个月)或长期(即>12个月)治疗,不会出现明显的出血倾向。

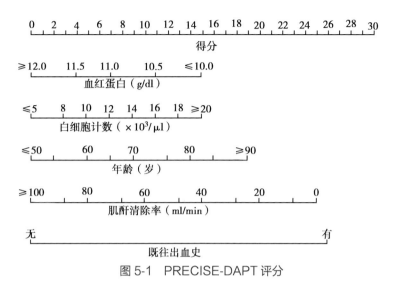

图 5-1 PRECISE-DAPT 评分

PRECISE-DAPT风险预测模型是一个简单的五因素风险预测模型,为预测DAPT期间的院外出血提供了标准化工具。在临床中,该预测模型可以帮助临床医生做出有关治疗持续时间的决策,并且该评分预测模型在PCI术后、DAPT开始治疗当时便可以对患者的风险进行评估。

7. ARC-HBR 出血风险预测模型[20] 2019年,高出血风险学术研究联盟(Academic Research Consortium for High Bleeding Risk,ARC-HBR)发布了全球首个定义PCI患者高出血风险的专家共识,在专家共识中提出了ARC-HBR出血风险预测模型,用来评估择期PCI术后患者的出血风险。该出血风险预测模型共有20条标准,包括14条主要标准和6条次要标准。满足至少1条主要标准或者2条次要标准,就可以认为患者属于高出血风险(表5-12)。

表 5-12 ARC-HBR 评分

主要标准	次要标准
	年龄≥75岁
需要长期应用口服抗凝药	
严重或终末期慢性肾脏病(eGFR<30ml/min)	中度慢性肾脏病(eGFR 30~59ml/min)
Hb<11g/dl	Hb 11~12.9g/dl(男性),Hb 11~11.9g/dl(女性)
6个月内发生需要住院或输血的自发性出血,或反复出血	12个月内发生需要住院或输血的自发性出血,且不符合主要标准
中度或重度基线血小板减少症[a](血小板计数<100×10⁹)	

续表

主要标准	次要标准
慢性出血体质	
肝硬化伴门静脉高压	
	长期应用口服 NSAIDs 或类固醇类药物
过去 12 个月内存在活动性恶性肿瘤 b（除外非黑色素瘤皮肤癌）	
既往自发性颅内出血（任何时间）	
过去 12 个月内创伤性颅内出血史	
存在动静脉畸形	
过去 6 个月内有中度或重度缺血性脑卒中 c	任何时间发生的任何缺血性脑卒中，且不符合主要标准
DAPT 期间不可延期的大手术	
PCI 前 30 天内的大手术或严重创伤	

注：a 基线血小板减少症是指 PCI 前的血小板减少症，血小板计数 $<100 \times 10^9$；b 活动性恶性肿瘤定义为 12 个月内诊断和 / 或需要持续治疗者，包括手术、化疗或放疗；c 美国国家卫生研究院脑卒中量表（NIHSS）>5 分。

eGFR，估计肾小球滤过率；Hb，血红蛋白；NSAIDs，非甾体抗炎药；DAPT，双联抗血小板治疗；PCI，经皮冠状动脉介入治疗。

ARC-HBR 出血风险预测模型在临床应用范围相当广泛。已有研究验证了 ARC-HBR 出血风险预测模型对行急诊 PCI 的 ST 段抬高心肌梗死患者出血事件的预测能力，并且证实了 ARC-HBR 出血风险预测模型与 PRECISE-DAPT 出血风险预测模型的预测能力相似。ARC-HBR 出血风险预测模型对院内不良事件的发生同样有预测价值，高出血风险人群的院内大出血发生率、院内死亡率和心源性死亡率显著高于非高出血风险组[21]。但该评分也存在局限性，包括缺少具体的量化值、包含条目众多、不易记忆，临床应用可能受限。

（二）抗凝相关出血风险评分

1. HEMORR₂HAGES 出血评分　老年心房颤动患者的数量不断增加。为了找到一种出血分类方案来量化老年心房颤动患者的出血风险，2006 年 Gage 等[22] 汇总了已有风险评估方案中的出血风险因素，并利用美国国家心房颤动登记处中服用华法林和阿司匹林的心房颤动患者数据，分析和开发了 HEMORR₂HAGES 出血评分。

HEMORR₂HAGES 出血评分由 11 个临床危险因素组成，随着积分的增加，服用华法林的心房颤动患者每年出血发生率显著增加。根据最后积分，将患者的风险分为低危（0~1 分）、中危（2~3 分）和高危（≥4 分）（表 5-13）。

HEMORR₂HAGES 出血评分的总分每增加 1 分，服用华法林每 100 个患者年的出血发生率就会增加：0 分为 1.9%，1 分为 2.5%，2 分为 5.3%，3 分为 8.4%，4 分为 10.4%，5 分为 12.3%。HEMORR₂HAGES 出血评分成功地量化了心房颤动患者的出血发生率，有利于消除临床医生对出血的恐惧,这对心房颤动患者的治疗和管理很重要。尽管该评分的验证是在患有心房颤动的老年人群中进行的,但该方案的制订并未参考特定患者群体,推广到其他人群也是有可能的。例如,对于近期有心肌梗死的患者,临床医生可以使用该评分来帮助判断患者是否接受更积极的抗栓治疗,而不是单独使用阿司匹林。

表 5-13　HEMORR$_2$HAGES 出血评分

危险因素	分值	危险因素	分值
肝脏或肾脏疾病(H)	1	高血压(H)	1
酗酒(E)	1	贫血(A)	1
恶性肿瘤(M)	1	基因因素(G)	1
年龄>75 岁(O)	1	跌倒(E)	1
血小板数量或功能下降(R)	1	脑卒中(S)	1
再出血(R)	1		

注:低危为 0~1 分;中危为 2~3 分;高危≥4 分。

由于 HEMORR$_2$HAGES 出血评分是服用华法林或阿司匹林的患者出血的有效预测因子,对服用华法林的患者,该评分具有较高的预测准确性,但该出血评分的开发过程并没有纳入其他抗凝药物,存在一定的局限性。

此外,HEMORR$_2$HAGES 出血评分与 CHADS$_2$ 脑卒中风险评分在出血和脑卒中的危险因素之间存在广泛重叠,即脑卒中和血栓栓塞风险高的患者更有可能出现出血并发症,因此,在平衡出血风险与缺血风险时,不建议这两个评分在临床中同时联合使用,以免造成混乱。

2. HAS-BLED 出血风险预测模型　2010 年,Pisters 等[23]为了评估真实世界心房颤动患者发生颅内出血、需要住院治疗的出血、血红蛋白降低>2g/L 和 / 或需要输血的大出血的 1 年风险,开发并测试了 HAS-BLED 出血风险评分。

心房颤动抗栓治疗指南中缺乏有关出血风险评估的建议,使得心房颤动患者血栓预防的实施并不理想。为了评估真实世界心房颤动患者抗凝治疗 1 年发生大出血的风险,2010 年 Pisters 等对欧洲心房颤动调查中的 3 978 名患者进行完整随访,确定出了 1 年内发生大出血的 4 个独立危险因素,即既往大出血、年龄>65 岁、使用氯吡格雷和肾衰竭,将这些危险因素与已经发现的出血风险因素一起用于多变量分析,开发并测试了 HAS-BLED 出血风险评分。

HAS-BLED 出血风险预测模型由 8 个变量组成,包括高血压、肝 / 肾功能异常、脑卒中、出血史或出血倾向、国际标准化比值(international normalized ratio,INR)不稳定、老年、药物或酒精。该预测模型将患者出血的风险分为低危(0 分)、中危(1~2 分)和高危(3~9 分)(表 5-14)。

表 5-14   HAS-BLED 出血风险预测模型

缩写	危险因素	分值
H	高血压:收缩压>160mmHg(1mmHg=0.133kPa)	1
A	肝功能异常:慢性肝病(如肝硬化)或显著的生化指标紊乱(如胆红素>正常上限 2 倍,谷丙转氨酶/谷草转氨酶/碱性磷酸酶>正常上限 3 倍)	1
	肾功能异常:慢性透析或肾移植或血清肌酐 ≥ 200μmol/L	1
S	脑卒中史	1
B	出血史:既往有出血病史和/或出血的诱因	1
L	INR 不稳定:INR 偏高或达不到治疗范围(<60%)	1
E	老年人(>65 岁)	1
D	药物:抗血小板药物、非甾体抗炎药	1
	酗酒	1

注:危险分层为低危 0 分;中危 1~2 分;高危 3~9 分。

INR,国际标准化比值。

　　HAS-BLED 出血风险评分具有良好的预测准确性,对开始使用口服抗凝药的心房颤动患者,无论是口服华法林还是其他新型口服抗凝药(如达比加群),都可以使用 HAS-BLED 出血风险评分来评估其潜在的出血风险。

　　在总体人群中,HAS-BLED 评分的预测准确性与 HEMORR$_2$HAGES 模型相似,但 HAS-BLED 评分更简单,包含的风险因素较少,方便在临床应用。HEMORR$_2$HAGES 评分中纳入的某些风险因素需要实验室参数甚至基因检测,而 HAS-BLED 评分中包含的所有风险大部分可以从临床病史中轻松获得,或通过临床中的常规测试获得,使得 HAS-BLED 出血风险评分相对容易进行。

　　该出血评分的局限性是,对于首次开始口服抗凝药的患者,如果无法获得有关 INR 控制数据,就无法完整计算出 HAS-BLED 出血风险评分。

　　总之,HAS-BLED 出血风险评分是一种评估现实世界中心房颤动患者出血风险的实用工具,有助于心房颤动患者抗血栓治疗的临床决策。临床中使用 HAS-BLED 出血风险预测模型结合其他指标综合判断患者的出血风险目前是最合理的,已成熟应用于心房颤动领域。

　　3. ABC 出血风险预测模型　Hijazi 等[24]为了改善心房颤动患者大出血的预后,于 2016 年开发并验证一种新的基于生物标志物的风险评分预测模型,即 ABC 出血风险预测模型。

　　出血风险预测模型是平衡心房颤动患者抗凝治疗期间出血事件风险与脑卒中风险的重要临床工具,在 2016 年之前的几年中,尽管发现心血管、肾脏生理学、凝血和炎症活动相关的生物标志物已显示出与心房颤动患者大出血的风险增加有关,但并未开发出包括生物标志物和临床特征的风险评分,因此 2016 年之前指南推荐的出血评分预测能力并不理想。

　　2016 年,Hijazi 等使用"心房颤动""生物标志物""大出血""肾功能""胱抑素 C"

"心脏生物标志物""肌钙蛋白""生长分化因子 15（GDF-15）""凝血""D- 二聚体"等的各种组合对有关心房颤动出血风险、肾脏和心血管生理学生物标志物以及凝血和炎症活动生物标志物的文章进行了检索，发现其中一些生物标志物（如 GDF-15、心肌肌钙蛋白和肾功能障碍标志物）与接受口服抗凝治疗的心房颤动患者大出血风险密切相关。在 ARISTOTLE 试验队列中，Hijazi 等发现 GDF-15、血红蛋白、超敏肌钙蛋白 T 浓度是最重要的大出血预测生物标记物。Hijazi 等还结合年龄、既往出血史，开发了一个针对心房颤动抗凝的 ABC 出血风险预测模型，目前已被用来协助心房颤动患者做出抗凝的决策，从而改善了心房颤动患者大出血的预后。

ABC 出血风险预测模型的总分为 45 分，具体出血风险如图 5-2 所示。

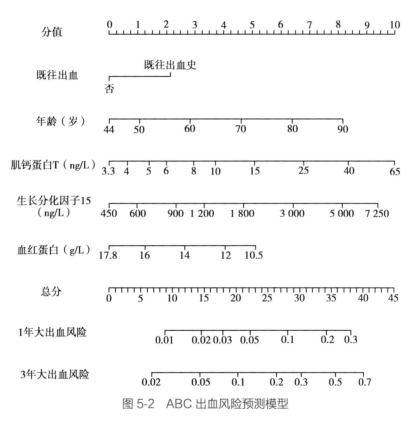

图 5-2　ABC 出血风险预测模型

ABC 出血风险预测模型包含的变量（年龄、生物标志物、既往出血史）比 HAS-BLED 评分更容易辨别与使用，而且评分中包含的生物标志物（肌钙蛋白、GDF-15 及血红蛋白）在世界许多地方都已经普遍使用；研究者也提出了 ABC 出血评分的替代模型，半胱氨酸蛋白酶抑制剂 C 或估计肾小球滤过率（estimated glomerular filtration rate，eGFR）可以作为 GDF-15 的替代品，可以用红细胞比容代替血红蛋白，用超敏肌钙蛋白 I 代替超敏肌钙蛋白 T，允许在许多不同的环境中使用该分数，使得其广泛应用成为可能。另外，ABC 出血评分包含生物标志物，而生物标志物的浓度可能会随着时间的推移发生变化，因此，ABC 出血评分可以反映患者心血管状况随时间的变化,为个性化评估提供了可能。

ABC出血风险预测模型也存在局限性,因为动态变化的生物标志物出血因素需要抽血检验,不能及时或频繁使用,相对于其他临床评分会增加患者经济负担,影响普及度。

ABC出血风险预测模型是新的基于生物标志物的大出血风险评分,已经在随机接受阿哌沙班与华法林治疗的心房颤动患者进行了内部验证,并在随机接受达比加群与华法林治疗的心房颤动患者进行了外部验证,结果显示,ABC出血评分优于HAS-BLED评分和ORBIT评分。ABC出血评分在接受抗血小板治疗和接受不同抗凝治疗的患者亚组中表现同样出色。北京安贞医院马长生教授团队在一项真实世界研究中,证实了ABC出血风险评分对于接受OAC的中国心房颤动患者大出血风险的预测能力,并发现该评分在识别高风险患者方面较HAS-BLED评分表现更为优秀[25]。

二、消化道出血预后及危险分层评分

在过去的几十年中,消化道出血的治疗和预防已经取得了非常大的进展。消化道出血的临床表现差异很大,部分患者可无任何表现,而严重出血的患者可以发生休克,如果不及时治疗甚至会导致死亡,高龄及合并心力衰竭、恶性肿瘤等疾病的患者死亡率更高。因此,准确、迅速地评估患者出血的严重程度对患者的管理具有重要意义,是改善预后的关键。

1. Forrest分级评分 Forrest等[26]于1974年首次描述了这个分类系统。临床中常用这个评分系统对UGIB的严重程度进行分类和指导临床治疗。

对于低危征象者(溃疡面有黑色基底或基底洁净,对应Forrest Ⅱc级和Ⅲ级)不推荐行内镜止血;对于溃疡面附着血凝块者(对应Forrest Ⅱb级),须进行冲洗,尽量使其脱落(建议根据自己的经验、技术及条件综合考虑,并与患者或家属进行充分沟通,因冲洗脱落的过程中可能出现活动性出血),并对病灶行适当治疗;对溃疡面附着血凝块者是否须行内镜治疗尚存在争议,虽然单独PPI治疗可有效止血,但仍可考虑行内镜治疗;对于高危征象者(喷射样出血、活动性渗血和血管裸露患者,对应Forrest Ⅰa级、Ⅰb级、Ⅱa级)建议行内镜止血。

有研究[27]指出,Forrest分级对消化性溃疡尤其是胃溃疡的再出血有预测价值,但不能预测死亡率。UGIB最常见的病因是消化道溃疡,而近年来幽门螺杆菌和阿司匹林或其他非甾体抗炎药的使用也成了消化道溃疡出血的常见原因,但随着消化道溃疡出血病因的变化,Forrest分级对于再出血风险的预测价值并没有发生大的变化,这可能与内镜技术的进步以及PPI的使用有关(表5-15)。

表5-15 Forrest分级

Forrest分级	溃疡内镜下表现	再出血概率
Forrest Ⅰ级		
Ⅰa级	喷射样出血	55%
Ⅰb级	活动性渗血	55%

续表

Forrest 分级	溃疡内镜下表现	再出血概率
Forrest Ⅱ级		
Ⅱa级	血管显露	43%
Ⅱb级	附着血凝块	22%
Ⅱc级	黑色基底	10%
Forrest Ⅲ级	基底洁净	5%

2. Rockall 再出血和死亡危险性评分（Rockall Scoring System，RS） 1996 年，Rockall 等[28]为了评估急性上消化道出血（acute upper gastrointestinal bleeding，AUGIB）患者的死亡或再出血风险，提出了 Rockall 评分系统。

1996 年，Rockall 等使用英格兰的一个包含 3 981 例 AUGIB 患者的大型数据库进行分析，得出再出血和死亡的相关危险因素，包括患者年龄、休克状况、伴发疾病、内镜诊断和内镜下出血征象，并根据这些危险因素构建了一个简单的风险评分系统，即 Rockall 评分系统。该系统将患者分为高危、中危或低危人群，0~2 分为低危，3~4 分为中危，≥5 分为高危，再出血发生率和死亡风险随着分值升高为升高（表 5-16）。

表 5-16　Rockall 再出血和死亡危险性评分

变量	0分	1分	2分	3分
年龄/岁	<60	60~79	≥80	
休克状况	无休克	心动过速	低血压	
伴发病	无		心力衰竭，缺血性心脏病和其他重要伴发病	肝衰竭、肾衰竭和肿瘤播散
内镜诊断	无病变或 Mallory-Weiss 综合征	溃疡等其他病变	上消化道恶性疾病	
内镜下出血征象	无或有黑斑		上消化道血液潴留，黏附血凝块，血管显露或喷血	

注：无休克指收缩压 ≥100mmHg，心率<100/min；心动过速指收缩压 ≥100mmHg，心率 ≥100/min；低血压指收缩压<100mmHg。

Mallory-Weiss 综合征，食管贲门黏膜撕裂综合征。

在初始研究中，被 Rockall 评分系统分类为低危的患者，其再出血发生率不超过 5%，且死亡率接近 0；我国一项回顾性研究也证实了 Rockall 评分系统在预测急性非静脉曲张性消化道出血患者的死亡风险的价值[29]，而且评分系统也适用于预测 AUGIB 患者再出血发生率的不良结局，但相对于死亡风险而言，对再出血风险的预测能力较弱。

Rockall 评分系统也存在局限，因为评分系统包括内镜诊断及内镜下出血征象，所以该评分系统不适用于不接受内镜检查的患者以及不具备胃镜检查设备的基层医疗单位。

在 Rockall 评分的基础上发展出了内镜前 Rockall 评分（pre-endoscopy Rockall Scoring，pRS），该评分排除了 Rockall 评分系统中"内镜诊断"与"内镜下出血征象"的内容，不需要内镜检查就可以早期判断患者的危险程度。目前,内镜前 Rockall 评分也是 UGIB 患者最常用的评分系统之一,它在预测院内死亡或 30 天内死亡率及再出血发生率方面价值较高,但对于临床干预治疗预测不理想。

3. Blatchford 入院危险性积分(Glascow-Blatchford Scoring System,GBS)　由 Blatchford 等[30]在 2000 年提出,来评估 AUGIB 患者是否需要住院治疗及急诊胃镜检查。

已有的针对 AUGIB 患者的风险评估系统主要用来评估患者死亡或再出血风险的高低。由于临床治疗的目的是防止患者死亡,相对于确定哪些患者有可能而言,确定哪些患者需要临床积极的干预似乎更合乎逻辑。因此,Blatchford 等开发了 GBS 风险预测模型来确定患者的治疗需求。

2000 年,Blatchford 等在苏格兰地区前瞻性收集 1 748 例包含静脉曲张出血的 AUGIB 患者,对这些患者进行多因素分析后,纳入血尿素氮、血红蛋白、收缩压、脉搏、晕厥、肝病、心力衰竭等风险因素制订了 GBS 风险预测模型,用来判断哪些患者需要输血、接受内镜检查或手术等干预措施。该风险预测模型评分范围在 0~23 分,<6 分为低危,≥6 分为中高危,评分越高,出血风险越高,即胃镜越有必要(表 5-17)。

表 5-17　Blatchford 入院危险性积分

项目	检查结果	评分
收缩压 /mmHg	100~109	1
	90~99	2
	<90	3
血尿素氮 /(mmol·L^{-1})	6.5~7.9	2
	8.0~9.9	3
	10.0~24.9	4
	≥25.0	6
血红蛋白 /(g·L^{-1})		
男性	120~129	1
	100~119	3
	<100	6
女性	100~109	1
	<100	6
其他表现	脉搏 ≥100 次 /min	1
	黑便	1
	晕厥	2
	肝脏疾病	2
	心力衰竭	2

注:肝脏疾病依据病史、临床诊断或实验室检查确诊为慢性或急性肝脏疾病;心力衰竭依据病史、临床诊断或实验室检查确诊为慢性或急性心力衰竭。

GBS 风险预测模型对输血、外科手术的预测能力优于 Rockall 评分系统,对于再出血高危患者(评分≥12 分),在症状出现 12h 以内完成内镜检查及治疗可有效降低病死率,对于≥7 分的患者,如果没有禁忌证,建议进行内镜检查。有共识[31]指出,该评分系统临床价值较高的地方在于 GBS≤1 分可以较准确预测无须急诊临床干预的极低风险患者。另外,该风险预测模型也可用于下消化道出血患者的预测。但 GBS 风险预测模型对于死亡风险的预测能力较弱。

GBS 风险预测模型没有纳入"年龄"这一公认的对预后有影响的危险因素,因为该风险预测模型的目的是评估患者对治疗的需求,与老年患者一样,年轻患者同样会因为出现严重的 UGIB 而需要频繁地输血或接受内镜干预。另外,该风险预测模型仅用简单的临床特征及实验室检查结果进行预测,更侧重于生命体征状况,不需要内镜检查结果,因此也更适合用来判断门诊或急诊就诊的患者是否需要进行急诊胃镜检查或者是否需要收入院治疗,可以减少低危患者的住院率和花费,合理利用医疗资源。

2012 年 Cheng 等提出了改良 GBS 评分[32]。改良 GBS 评分删除了 GBS 风险预测模型中晕厥、黑便、肝脏疾病和心力衰竭四个变量,仅通过生命体征和实验室检查的定量参数来计算评估者的风险,比 GBS 更容易用于常规临床实践。另外,它在预测住院死亡率、再出血和临床干预需求方面与 GBS 相当,优于 Rockall 评分。

4. AIMS65 评分量表 AIMS65 评分量表是 Saltzman 等[33]在 2011 年提出的一种临床评分系统,用来对 UGIB 患者在入院时预测其预后和死亡风险。

已有的 UGIB 风险预测评分均存在局限性。Rockall 评分和 Blatchford 评分是通过回顾性分析制订的,它们的缺点是难以记住评分的各个组成部分及其相应的权重,并且 Rockall 评分需要内镜检查的数据,而 Blatchford 评分的主要目的是预测临床干预的需要。

为了确定 UGIB 患者死亡相关的预测因素,并创建一种不需要内镜数据、简单且临床有用的预测评分,Saltzman 等通过回顾性分析来自美国 187 所医院 2004—2005 年的 29 000 多例 AUGIB 患者数据,制订了 AIMS65 评分量表,后来 Saltzman 等又通过 2006—2007 年的 32 000 多名患者数据对该评分量表进行了验证。

该评分量表包括 5 个因素,即白蛋白低于 3.0g/dl(A)、INR>1.5(I)、精神状态改变(M)、收缩压<90mmHg(S)以及年龄超过 65 岁(65),合称为 AIMS65。对于该评分量表,0~1 分为低危,2~5 分为高危,随着危险因素数量增加,患者死亡率也随之增加(表 5-18)。

表 5-18　AIMS65 评分量表

危险因素	分值
白蛋白低于 3.0g/dl	1
INR>1.5	1
精神状态改变(GCS<15 分)	1
收缩压<90mmHg	1
年龄>65 岁	1

注:INR,国际标准化比值;GCS,格拉斯哥昏迷量表。

AIMS65 的研究是迄今为止样本量最大的关于 AUGIB 危险因素的研究。AIMS65 评分量表可以准确预测患者的院内死亡率、住院时间和费用,在这些方面优于 GBS 评分,但在预测输血治疗方面劣于 GBS 评分,中国相关研究也验证了这一点[34-36]。

AIMS65 评分量表的特点是,它仅评估患者当前的临床状态,不需要内镜检查结果,也不考虑潜在的疾病,因此评分中涉及的变量很容易获得,可以用作早期风险分层工具。与其他评分系统相比,它更简单、更容易计算,在紧急情况下也能快速计算。目前在预测死亡率方面,AIMS65 评分为最佳的内镜检查前评分,但它并不适合预测是否需要内镜干预。

5. Oakland 评分 2017 年,Kathryn Oakland 等[37]提出了 Oakland 评分,旨在识别急性下消化道出血患者中能安全出院的低风险患者,从而减少医疗资源的浪费。

如前所述,已有的大多数下消化道出血(lower gastrointestinal bleeding,LGIB)评分工具主要用于预测患者的不良结局事件,但在 LGIB 患者中,严重的出血和院内死亡事件并不常见,因此许多患者在就诊时可以安全出院并作为门诊患者进行检查和治疗,于是 Kathryn Oakland 等根据英国 143 家医院 2 336 例 LGIB 患者的数据提出了一个简单的风险评分,即 Oakland 评分,用于预测可以安全出院的低风险 LGIB 患者。

Oakland 评分纳入了 7 个危险因素:年龄、性别、既往 LGIB 住院病史、直肠指检结果、心率、收缩压、血红蛋白水平。分值范围为 0~35 分,总分 ≤8 分表明有 95% 的可能性可以仅在门诊进行随访管理,而 >8 分表明患有严重的 LGIB,需要住院干预,而且分数越高出现不良结局的风险越大(表 5-19)。

表 5-19 Oakland 评分

危险因素		分值	危险因素		分值
年龄 / 岁	<30	0	收缩压 /mmHg	50~89	5
	40~69	1		90~119	4
	>70	2		120~129	3
性别	女性	0		130~159	2
	男性	1		>160	0
既往 LGIB 住院	无	0	血红蛋白 /(g·dl⁻¹)	36~69	22
	有	1		70~89	17
直肠指检结果	无血	0		90~109	13
	有血	1		110~129	8
心率 /(次·min⁻¹)	<70	0		130~159	4
	70~89	1		>160	0
	90~109	2			
	>110	3			

注:LGIB,下消化道出血。

安全出院即没有以下情况：再出血、输血、内镜或介入或手术等止血措施、院内死亡、出院后 28 天内因再出血而入院。Oakland 评分预测安全出院的 AUC 为 0.84，优于 Blatchford、BLEED、AIMS65、NOBLADS、Strate 和临床 Rockall 评分，而且对于再出血与输血需求方面也表现出了很好的预测效能，AUC 分别为 0.74 和 0.92。在外部验证队列中，Oakland 评分对安全出院的预测也同样优秀，其 AUC 为 0.87，当患者得分 ≤ 8 分时，有 98.4% 的可能性能够安全出院。

Oakland 评分由 7 个易于量化的预测变量组成，计算比较简单，可以纳入急性内科和外科入院的分诊路径中，而且英国及欧洲下消化道出血指南均建议使用 Oakland 评分作为 LGIB 危险分层工具，以确定可以安全出院的 LGIB 患者。该评分的局限性在于评分中的心率、收缩压和血红蛋白包含数字条目较多，不容易记忆，在一定程度上会影响该评分在临床中的普及度。

参考文献

[1] LANZA F L, ROYER G J, NELSON R S, et al. A comparative endoscopic evaluation of the damaging effects of nonsteroidal anti-inflammatory agents on the gastric and duodenal mucosa [J]. Am J Gastroenterol, 1981, 75 (1): 17-21.

[2] MORRIS A J, WASSON L A, MACKENZIE J F. Small bowel enteroscopy in undiagnosed gastrointestinal blood loss [J]. Gut, 1992, 33 (7): 887-889.

[3] GRAHAM D Y, OPEKUN A R, WILLINGHAM F F, et al. Visible small-intestinal mucosal injury in chronic NSAID users [J]. Clin Gastroenterol Hepatol, 2005, 3 (1): 55-59.

[4] DORAIS J, GREGOIRE G, LELORIER J. Gastrointestinal damage associated with nonsteroidal antiinflammatory drugs [J]. N Engl J Med, 1992, 327 (26): 1882-1883.

[5] SHAH A A, THJODLEIFSSON B, MURRAY F E, et al. Selective inhibition of COX-2 in humans is associated with less gastrointestinal injury: a comparison of nimesulide and naproxen [J]. Gut, 2001, 48 (3): 339-346.

[6] GRALNEK I M, DEFRANCHIS R, SEIDMAN E, et al. Development of a capsule endoscopy scoring index for small bowel mucosal inflammatory change [J]. Aliment Pharmacol Ther, 2008, 27 (2): 146-154.

[7] PENNAZIO M, RONDONOTTI E, DESPOTT E J, et al. Small-bowel capsule endoscopy and device-assisted enteroscopy for diagnosis and treatment of small-bowel disorders: European Society of Gastrointestinal Endoscopy (ESGE) Guideline-Update 2022 [J]. Endoscopy, 2023, 55 (1): 58-95.

[8] COTTER J, DIAS DE CASTRO F, MAGALHÃES J, et al. Validation of the Lewis score for the evaluation of small-bowel Crohn's disease activity [J]. Endoscopy, 2015, 47 (4): 330-335.

[9] SUBHERWAL S, BACH R G, CHEN A Y, et al. Baseline risk of major bleeding in non-ST-segment-elevation myocardial infarction: the CRUSADE (Can Rapid risk stratification of Unstable angina patients Suppress ADverse outcomes with Early implementation of the ACC/AHA Guidelines) Bleeding Score [J]. Circulation, 2009, 119 (14): 1873-1882.

[10] ROFFI M, PATRONO C, COLLET J P, et al. 2015 ESC Guidelines for the management of acute coronary

syndromes in patients presenting without persistent ST-segment elevation: Task Force for the Management of Acute Coronary Syndromes in Patients Presenting without Persistent ST-Segment Elevation of the European Society of Cardiology (ESC)[J]. Eur Heart J, 2016, 37 (3): 267-315.

[11] DE GROOT N L, HAGENAARS M P, SMEETS H M, et al. Primary non-variceal upper gastrointestinal bleeding in NSAID and low-dose aspirin users: development and validation of risk scores for either medication in two large Dutch cohorts [J]. J Gastroenterol, 2014, 49 (2): 245-253.

[12] CUSCHIERI J R, DRAWZ P, FALCK-YTTER Y, et al. Risk factors for acute gastrointestinal bleeding following myocardial infarction in veteran patients who are prescribed clopidogrel [J]. J Dig Dis, 2014, 15 (4): 195-201.

[13] KO D T, YUN L, WIJEYSUNDERA H C, et al. Incidence, predictors, and prognostic implications of hospitalization for late bleeding after percutaneous coronary intervention for patients older than 65 years [J]. Circ Cardiovasc Interv, 2010, 3 (2): 140-147.

[14] YEH R W, SECEMSKY E A, KEREIAKES D J, et al. Development and Validation of a Prediction Rule for Benefit and Harm of Dual Antiplatelet Therapy Beyond 1 Year After Percutaneous Coronary Intervention [J]. JAMA, 2016, 315 (16): 1735-1749.

[15] MAURI L, KEREIAKES D J, YEH R W, et al. Twelve or 30 months of dual antiplatelet therapy after drug-eluting stents [J]. N Engl J Med, 2014, 371 (23): 2155-2166.

[16] SINGER D E, CHANG Y, BOROWSKY L H, et al. A new risk scheme to predict ischemic stroke and other thromboembolism in atrial fibrillation: the ATRIA study stroke risk score [J]. J Am Heart Assoc, 2013, 2 (3): e250.

[17] SONG L, GUAN C, YAN H, et al. Validation of contemporary risk scores in predicting coronary thrombotic events and major bleeding in patients with acute coronary syndrome after drug-eluting stent implantations [J]. Catheter Cardiovasc Interv, 2018, 91 (S1): 573-581.

[18] COSTA F, VAN KLAVEREN D, JAMES S, et al. Derivation and validation of the predicting bleeding complications in patients undergoing stent implantation and subsequent dual antiplatelet therapy (PRECISE-DAPT) score: a pooled analysis of individual-patient datasets from clinical trials [J]. Lancet, 2017, 389 (10073): 1025-1034.

[19] NAVARESE E P, ANDREOTTI F, SCHULZE V, et al. Optimal duration of dual antiplatelet therapy after percutaneous coronary intervention with drug eluting stents: meta-analysis of randomised controlled trials [J]. BMJ, 2015, 350: h1618.

[20] URBAN P, MEHRAN R, COLLERAN R, et al. Defining high bleeding risk in patients undergoing percutaneous coronary intervention: a consensus document from the Academic Research Consortium for High Bleeding Risk [J]. Eur Heart J, 2019, 40 (31): 2632-2653.

[21] 刘娟, 熊诗强, 蔡琳. 经皮冠状动脉介入治疗术后出血风险评估研究进展 [J]. 心血管病学进展, 2023, 44 (4): 303-307.

[22] GAGE B F, YAN Y, MILLIGAN P E, et al. Clinical classification schemes for predicting hemorrhage: results from the National Registry of Atrial Fibrillation (NRAF)[J]. Am Heart J, 2006, 151 (3): 713-719.

[23] PISTERS R, LANE D A, NIEUWLAAT R, et al. A novel user-friendly score (HAS-BLED) to assess 1-year risk of major bleeding in patients with atrial fibrillation: the Euro Heart Survey [J]. Chest, 2010, 138 (5): 1093-1100.

[24] HIJAZI Z, OLDGREN J, LINDBACK J, et al. The novel biomarker-based ABC (age, biomarkers, clinical history)-bleeding risk score for patients with atrial fibrillation: a derivation and validation study [J]. Lancet, 2016, 387 (10035): 2302-2311.

［25］WANG Y F, JIANG C, HE L, et al. Performance of the ABC-bleeding risk score for assessing major bleeding risk in Chinese patients with atrial fibrillation on oral anticoagulation therapy: A real-world study [J]. Front Cardiovasc Med, 2022, 9: 1019986.

［26］FORREST J A, FINLAYSON N D, SHEARMAN D J. Endoscopy in gastrointestinal bleeding [J]. Lancet, 1974, 2 (7877): 394-397.

［27］DE GROOT N L, VAN OIJEN M G, KESSELS K, et al. Reassessment of the predictive value of the Forrest classification for peptic ulcer rebleeding and mortality: can classification be simplified？ [J]. Endoscopy, 2014, 46 (1): 46-52.

［28］ROCKALL T A, LOGAN R F, DEVLIN H B, et al. Risk assessment after acute upper gastrointestinal haemorrhage [J]. Gut, 1996, 38 (3): 316-321.

［29］孙永珍, 谭学明. Blatchford、Rockall 评分系统预测急性上消化道出血患者的预后 [J]. 中国临床医生杂志, 2020, 48 (3): 302-305.

［30］BLATCHFORD O, MURRAY W R, BLATCHFORD M. A risk score to predict need for treatment for upper-gastrointestinal haemorrhage [J]. Lancet, 2000, 356 (9238): 1318-1321.

［31］徐军, 戴佳原, 尹路. 急性上消化道出血急诊诊治流程专家共识 [J]. 中国急救医学, 2021, 41 (1): 1-10.

［32］CHENG D W, LU Y W, TELLER T, et al. A modified Glasgow Blatchford Score improves risk stratification in upper gastrointestinal bleed: a prospective comparison of scoring systems [J]. Aliment Pharmacol Ther, 2012, 36 (8): 782-789.

［33］SALTZMAN J R, TABAK Y P, HYETT B H, et al. A simple risk score accurately predicts in-hospital mortality, length of stay, and cost in acute upper GI bleeding [J]. Gastrointest Endosc, 2011, 74 (6): 1215-1224.

［34］GU L, XU F, YUAN J. Comparison of AIMS65, Glasgow-Blatchford and Rockall scoring approaches in predicting the risk of in-hospital death among emergency hospitalized patients with upper gastrointestinal bleeding: a retrospective observational study in Nanjing, China [J]. BMC Gastroenterol, 2018, 18 (1): 98.

［35］AKHILA A P, THULASEEDHARAN N K, RAJ R, et al. AIMS65, Glasgow-Blatchford bleeding score and modified Glasgow-Blatchford bleeding score in predicting outcomes of upper gastrointestinal bleeding: An accuracy and calibration study [J]. Indian J Gastroenterol, 2023, 42 (4): 496-504.

［36］KIM M S, CHOI J, SHIN W C. AIMS65 scoring system is comparable to Glasgow-Blatchford score or Rockall score for prediction of clinical outcomes for non-variceal upper gastrointestinal bleeding [J]. BMC Gastroenterol, 2019, 19 (1): 136.

［37］OAKLAND K, JAIRATH V, UBEROI R, et al. Derivation and validation of a novel risk score for safe discharge after acute lower gastrointestinal bleeding: a modelling study [J]. Lancet Gastroenterol Hepatol, 2017, 2 (9): 635-643.

第六章

消化道出血时抗栓治疗策略调整

我国心脑血管疾病患病率持续上升,2022 年估计全国心脑血管疾病患者已超过 3.3 亿人[1]。抗栓治疗(包括阿司匹林、氯吡格雷等抗血小板治疗,以及华法林、新型口服抗凝药等抗凝治疗)是心血管病预防和治疗的基石,能够降低心血管不良事件的发生,而出血是影响抗栓治疗获益的最大"拦路虎"。研究发现,消化道是冠心病患者抗栓治疗并发出血最常见的部位[2],欧洲注册研究显示,随访 6 212 例经皮冠状动脉介入治疗术后患者,所有出血事件中,30 天内消化道出血<20%,而 1 年内消化道出血>30%,长期出血事件最常见的部位在胃肠道[3]。抗栓治疗合并出血可明显增加患者死亡风险,且出血后停用抗栓药物也明显增加患者血栓风险[4-6]。如何处理抗栓治疗相关消化道出血的患者是临床上一个尚未解决的难点,在消化道出血后,如何调整抗栓治疗策略,特别是有明显应用抗栓药物指征的患者,目前国内外尚无统一共识。本文将对抗栓药物治疗期间发生消化道出血后抗栓药物的调整策略进行综述。

一、出血和血栓风险评估体系

抗栓治疗合并出血使患者的死亡风险显著升高,严重时常危及生命,故临床中,对心血管疾病患者加用抗栓药物治疗期间需对患者的出血和血栓风险进行评价,以预估易发生出血和血栓的高风险人群,提高临床关注,必要时采取一定的预防措施。研究报道[7-11],不同心血管疾病有不同的出血和血栓风险评价系统,临床中可根据不同情况选择参考使用。

（一）出血风险评估体系

1. 抗血小板药物治疗的出血风险评估 我国韩雅玲院士领衔的一项全国多中心、随机、双盲、安慰剂对照临床研究对比了新一代冠状动脉支架植入术后 6 个月或 12 个月双联抗血小板治疗与单联抗血小板治疗对胃肠道黏膜损伤的影响,提示冠状动脉支架植入术后胃肠道出血低风险患者双联抗血小板治疗 12 个月时 96.2% 患者出现胃黏膜损伤,45.4% 患者出现小肠黏膜损伤[12],严重的消化道损伤即可能出现消化道出血,故对冠状动脉支架植入术后服用双联抗血小板药物的患者进行出血风险评估尤为关键,筛选出血高风险患者给予一定的预防措施可明显改善预后,降低因出血导致的死亡率。

PRECISE-DAPT 评分即为冠状动脉支架植入术后服用双联抗血小板药物的出血风险评估体系[13]。预测变量包括年龄、肌酐清除率、血红蛋白、白细胞计数和既往自发性出血史，根据四分位数划分出血风险等级（≤10 分为风险极低，11~17 分为低风险，18~24 分为中度风险，≥25 分为高风险）。CRUSADE 为非 ST 段抬高心肌梗死及急性冠脉综合征患者冠状动脉支架植入术后院内出血评估[14-15]。内容包括基线红细胞比容、肾小球滤过率、心率、收缩压、性别、是否伴有心力衰竭、糖尿病、既往血管病史，分为 5 个风险分层（<21 分为很低危，21~30 分为低危，31~40 分为中危，41~50 分为高危，>50 分为很高危）。

针对冠状动脉支架植入术后服用双联抗血小板药物不同时间的出血风险均有相应的评分系统，例如 ACUITY-HORIZONS 评分用来评价急性冠脉综合征患者冠状动脉支架植入术后双联抗血小板治疗 30 天内的出血事件[16]，ARC-HBR 评分用来评价急性冠脉综合征患者冠状动脉支架植入术后双联抗血小板治疗 1 年内出血评估[17]，PARIS 评分用来评估药物洗脱支架植入术后 2 年内出血事件等[18]，临床中可根据患者不同时期选择相应的评分系统评价发生出血的危险程度。

2. 抗凝药物治疗的出血风险评估 心房颤动是一种常见的心律失常，目前全球有 3.35 亿例心房颤动患者，总体患病率为 2.9%[19]。抗凝治疗是心房颤动治疗的基石，治疗过程中出血风险不容忽视。HAS-BLED 评分主要用于心房颤动患者出血风险评估，在欧洲心脏调查心房颤动队列中得出并验证，其也可预测颅内出血、使用非维生素 K 拮抗剂后的出血以及用于预测接受桥接和经皮冠状动脉介入治疗的患者出血[20]。出血风险评分因素包括高血压（1 分）、肝功能异常（1 分）、肾功能异常（1 分）、脑卒中（1 分）、出血（1 分）、INR 不稳定（1 分）、年龄>65 岁（1 分）、伴随用药或饮酒史（各计 1 分），总分为 9 分。根据出血风险分级，HAS-BLED 评分≥5 分为极高危，3~4 分为高危，2 分为中危，1 分为低到中危，0 分为低危。ORBIT 评分为心房颤动抗凝相关出血评分[21]，内容包括高龄（≥75 岁，1 分）、血红蛋白下降（男性<13mg/dl，女性<12mg/dl）或红细胞比容低（男性<40%，女性<36%）或既往贫血（2 分）、既往出血史（2 分）、肾功能不全［肾小球滤过率<60ml/（min·1.73m^2），1 分］、抗血小板治疗（1 分），其中 0~2 分为低危患者，出血风险为 2.4%；3 分为中危患者，出血风险为 4.7%，4 分为高危患者，出血风险为 8.1%。

(二) 血栓风险评估体系

CHA$_2$DS$_2$-VASc 评分是血栓风险的评价体系[10]，内容包括：充血性心力衰竭（C）计 1 分，高血压（H）计 1 分，年龄≥75 岁（A）计 2 分，糖尿病（D）计 1 分，脑卒中／短暂性脑缺血发作／血栓栓塞病史（S）计 2 分，血管病变（V）计 1 分，年龄 65~74 岁（A）计 1 分，性别（女性，Sc）计 1 分，总积分为 9 分（表 6-1）。

表 6-1　血栓风险分级评估

风险分级	动脉粥样硬化血栓事件风险	心脏栓塞事件风险
极高危	ACS 或新一代药物洗脱支架 PCI 术后<8 天,生物血管支架术后<30 天	心房颤动合并 CHA$_2$DS$_2$-VASc 评分≥6 分,机械二尖瓣,心脏辅助装置
高危	ACS 或新一代药物洗脱支架 PCI 术后 8~30 天,生物血管支架术后 1~12 个月	心房颤动合并 CHA$_2$DS$_2$-VASc 评分为 4~5 分,机械主动脉瓣(双瓣)
中危	ACS 或新一代药物洗脱支架 PCI 术后 1~12 个月	心房颤动合并 CHA$_2$DS$_2$-VASc 评分为 2~3 分
低到中危	稳定性冠心病(ACS 或新一代药物洗脱支架 PCI 术后>12 个月)但是复杂病例(左主干,双支,再发 ACS)	心房颤动合并 CHA$_2$DS$_2$-VASc 评分为 1 分(男性)或 2 分(女性)
低危	稳定性冠心病(ACS 或新一代药物洗脱支架 PCI 术后>12 个月)无其他危险因素	心房颤动合并 CHA$_2$DS$_2$-VASc 评分为 0 分(男性)或 1 分(女性)

注:ACS,急性冠脉综合征;PCI,经皮冠状动脉介入治疗。

ATRIA 评分也为评估血栓风险评估的体系[22],具体项目包括女性、糖尿病、充血性心力衰竭、高血压、蛋白尿、估计肾小球滤过率<45ml/(min·1.73m^2)的终末期肾病,每项各积 1 分;年龄具体分为<65 岁、65~74 岁、75~84 岁、≥85 岁四层,若无脑卒中史分别积 0 分、3 分、5 分、6 分,若有脑卒中史分别积 8 分、7 分、7 分、9 分,高于 6 分被视为脑卒中高危风险,需进行抗凝治疗。

关于血栓风险的评估体系还有很多,例如 CHADS$_2$ 评分作为 CHA$_2$DS$_2$-VASc 评分的基础,可用于心房颤动患者脑卒中风险评估[23];R$_2$CHADS$_2$ 评分强调了肾病风险,适用于合并多风险因素的高脑卒中风险人群[24];ABC 评分依据患者的年龄、生物标志物、临床病史进行血栓风险评估,适用于合并 1 个危险因素以上的中高危患者[25]。临床实践中可根据患者的不同疾病情况选择不同的评价系统。

二、国内外指南中关于抗栓治疗相关消化道出血时抗栓药物调整的建议

(一)中国抗栓治疗相关消化道损伤预防和治疗专家组关于抗栓治疗相关消化道出血时抗栓药物调整的建议[26-27]

服用抗栓治疗的患者,当发生消化道损伤时是否停用抗血小板药物,需根据消化道损伤的危险和心血管疾病的危险个体化评价。如果患者仅表现为消化不良症状,可不停用抗血小板药物而给予抑酸药;如患者发生活动性出血,常需停用抗血小板药物直到出血情况稳定。但某些患者因停用抗血小板药物会增加血栓事件风险,尤其是急性冠脉综合征、植入裸金属支架 1 个月内、药物涂层支架 6 个月内的患者,建议尽量避免完全停用抗血小板药物。患者联合使用多种抗血小板和抗凝药物时,如果发生出血,应考虑减少药物种类和剂量。当

严重消化道出血威胁生命时,可能需要停用所有抗凝和抗血小板药物,停药3~5天后,如出血情况稳定,可重新开始使用阿司匹林或氯吡格雷,尤其是心血管疾病高危风险的患者。

　　阿司匹林导致的消化道出血在经过抑酸药治疗和/或内镜下止血后,在严密监测下至少观察24h,如没有发生再出血,可重新开始抗血小板治疗,但需与抑酸药联合使用,同时密切监测患者出血复发的可能。对于溃疡出血复发危险较高的患者,不建议用氯吡格雷替代阿司匹林,而应该给予阿司匹林和质子泵抑制剂联合治疗。

(二)亚太工作组关于抗栓治疗相关消化道出血时抗栓药物调整的建议[28]

　　指南建议:服用双联抗血小板药物的患者发生急性消化道出血时,不建议同时停用这两种抗血小板药物,因为停用这两种药物导致冠状动脉支架内血栓形成风险增高。而心房颤动和/或瓣膜性心脏病患者发生持续的消化道出血时,考虑可停止使用华法林或新型口服抗凝药。

　　接受抗血小板治疗的血栓形成高危患者发生消化道出血后,一旦达到止血效果,应立即恢复使用抗血小板药物,因为对于心脑血管疾病患者,较之增加消化道出血风险,抗血小板药物防止血栓栓塞事件的保护作用更为重要。虽然目前尚无研究探讨恢复使用抗血小板药物的最佳时机,但如果内镜检查显示溃疡基底干净,可考虑第一天就恢复使用。在接受内镜止血治疗的高危患者中,抗血小板药物可在治疗72h后(已度过再出血最高风险期)恢复使用。接受双联抗血小板治疗的患者如出现消化道出血,在达到止血效果后,应至少恢复使用一种抗血小板药物。不建议停用所有抗血小板药物,是因为与仅停用氯吡格雷后冠状动脉支架血栓形成中位时间为122天相比,同时停用两种药物导致血栓形成的中位时间可能只有7天[29]。如只使用一种抗血小板药物,应继续使用阿司匹林,因其致再出血的风险较低。另外,对于血栓形成风险较高的患者,如使用药物洗脱冠状动脉支架者,氯吡格雷的停用时间不应超过5天[30]。

　　亚太共识还推荐,使用新型口服抗凝药或华法林的血栓形成高危患者出现溃疡出血后,一旦达到止血效果,应恢复使用抗凝药物。高血栓栓塞风险患者止血成功后,应尽早恢复华法林治疗;新型口服抗凝药停药后,一旦出血得到控制,应更早恢复使用(1~2天内)。

(三)欧洲内镜学会关于抗栓治疗相关消化道出血时抗栓药物调整的建议

　　对于正在服用抗血小板药物发生消化道出血的患者,当内镜检查为高危征象(Forrest Ⅰa~Ⅱb级)时,建议服用低剂量阿司匹林用于心血管疾病一级预防的患者暂停使用阿司匹林,重新评估目前服用阿司匹林的风险与获益,可在溃疡愈合后恢复使用阿司匹林,如果临床需要,可提前恢复;对于服用阿司匹林用于心血管疾病二级预防的患者,建议内镜下止血治疗3天后恢复阿司匹林;对于服用双联抗血小板治疗的患者,建议不间断继续服用阿司匹林,尽早咨询心血管疾病专家确定恢复第二联抗血小板药物的时机。当内镜检查为低危征象(Forrest Ⅱc级、Ⅲ级)时,对于服用低剂量阿司匹林用于心血管疾病一级预防的患者,建议暂停使用阿司匹林,重新评估目前服用阿司匹林的风险与获益,如果临床需要,可在出院后恢复使用阿司匹林;对于低剂量阿司匹林用于心血管疾病二级预防的患者,推荐不间断继续服用阿司匹林;对于双联抗血小板治疗的患者,推荐不间断继续双联抗血小板治疗。

关于抗凝治疗,欧洲指南推荐服用维生素 K 拮抗剂的消化道出血患者停用维生素 K 拮抗剂并纠正凝血功能障碍;但对于需长期抗凝治疗的患者,出血停止后应重启抗凝治疗,重启时机根据患者基础情况决定。对于大多数患者,在出血事件后 7~15 天恢复使用华法林是安全的,并可有效预防血栓栓塞并发症。对于血栓形成高危患者,可在出血后 7 天内恢复抗凝治疗。

服用新型口服抗凝药的患者,消化道出血停止后,应重新启动抗凝治疗。建议应该考虑消化道出血的严重程度、患者复发消化道出血和血栓风险。根据华法林的经验,建议在出血后 7 天重新启动新型口服抗凝药治疗,可以在相同剂量或较低剂量下重新启动,同时给予抑酸治疗,并考虑清除幽门螺杆菌治疗。如果患者消化道出血的风险很高,可以改用华法林治疗并严格检查 INR。

(四)美国胃肠病学会关于抗栓治疗相关消化道出血时抗栓药物调整的建议[31]

指南建议:对于使用阿司匹林进行心血管二级预防的消化道出血患者,不建议停止阿司匹林治疗,对于使用阿司匹林进行二级预防的消化道出血且中断阿司匹林治疗的患者,建议在内镜下确认止血的当天恢复阿司匹林。

同时建议上消化道出血患者应在 24h 内进行内镜检查,下消化道出血患者应在 24~36h 内进行内镜检查,而止血治疗发生在内镜检查前或内镜检查时,在这个时间即使停用阿司匹林,阿司匹林仍然具有持续的抗血小板作用,因此停用阿司匹林对于初始止血的意义不大,对于使用阿司匹林进行心血管二级预防的消化道出血患者,不建议停止阿司匹林治疗。此外,如果消化道出血患者在临床就诊时停用阿司匹林,建议在内镜下成功止血后 24h 内快速恢复阿司匹林。在阿司匹林抗血小板作用减退之前恢复口服,不会对心血管事件产生太大影响。但值得注意的是,对于高溃疡出血风险患者,恢复阿司匹林增加了早期再出血发生的可能性。

(五)ESC 关于抗栓治疗相关消化道出血时抗栓药物调整的建议[32]

除了欧洲消化病学会和欧洲消化内镜学会对抗栓治疗相关消化道出血时抗栓药物调整有所推荐外,欧洲心脏病学会也对此类患者提出相关建议,其中指出应根据出血严重程度,综合调整抗栓治疗[33]。

1. 微小出血　微小出血指任何不需要医学干预及进一步评估的出血事件,例如皮肤擦伤及瘀斑、自愈性鼻出血、轻微结膜出血。

双联抗血小板治疗管理:患者可以继续双联抗血小板治疗。

口服抗凝药管理:患者可以继续或漏服一次抗凝药物。

一般建议:消除患者焦虑,与患者沟通并确定可能有效的预防策略,告知患者坚持服药的重要性。

2. 轻度出血　轻度出血指任何需要医学关注,但不需要住院治疗,例如非自愈性鼻出血、中度结膜出血、泌尿系统及消化系统少量失血、轻度咯血。

双联抗血小板治疗管理：患者可以继续双联抗血小板治疗；缩短双联抗血小板治疗时长或换用药效稍弱的 $P2Y_{12}$ 受体拮抗剂（如从替格瑞洛换为氯吡格雷），尤其适用于再发出血患者。

口服抗凝药管理：三联疗法降级为双联疗法，更倾向于氯吡格雷和抗凝药联合。

一般建议：消除患者焦虑，与患者沟通并确定可能有效的预防策略，告知患者坚持服药的重要性。

3. 中度出血　中度出血指任何明显出血（血红蛋白下降>30g/L）和/或需要住院治疗的出血，但不引起血流动力学紊乱及病情的快速进展，例如导致明显失血或需要输血的泌尿系统、呼吸系统及消化系统出血。

双联抗血小板治疗管理：建议停用双联抗血小板治疗，改为单一抗血小板治疗，更倾向保留 $P2Y_{12}$ 受体拮抗剂，尤其适用于上消化道出血患者；在安全的前提下，尽早恢复双联抗血小板治疗；缩短双联抗血小板治疗时长或换用药效稍弱的 $P2Y_{12}$ 受体拮抗剂（如从替格瑞洛或普拉格雷换为氯吡格雷），尤其适用于再发出血患者。

口服抗凝药管理：除血栓风险较高患者（如植入机械瓣膜、心脏辅助装置等）外，均可停用抗凝药，必要时使用拮抗药控制出血；若存在临床缺血征象，则1周内恢复用药；服用维生素K拮抗剂的患者，除高血栓风险者外，INR应控制在2.0~2.5；服用新型口服抗凝药的患者，调整用量到最低有效剂量；若三联疗法出血，降级为双联疗法，倾向于氯吡格雷和口服抗凝药联合；若双联疗法出血，安全情况下停用抗血小板药物。

一般建议：消化道出血者静脉应用质子泵抑制剂，确诊并治疗可能引起出血的合并症（如消化性溃疡、痔疮、肿瘤），告知患者坚持服药的重要性。

4. 重度出血　重度出血指任何严重出血（血红蛋白下降>50g/L），需要住院治疗，但不引起血流动力学紊乱及病情的进展，例如泌尿生殖系统、呼吸系统及消化系统出血。

双联抗血小板治疗管理：停用双联抗血小板治疗，改为单联抗血小板治疗，更倾向保留 $P2Y_{12}$ 受体拮抗剂，尤其适用于上消化道出血患者；治疗后仍持续出血或不能及时止血时，停用所有抗栓药物；一旦出血停止，重新评估双联抗血小板治疗或单联抗血小板治疗的需要，上消化道出血患者优先选择 $P2Y_{12}$ 受体拮抗剂；恢复双抗情况下，可以缩短双联抗血小板治疗的疗程或换用药效稍弱的 $P2Y_{12}$ 受体拮抗剂（如从替格瑞洛换为氯吡格雷），尤其适用于再发出血患者。

口服抗凝药管理：除血栓风险较高患者（如植入二尖瓣机械瓣膜或心脏辅助装置）外，均考虑停用抗凝药或应用抗凝药拮抗剂；若存在临床缺血征象，则1周内恢复用药。服用维生素K拮抗剂的患者，除高缺血风险者外，INR应控制在2.0~2.5；服用新型口服抗凝药的患者，调整用量到最低有效剂量；若三联疗法出血，降级为双联疗法，倾向于氯吡格雷和口服抗凝药联合；若双联疗法出血，安全情况下停用抗血小板药物。

一般建议：消化道出血者静脉应用质子泵抑制剂；血红蛋白<70~80g/L 患者输悬浮红细胞治疗；如果情况允许，行急诊手术或内镜下止血治疗。

5. 危及生命的出血 危及生命的出血指任何威胁生命的严重活动性出血,例如泌尿系统、呼吸系统或消化系统大量显性失血,颅内、椎管内或眼内活动性出血以及任何引起血流动力学不稳定的出血。

双联抗血小板治疗管理:立刻停止所有抗栓药物;一旦出血停止,重新评估双联抗血小板治疗或单联抗血小板治疗的需要,上消化道出血患者优先选择 P2Y$_{12}$ 受体拮抗剂。

口服抗凝药管理:停止口服抗凝药和使用拮抗药。

一般建议:血压低者,行液体替代疗法;无论血红蛋白值为多少,均输悬浮红细胞治疗;如果情况允许,行急诊手术或内镜下止血治疗。

综上,不同学科指南对于抗栓治疗消化道出血患者抗栓药物的调整推荐不完全一致,可能由于不同学科关注出血和血栓的角度不同,指南无法涵盖所有患者的情况。因此,临床中应针对患者出血和血栓风险情况进行个体化评估,制定个体化治疗方案,多学科专家共同会诊以决定抗栓药物调整策略,减少不良事件的发生。

参考文献

[1] 胡盛寿, 王增武.《中国心血管健康与疾病报告 2022》概述 [J]. 中国心血管病研究, 2023, 21 (7): 577-600.

[2] MEHRAN R, RAO S V, BHATT D L, et al. Standardized bleeding definitions for cardiovascular clinical trials: a consensus report from the Bleeding Academic Research Consortium [J]. Circulation, 2011, 123 (23): 2736-2747.

[3] KOSKINAS K C, RÄBER L, ZANCHIN T, et al. Clinical impact of gastrointestinal bleeding in patients undergoing percutaneous coronary interventions [J]. Circ Cardiovasc Interv, 2015, 8 (5): e002053.

[4] EIKELBOOM J W, MEHTA S R, ANAND S S, et al. Adverse impact of bleeding on prognosis in patients with acute coronary syndromes [J]. Circulation, 2006, 114 (8): 774-782.

[5] GÉNÉREUX P, GIUSTINO G, WITZENBICHLER B, et al. Incidence, Predictors, and Impact of Post-Discharge Bleeding After Percutaneous Coronary Intervention [J]. J Am Coll Cardiol, 2015, 66 (9): 1036-1045.

[6] HAMON M, LEMESLE G, TRICOT O, et al. Incidence, source, determinants, and prognostic impact of major bleeding in outpatients with stable coronary artery disease [J]. J Am Coll Cardiol, 2014, 64 (14): 1430-1436.

[7] ABRAHAM N S. Management of Antiplatelet Agents and Anticoagulants in Patients with Gastrointestinal Bleeding [J]. Gastrointest Endosc Clin N Am, 2015, 25 (3): 449-462.

[8] CHAN F K L, GOH K L, REDDY N, et al. Management of patients on antithrombotic agents undergoing emergency and elective endoscopy: joint Asian Pacific Association of Gastroenterology (APAGE)and Asian Pacific Society for Digestive Endoscopy (APSDE)practice guidelines [J]. Gut, 2018, 67 (3): 405-417.

[9] FARCAS A, BATAGA S, CIJEVSCHI C, et al. Gastrointestinal endoscopy in patients on direct oral anticoagulants. A consensus paper of the Romanian Society of Gastroenterology and Hepatology [J]. J Gastrointestin Liver Dis, 2018, 27 (2): 179-187.

[10] HALVORSEN S, STOREY R F, ROCCA B, et al. Management of antithrombotic therapy after bleeding

in patients with coronary artery disease and/or atrial fibrillation: expert consensus paper of the European Society of Cardiology Working Group on Thrombosis [J]. Eur Heart J, 2017, 38 (19): 1455-1462.

[11] SCOTT M J, VEITCH A, THACHIL J. Reintroduction of anti-thrombotic therapy after a gastrointestinal haemorrhage: if and when? [J]. Br J Haematol, 2017, 177 (2): 185-197.

[12] HAN Y, LIAO Z, LI Y, et al. Magnetically Controlled Capsule Endoscopy for Assessment of Antiplatelet Therapy-Induced Gastrointestinal Injury [J]. J Am Coll Cardiol, 2022, 79 (2): 116-128.

[13] COSTA F, KLAVEREN D V, JAMES S, et al. Derivation and validation of the predicting bleeding complications in patients undergoing stent implantation and subsequent dual antiplatelet therapy (PRECISE-DAPT)score: a pooled analysis of individual-patient datasets from clinical trials [J]. Lancet, 2017, 389 (10073): 1025-1034.

[14] BRINZA C, BURLACU A, TINICA G, et al. A Systematic Review on Bleeding Risk Scores'Accuracy after Percutaneous Coronary Interventions in Acute and Elective Settings [J]. Healthcare (Basel), 2021, 9 (2): 148.

[15] SUBHERWAL S, BACH R G, CHEN A Y, et al. Baseline risk of major bleeding in non-ST-segment-elevation myocardial infarction: the CRUSADE (Can Rapid risk stratification of Unstable angina patients Suppress ADverse outcomes with Early implementation of the ACC/AHA Guidelines)Bleeding Score [J]. Circulation, 2009, 119 (14): 1873-1882.

[16] MEHRAN R, POCOCK S J, STONE G W, et al. Associations of major bleeding and myocardial infarction with the incidence and timing of mortality in patients presenting with non-ST-elevation acute coronary syndromes: a risk model from the ACUITY trial [J]. Eur Heart J, 2009, 30 (12): 1457-1466.

[17] URBAN P, MEHRAN R, COLLERAN R, et al. Defining high bleeding risk in patients undergoing percutaneous coronary intervention: a consensus document from the Academic Research Consortium for High Bleeding Risk [J]. Eur Heart J, 2019, 40 (31): 2632-2653.

[18] BABER U, MEHRAN R, GIUSTINO G, et al. Coronary Thrombosis and Major Bleeding After PCI With Drug-Eluting Stents: Risk Scores From PARIS [J]. J Am Coll Cardiol, 2016, 67 (19): 2224-2234.

[19] BENJAMIN E J, MUNTNER P, ALONSO A, et al. Heart Disease and Stroke Statistics-2019 Update: A Report From the American Heart Association [J]. Circulation, 2019, 139 (10): e56-e528.

[20] PISTERS R, LANE D A, NIEUWLAAT R, et al. A novel user-friendly score (HAS-BLED)to assess 1-year risk of major bleeding in patients with atrial fibrillation: the Euro Heart Survey [J]. Chest, 2010, 138 (5): 1093-1100.

[21] O'BRIEN E C, SIMON D N, THOMAS L E, et al. The ORBIT bleeding score: a simple bedside score to assess bleeding risk in atrial fibrillation [J]. Eur Heart J, 2015, 36 (46): 3258-3264.

[22] ASPBERG S, CHANG Y, ATTERMAN A, et al. Comparison of the ATRIA, $CHADS_2$, and CHA_2DS_2-VASc stroke risk scores in predicting ischaemic stroke in a large Swedish cohort of patients with atrial fibrillation [J]. Eur Heart J, 2016, 37 (42): 3203-3210.

[23] GAGE B F, WATERMAN A D, SHANNON W, et al. Validation of clinical classification schemes for predicting stroke: results from the National Registry of Atrial Fibrillation [J]. JAMA, 2001, 285 (22): 2864-2870.

[24] BAUTISTA J, BELLA A, CHAUDHARI A, et al. Advanced chronic kidney disease in non-valvular atrial fibrillation: extending the utility of R_2CHADS_2 to patients with advanced renal failure [J]. Clin Kidney J, 2015, 8 (2): 226-231.

[25] HIJAZI Z, LINDBÄCK J, ALEXANDER J H, et al. The ABC (age, biomarkers, clinical history)stroke risk score: a biomarker-based risk score for predicting stroke in atrial fibrillation [J]. Eur Heart J, 2016, 37 (20):

1582-1590.

[26] 抗栓治疗消化道损伤防治专家组. 抗栓治疗消化道损伤防治中国专家建议 (2016·北京) [J]. 中华内科杂志, 2016, 55 (7): 564-567.

[27] 抗血小板药物消化道损伤的预防和治疗中国专家共识组. 抗血小板药物消化道损伤的预防和治疗中国专家共识 (2012 更新版) [J]. 中华内科杂志, 2013, 52 (3): 264-270.

[28] SUNG J J, CHIU P W, CHAN F K L, et al. Asia-Pacific working group consensus on non-variceal upper gastrointestinal bleeding: an update 2018 [J]. Gut, 2018, 67 (10): 1757-1768.

[29] EISENBERG M J, RICHARD P R, LIBERSAN D, et al. Safety of short-term discontinuation of anti-platelet therapy in patients with drug-eluting stents [J]. Circulation, 2009, 119 (12): 1634-1642.

[30] ASGE Standards of Practice Committee, ACOSTA R D, ABRAHAM N S, et al. The management of anti-thrombotic agents for patients undergoing GI endoscopy [J]. Gastrointest Endosc, 2016, 83 (1): 3-16.

[31] ABRAHAM N S, BARKUN A N, SAUER B G, et al. American College of Gastroenterology-Canadian Association of Gastroenterology Clinical Practice Guideline: Management of Anticoagulants and Anti-platelets During Acute Gastrointestinal Bleeding and the Periendoscopic Period [J]. Am J Gastroenterol, 2022, 117 (4): 542-558.

[32] GRALNEK I M, STANLEY A J, MORRIS A J, et al. Endoscopic diagnosis and management of nonvariceal upper gastrointestinal hemorrhage (NVUGIH): European Society of Gastrointestinal Endoscopy (ESGE)Guideline-Update 2021 [J]. Endoscopy, 2021, 53 (3): 300-332.

[33] VALGIMIGLI M, BUENO H, BYRNE R A, et al. 2017 ESC focused update on dual antiplatelet therapy in coronary artery disease developed in collaboration with EACTS [J]. Eur J Cardiothorac Surg, 2018, 53 (1): 34-78.

第七章

北京安贞医院消化内科团队临床实践

北京安贞医院消化内科团队在张杰教授的带领下在国内率先成立"心血管疾病相关的消化系统疾病知名专家团队",长期致力于抗栓治疗相关消化道黏膜损伤的临床研究,从2017年起开始通过磁控胶囊内镜来观察抗栓治疗对消化道黏膜的损伤,现将相关临床实践结果报告进行总结。

一、阿司匹林相关胃和小肠黏膜损伤

胃镜检查是目前消化道黏膜损伤最常用的检测方法,但作为一种侵入性检查方法,有其局限性,很多患者对胃镜检查缺乏正确认识,检查前或检查中出现恐惧、焦虑、抑郁等负面情绪,严重时可造成患者胃镜检查率低或因不配合而导致胃镜检查失败,进而错过最佳诊疗时机,且胃镜检查只能观察上消化道(食管、胃、部分十二指肠);对于服用阿司匹林的患者一般需要检查前停药1周,停药期间会增加此类患者心脑血管疾病的风险;而传统胶囊内镜只能完成对小肠黏膜的检查,目前临床缺乏针对服用阿司匹林肠溶片的患者同时检查其胃和小肠黏膜损伤的方法。磁控胶囊内镜是能够一次性完成对胃和全小肠黏膜检查的新技术,具有舒适化、无痛苦、不插管、无创伤等优点,是传统电子胃镜的有益补充,因此特别适合于正在服用阿司匹林的患者胃和小肠黏膜损伤的检查。2017年9—11月北京安贞医院消化内科团队招募了在本院就诊的服用阿司匹林肠溶片>3个月且无消化道症状的患者(15例)以及健康志愿者(20例),行磁控胶囊内镜检查,比较服用阿司匹林组和健康组两组间胃和小肠黏膜损伤评分及相关时间指标的差别,同时观察磁控胶囊内镜的排出率和耐受性。

胃黏膜损伤评价采用改良 Lanza 评分[1],具体标准如下:①无糜烂、出血点,计 0 分;②1 个胃域有糜烂、出血点,糜烂、出血点 1~2 个,计 1 分;③1 个胃域有糜烂、出血点,糜烂、出血点 3~5 个,计 2 分;④2 个胃域以上有糜烂、出血点,或 1 个胃域有 6 个以上的糜烂、出血点,但整个胃体不超过 10 个糜烂、出血点,计 3 分;⑤胃溃疡或糜烂、出血点在 3 个及以上胃域或多个部位,超过 10 个,计 4 分。

小肠黏膜损伤评价采用小肠病变内镜 5 级评分系统[2],具体标准如下:正常,计 0 分;仅有瘀点或红斑,计 1 分;1~4 处糜烂或出血点,计 2 分;4 处以上糜烂或出血点,计 3 分;大的糜烂和 / 或溃疡形成,计 4 分。

胃检查时间为胶囊进入十二指肠的时间减去进入胃的时间。小肠通过时间为胶囊到达回盲部的时间减去进入十二指肠的时间。研究发现,服用肠溶阿司匹林的患者胃和小肠黏膜损伤评分明显高于健康志愿者[4(3,4)分 *vs.* 1(0,2)分;1(1,2)分 *vs.* 0(0,0)分],差异有统计学意义($P<0.05$,表7-1)。两组受试者胃检查时间、小肠通过时间和胶囊内镜排出时间差异无统计学意义($P>0.05$)。35例受试者均顺利完成磁控胶囊内镜检查,胶囊均顺利排出,排出率为100%。大多数受试者吞服胶囊20~48h后排出胶囊,1例受试者120h排出胶囊。完全耐受磁控胶囊内镜检查33例(94.3%),出现轻度不适2例(5.7%),不良反应均在24h内自行缓解。研究表明,无消化道症状、服用阿司匹林肠溶片的患者较健康志愿者胃和小肠黏膜损伤明显增加;磁控胶囊内镜检查无创且无须停用阿司匹林,可用于正在服用阿司匹林的患者胃和小肠黏膜损伤的实时观察[3]。

表7-1　服肠溶阿司匹林的患者及健康志愿者胃和小肠黏膜损伤评分比较

项目	服阿司匹林的患者(15例)	健康志愿者(20例)	*P*值
年龄/岁	55.8±9.3	52.1±6.8	0.177
性别(男/女)	9例/6例	10例/10例	0.557
胃黏膜损伤Lanza评分/分	4(3,4)	1(0,2)	0.000
小肠黏膜损伤Lanza评分/分	1(1,2)	0(0,0)	<0.001
胃检查时间/min	46(45,55)	53(46,55)	0.144
小肠通过时间/min	230(176,270)	236(194,246)	0.559
胶囊排出时间/h	22(21,32)	24(22,32)	0.397

注:组间比较采用χ^2检验、独立样本t检验或Mann-Whitney秩和检验。

为了进一步探讨阿司匹林相关小肠黏膜损伤的危险因素,北京安贞医院消化内科团队选取了2017年9月—2019年6月在本院就诊的服用肠溶阿司匹林的患者60例,均行胶囊内镜检查观察小肠黏膜的损伤情况。结果发现,60例服用肠溶阿司匹林的患者中,37例(61.7%)存在至少1处小肠黏膜损伤(糜烂或溃疡),其中大的糜烂和/或溃疡9例(15.0%)。损伤组患者年龄、服用肠溶阿司匹林时间较无损伤组明显增加[(60±9)岁 *vs.*(55±9)岁;24.0(6.0,84.0)个月 *vs.* 8.0(2.0,12.0)个月],差异均有统计学意义($P<0.05$)。二元Logistic回归单变量分析结果显示,年龄≥60岁及服用肠溶阿司匹林时间>12个月为患者出现小肠黏膜损伤的危险因素($OR=7.500$,95%CI 2.244~25.062,$P=0.001$;$OR=5.914$,95%CI 1.794~19.498,$P=0.003$,表7-2)。研究表明,61.7%服用肠溶阿司匹林的患者存在不同程度小肠黏膜损伤,其中15.0%患者存在大的糜烂和/或溃疡,年龄≥60岁和服药时间>12个月是患者出现小肠黏膜损伤的危险因素[4]。

表 7-2　肠溶阿司匹林相关小肠黏膜损伤的危险因素分析

因素	比值比（OR）	95% 置信区间（95%CI）	P 值
年龄 ≥ 60 岁	7.500	2.244~25.062	0.001
男性	1.261	0.415~3.827	0.683
体重指数 ≥ 25.0kg/m²	1.010	0.353~2.885	0.986
服用肠溶阿司匹林时间 > 12 个月	5.914	1.794~19.498	0.003
使用质子泵抑制剂	4.258	0.478~37.909	0.194
吸烟	2.897	0.557~15.054	0.206
饮酒	1.556	0.359~6.793	0.555
高血压	1.420	0.489~4.120	0.519
糖尿病	1.097	0.357~3.375	0.872
冠状动脉粥样硬化性心脏病	0.886	0.309~2.542	0.822
心房颤动	0.611	0.036~10.274	0.732
脑梗死	0.926	0.143~6.012	0.936
高脂血症	0.624	0.213~1.826	0.389

北京安贞医院消化内科团队又对中老年患者胃和小肠黏膜损伤的情况进行比较。选择 2017 年 9 月—2019 年 7 月在本院就诊的服用肠溶阿司匹林的中老年患者 64 例，按年龄分为老年组（≥ 60 岁）和中年组（45~< 60 岁），每组 32 例。所有患者均行磁控胶囊内镜检查，观察胃和小肠黏膜的损伤情况，比较两组患者的临床资料。本研究发现老年组患者小肠黏膜糜烂和 / 或溃疡的比例为 87.5%，高于中年组的 40.6%，差异有显著性（P<0.001）。老年组患者小肠黏膜有较大的糜烂和 / 或溃疡的比例为 28.1%（9 例），高于中年组的 6.2%（2 例），差异有显著性（P=0.043）。老年组患者服用肠溶阿司匹林的时间为 24.0（12.0~120.0）个月，长于中年组的 8.5（2.0~42.0）个月，差异有显著性（P=0.011）。两组患者性别比例、体重指数、消化性溃疡病史、吸烟史、饮酒史、所患疾病（高血压、糖尿病、冠心病、心房颤动、高脂血症）比例的差异均无显著性（P 均>0.05）。两组患者胃黏膜损伤 Lanza 评分差异无显著性，两组患者胃检查时间和小肠通过时间差异无显著性。可能的原因是，肠道菌群构成改变会导致老年患者小肠黏膜损伤修复能力降低，其具体机制尚需进一步研究。研究表明，服肠溶阿司匹林的老年患者小肠黏膜损伤比例明显高于中年患者，可能与老年患者服药时间长有关；可通过磁控胶囊内镜检查来监测老年患者胃和小肠黏膜损伤情况，以指导临床用药[5]。

二、阿司匹林相关小肠黏膜损伤的治疗

传统观点认为，阿司匹林可以抑制环氧合酶，减少前列腺素合成，导致黏膜血流量和黏液合成减少，黏膜通透性增高，从而引起小肠黏膜损伤；也可通过损伤线粒体功能，导致细胞间连接完整性破坏、上皮通透性增高[6-8]。最新研究发现，阿司匹林还可以破坏肠道黏膜屏障功能，加速细菌侵入黏膜，导致菌群移位，激活炎症反应，引起小肠黏膜损伤[9-10]。

乳酸菌是目前研究最多的小肠黏膜损伤保护性益生菌[11]。Suzuki 等[12]发现,32 例患者饮用含有格氏乳杆菌(*Lactobacillus gasseri*,又称加氏乳杆菌)的酸奶可明显改善阿司匹林相关小肠黏膜损伤情况和胃肠道症状评分。Endo 等[13]发现 13 例服用小剂量阿司匹林和奥美拉唑 3 个月以上的不明原因缺铁性贫血患者,干酪乳杆菌代田株治疗 3 个月后,小肠黏膜损伤明显降低,但以上研究样本量偏小。

为了验证乳酸菌对小肠黏膜损伤的保护作用,北京安贞医院消化内科团队受北京市医院管理中心消化内科学科协同发展中心特色项目基金支持,招募长期服用肠溶阿司匹林的患者53 例,根据随机数字表法将存在小肠黏膜损伤的受试者随机分为乳酸菌组和对照组,其中乳酸菌组 25 例,对照组 28 例,乳酸菌组受试者继续服用肠溶阿司匹林,同时联合复合乳酸菌胶囊治疗 2 个月,对照组受试者在原有药物的基础上不再加用其他任何药物治疗。乳酸菌组治疗 2 个月后小肠黏膜损伤评分较基线明显减轻($P<0.001$,表 7-3),评分分别为 1.0(0,2.0)分和2.0(2.0,3.0)分;乳酸菌组治疗 2 个月后红斑和糜烂发病率明显低于基线($P=0.021$,$P=0.006$),红斑为 20.0% 和 52.0%,糜烂为 40.0% 和 80.0%;乳酸菌组治疗 2 个月后小肠溃疡发病率较基线降低($P=0.250$),为 4.0% 和 16.0%。对照组 2 个月后小肠损伤评分较基线无明显变化($P=0.408$),评分分别为 2.0(1.0,2.0)分和 2.0(1.3,2.0)分;对照组 2 个月后红斑和糜烂发病率较基线无明显变化($P=0.289$,$P=0.687$),红斑为 57.1% 和 71.4%,糜烂为 54.3% 和 71.4%;对照组 2 个月后小肠溃疡发病率较基线升高($P=0.250$),为 18.0% 和 7.1%。乳酸菌组和对照组组间比较发现,乳酸菌组红斑和糜烂的改善率明显高于对照组($P=0.027$,$P=0.022$),乳酸菌组小肠溃疡的改善率为 75.0%,而对照组无改善。乳酸菌组和对照组 2 个月前后胃黏膜损伤改良Lanza 评分均无明显变化,复合乳酸菌胶囊治疗对阿司匹林相关的胃黏膜损伤无作用。研究表明,复合乳酸菌胶囊可以改善阿司匹林相关的小肠黏膜[14]。

表 7-3 乳酸菌组和对照组基线及治疗 2 个月后小肠黏膜损伤评分比较

项目	基线	治疗 2 个月后	P 值
乳酸菌组			
小肠病变内镜 5 级评分	2.0(2.0,3.0)分	1.0(0,2.0)分	<0.001
红斑发病率	13 例(52.0%)	5 例(20.0%)	0.021
糜烂发病率	20 例(80.0%)	10 例(40.0%)	0.006
溃疡发病率	4 例(16.0%)	1 例(4.0%)	0.250
对照组			
小肠病变内镜 5 级评分	2.0(1.3,2.0)分	2.0(1.0,2.0)分	0.408
红斑发病率	20 例(71.4%)	16 例(57.1%)	0.289
糜烂发病率	20 例(71.4%)	15 例(54.3%)	0.687
溃疡发病率	2 例(7.1%)	5 例(18.0%)	0.250

注:非正态分布的计量资料以 M(P25,P75)表示,治疗前、后自身比较采用 Wilcoxon 检验;计数资料以例(%)表示,组间比较采用 χ^2 检验或 Fisher 精确检验。

三、服用阿司匹林的患者非静脉曲张上消化道出血风险评分的临床应用研究

应用合适、准确的评分系统对服用肠溶阿司匹林的患者进行风险分层,有助于为患者提供有效的个体化治疗,从而降低高危患者的出血发生率,改善预后,也可为合理分配医疗资源提供重要依据。目前临床常用的针对急性非静脉曲张上消化道出血相关的评分系统还包括 Rockall 评分、Glasgow-Blatchford 评分、AIMS65 评分等[15-18]。Rockall 评分是目前临床上常用的评分系统之一,该评分包括年龄、血流动力学(收缩压和脉率)、合并症及内镜检查结果(内镜诊断和内镜下出血征象),根据评分结果对患者进行风险分层。国内外研究均已证实其在评估非静脉曲张上消化道出血患者再出血及死亡风险方面有一定临床价值。Glasgow-Blatchford 评分是为了预测上消化道出血患者是否需要接受输血、内镜治疗或外科手术治疗等临床干预而建立的,该评分包括收缩压、血红蛋白、血尿素氮及其他变量(脉率、黑便、晕厥、肝病和心力衰竭),总分为 0~23 分,对于评分为 0 分的患者,需要临床干预的风险<0.5%,评分>2 分是非静脉曲张上消化道出血内镜干预的预测指标。AIMS65 评分通过白蛋白、INR、意识改变、收缩压及年龄 5 项指标来预测上消化道出血患者的死亡风险和住院时间。上述评分均用于对急性非静脉曲张上消化道出血发生后的治疗及预后的评估,但都没有涉及抗栓治疗药物的作用。

为了探讨服用肠溶阿司匹林的患者非静脉曲张上消化道出血风险评分的临床应用价值,消化内科团队连续纳入 2022 年 1—7 月于北京安贞医院住院的正在服用肠溶阿司匹林的患者 158 例。按照服用肠溶阿司匹林的患者非静脉曲张上消化道出血风险荷兰评分标准进行评价:①年龄:18~<60 岁为 0 分,60~<70 岁为 1 分,≥70 岁为 2 分;②糖尿病:无为 0 分,有为 1 分;③贫血史:无为 0 分,有为 2 分;④联用其他抗血小板药物:无为 0 分,有为 2 分;⑤联用抗凝药物:无为 0 分,有为 7 分。总评分为 0~14 分,≤2 分为低危组,>2 分为高危组。比较两组住院期间上消化道出血发生情况,采用受试者工作特征曲线及曲线下面积评价荷兰风险评分对服用肠溶阿司匹林的患者非静脉曲张上消化道出血的预测价值。研究发现,158 例患者中低危组 62 例、高危组 96 例。高危组上消化道出血发生率高于低危组[28.1%(27/96) vs. 6.5%(4/62)],差异有统计学意义(P<0.001)。受试者工作特征曲线分析结果显示,荷兰风险评分预测非静脉曲张上消化道出血的曲线下面积为 0.872(95%CI 0.780~0.964,P<0.001),最佳截断值为 6.0 分,敏感度为 77.4%,特异度为 100.0%,准确度为 95.6%。其中 31 例上消化道出血患者均进行了磁控胶囊胃镜检查,并且 31 例上消化道出血患者均发现病变,检出率为 100%,其中胃溃疡 11 例,十二指肠溃疡 9 例,复合性溃疡 7 例,炎症性病变(糜烂、红斑、充血、水肿)4 例。研究表明,荷兰风险评分对服用肠溶阿司匹林的患者非静脉曲张上消化道出血有较高的预测价值,临床医师可根据评分结果及时调整患者治疗方案并进行针对性治疗及预防,以降低患者上消化道出血风险;对于高危患者应定期监测大便隐血,以便尽早识别出血患者,同时可对高危患者进行磁控胶囊胃

镜检查明确诊断[19]。

四、双联抗血小板治疗相关胃和小肠黏膜损伤

北京安贞医院消化内科团队选取了 2021 年 1 月—2022 年 12 月在本院就诊的服用双联抗血小板治疗的心血管疾病患者、单独服用阿司匹林肠溶片的患者以及健康对照组,均行磁控胶囊内镜检查观察胃和小肠黏膜损伤情况,比较各组间胃及小肠黏膜损伤的差异。双联抗血小板治疗组 48 例,单独服用阿司匹林肠溶片组 40 例,健康对照组 50 例入选研究。其中双联抗血小板治疗组分为两个亚组,阿司匹林联合替格瑞洛治疗的患者 21 例,阿司匹林联合氯吡格雷治疗的患者 27 例。研究发现,胃黏膜损伤 Lanza 评分、小肠黏膜损伤评分在双联抗血小板治疗组、单独服用阿司匹林肠溶片组及健康对照组三组之间比较存在明显差异($P < 0.001$,表 7-4),双联抗血小板治疗组高于单独服用阿司匹林肠溶片组,单独服用阿司匹林肠溶片组高于健康对照组。双联抗血小板治疗组中有 30 例合并消化道出血(14 例大便潜血阳性,16 例黑便、血红蛋白下降 30g/L 以上),单用阿司匹林治疗组中有 11 例合并消化道出血(4 例大便潜血阳性,7 例黑便、血红蛋白下降 30g/L 以上),健康对照组没有消化道出血,三组间合并消化道出血比例有统计学差异,合并消化道出血的发生率双联抗血小板治疗组高于单用阿司匹林治疗组高于对照组($P < 0.001$)。另外,双联抗血小板治疗组、单用阿司匹林治疗组和健康对照组这三组胃溃疡的发病率分别为 45.8%、15.0% 和 0($P < 0.001$),十二指肠溃疡的发病率分别为 31.3%、22.5% 和 0($P < 0.001$),空肠与回肠黏膜发生炎症或溃疡的发病率分别为 89.6%、67.5% 和 8%($P < 0.001$)。抗血小板治疗的患者中发生胃溃疡、十二指肠溃疡以及空肠与回肠黏膜损伤的比例远高于健康对照组,其中双联抗血小板治疗的患者出现消化道黏膜损伤重于单独服用阿司匹林的患者,更重于健康对照组。双联抗血小板治疗亚组再分析结果显示,阿司匹林联合替格瑞洛组中有 11 例合并消化道出血(5 例大便潜血阳性,6 例黑便、血红蛋白下降 30g/L 以上),阿司匹林联合氯吡格雷组中有 19 例合并消化道出血(9 例大便潜血阳性,10 例黑便、血红蛋白下降 30g/L 以上),两组患者合并消化道出血比例没有统计学差异($P=0.202$)。两组患者的胃黏膜损伤 Lanza 评分、小肠黏膜损伤评分比较无明显差异($P=0.757,P=0.131$),两组患者胃溃疡的发病率分别为 47.6% 和 44.4%,十二指肠溃疡发病率分别为 23.8% 和 37%,空肠与回肠黏膜发生炎症或溃疡的发病率分别为 95.2% 和 85.2%($P=0.827,P=0.327,P=0.513$),说明双联抗血小板治疗的患者在阿司匹林联合替格瑞洛组与阿司匹林联合氯吡格雷组之间比较,消化道黏膜损伤无明显差异(表 7-5)。研究表明,双联抗血小板治疗对胃及小肠黏膜损伤较单用阿司匹林治疗和健康对照者明显增加;阿司匹林联合替格瑞洛组和阿司匹林联合氯吡格雷组间无明显差异。

表 7-4　三组基本资料及消化道黏膜损伤评分比较

项目	双联抗血小板治疗组 (48 例)	单用阿司匹林治疗组 (40 例)	健康对照组 (50 例)	P 值
年龄 / 岁	60.7 ± 9.9	60.5 ± 10.2	57.2 ± 8.0	0.120
性别(男 / 女)	34 例 /14 例	28 例 /12 例	33 例 /17 例	0.860
合并消化道出血	30 例(62.5%)	11 例(27.5%)	0 例(0)	<0.001
胃黏膜 Lanza 评分	3.5(2.25,5.0)分	2.0(1.0,2.0)分	1.0(1.0,2.0)分	<0.001
小肠病变内镜 5 级评分	2.0(1.0,4.0)分	1.0(0.25,3.5)分	0(0,1.0)分	<0.001
胃溃疡发病率	22 例(45.8%)	6 例(15.0%)	0 例(0)	<0.001
十二指肠溃疡发病率	15 例(31.3%)	9 例(22.5%)	0 例(0)	<0.001
空肠与回肠黏膜炎症或 溃疡发病率	43 例(89.6%)	27 例(67.5%)	4 例(8.0%)	<0.001

注:正态分布计量资料以均数 ± 标准差表示,组间比较采用t检验,多组间比较采用单因素方差分析;计数资料以例(%)表示,组间比较采用 χ^2 检验或 Fisher 精确检验;非正态分布的计量资料用 M(P25,P75)表示,多组间比较采用非参数检验方法中的 Kruskal-Wallis H 检验。

表 7-5　双联抗血小板治疗两个亚组基本资料及消化道黏膜损伤评分比较

项目	阿司匹林联合替格瑞洛组 (21 例)	阿司匹林联合氯吡格雷组 (27 例)	P 值
年龄 / 岁	57.8 ± 9.9	62.9 ± 9.4	0.640
性别(男 / 女)	16 例 /5 例	18 例 /9 例	0.471
合并消化道出血	11 例(52.4%)	19 例(70.4%)	0.202
胃黏膜 Lanza 评分	3.0(2.0,5.0)分	4.0(3.0,5.0)分	0.757
小肠病变内镜 5 级评分	2.0(1.0,4.0)分	4.0(2.0,4.0)分	0.131
胃溃疡发病率	10 例(47.6%)	12 例(44.4%)	0.827
十二指肠溃疡发病率	5 例(23.8%)	10 例(37.0%)	0.327
空肠与回肠黏膜炎症或溃疡发病率	20 例(95.2%)	23 例(85.2%)	0.513

注:正态分布计量资料以均数 ± 标准差表示,组间比较采用t检验;计数资料以例(%)表示,组间比较采用 χ^2 检验或 Fisher 精确检验;非正态分布的计量资料用 M(P25,P75)表示,组间比较采用非参数检验方法中的 Mann-Whitney U 秩和检验。

五、新型口服抗凝药相关胃和小肠黏膜损伤

北京安贞医院消化内科团队回顾性分析本院 10 例因心房颤动服用新型口服抗凝药(利伐沙班或达比加群酯)治疗后大便潜血阳性患者的磁控胶囊内镜检查结果,发现患者胃和小肠病变检出率为 100%,其中胃炎伴糜烂 9 例,胃溃疡 3 例,小肠炎 8 例,小肠溃疡 4 例。新

型口服抗凝药相关胃和小肠黏膜损伤的大样本量数据有待更新。

六、北京安贞医院消化内科团队临床实践

北京安贞医院消化内科团队多年来共完成 2 500 余例胶囊内镜检查,回顾性分析了其中 2019 年 9 月—2023 年 9 月行磁控胶囊内镜检查的 1 173 例患者(其中 403 例为抗栓治疗患者)的临床资料,现将结果汇总如下,以期为临床工作提供参考。

检查前准备:检查前根据患者症状、病情及检查需求进行相应的肠道准备并且完善胸、腹和 / 或盆腔 CT 检查,安排肠镜检查。检查前 CT 检查发现结肠癌 3 例(回盲部 2 例,降结肠 1 例),胰腺癌 1 例,左侧输尿管结石伴肾盂扩张、积水 1 例,横结肠壁增厚 1 例(肠镜检查结果为结肠溃疡),以上患者均提前终止了胶囊内镜检查。

403 例抗栓治疗患者中,206 例(51.1%)完善了 CT 检查,其中 1 例腹部 CT 显示胃窦壁增厚,磁控胶囊内镜检查诊断为胃癌,1 例腹部 CT 显示胃底壁增厚,磁控胶囊内镜检查诊断为胃底多发黏膜下隆起(间质瘤可能);770 例非抗栓治疗患者中,300 例(39.0%)完善了 CT 检查。CT 检查主要结果包括食管裂孔疝、肝囊肿、肝血管瘤、脂肪肝、胆囊结石、胆囊炎、肾囊肿、肾结石、十二指肠降部憩室、肠系膜脂膜炎、结肠憩室、间位结肠、腹主动脉瘤等。

抗栓治疗患者就诊主要症状包括大便潜血阳性 133 例(33.0%),黑便 55 例(13.6%),便血 10 例(2.5%),呕血 3 例(0.7%),腹部不适 117 例(29.1%),腹痛 30 例(7.4%),反酸 / 烧心 10 例(2.5%),嗳气 10 例(2.5%),腹胀 10 例(2.5%),消化性溃疡复查 10 例(2.5%),幽门螺杆菌感染 3 例(0.7%),肿瘤标志物升高(CA19-9、CA72-4、CEA、胃筛查异常)10 例(2.5%),腹泻 2 例(0.5%)。年龄在 23~88 岁[(62.8 ± 10.9)岁],男性 / 女性为 272 例 /131 例(67.4%/32.6%),其中单独服用阿司匹林肠溶片治疗的患者 223 例(55.3%),单独服用氯吡格雷治疗的患者 66 例(16.4%),单独服用吲哚布芬治疗的患者 7 例(1.7%),阿司匹林肠溶片联合氯吡格雷治疗的患者 39 例(9.7%),阿司匹林肠溶片联合替格瑞洛治疗的患者 32 例(7.9%),其他双抗治疗的患者 4 例(1.0%,阿司匹林、铝镁匹林、吲哚布芬及氯吡格雷中 2 种药物),华法林治疗的患者 5 例(1.3%),新型口服抗凝药治疗的患者 23 例(5.7%,利伐沙班、达比加群酯或艾多沙班),低分子量肝素治疗的患者 1 例(0.3%),其他 3 例(0.7%,华法林或利伐沙班联合阿司匹林或氯吡格雷,表 7-6)。

抗栓治疗患者所患心脑血管疾病如下:冠状动脉粥样硬化性心脏病 334 例(82.9%),其中急性冠脉综合征患者 21 例(5.2%),急性心肌梗死患者 5 例(1.2%),陈旧性心肌梗死患者 9 例(2.2%,其中 1 例患者 1 年前因急性心肌梗死合并心室颤动,植入心律转复除颤器,胶囊内镜检查当天关闭心律转复除颤器),左心室室壁瘤患者 5 例(1.2%),准备 PCI 患者 10 例(2.5%),PCI 术后患者 169 例(41.9%),准备 CABG 患者 17 例(4.2%),CABG 术后患者 24 例(6.0%);心房颤动患者 32 例(7.9%),射频消融术后患者 5 例(1.2%);左心衰竭患者 6 例(1.5%);心脏生物瓣换瓣术后患者 7 例(1.7%),准备换瓣患者 3 例(0.7%);升主动脉、胸主动脉、腹主动脉瘤患者 8 例(2.0%),其中支架植入术后 1 例(0.2%);房间隔封堵术后患者 1 例

(0.2%);病态窦房结综合征患者 1 例(0.2%),窦性心动过缓患者 1 例(0.2%);下肢静脉血栓患者 3 例(0.7%),肺栓塞患者 2 例(0.5%);颈动脉、锁骨下动脉支架术后患者 4 例(1.0%)。脑血管病患者 29 例(7.2%),脑血管支架术后患者 1 例(0.2%);高血压 141 例(35.0%,表 7-6)。

　　抗栓治疗患者中,1 例患者(伴有陈旧性心肌梗死、室壁瘤)胶囊因贲门胃底癌停留在食管下段,于检查当天行无痛内镜检查取出胶囊;另 1 例患者(伴有陈旧性心肌梗死)因十二指肠球部溃疡伴球部变形,胶囊在胃内滞留 6 周,行普通胃镜取出。其余患者胶囊均顺利排出体外。

表 7-6　抗栓治疗患者临床资料

项目	例数(%)
单独服用阿司匹林肠溶片	223 例(55.3%)
单独服用氯吡格雷	66 例(16.4%)
单独服用吲哚布芬	7 例(1.7%)
阿司匹林肠溶片联合氯吡格雷	39 例(9.7%)
阿司匹林肠溶片联合替格瑞洛	32 例(7.9%)
其他双抗治疗(阿司匹林、铝镁匹林、吲哚布芬及氯吡格雷中 2 种药物)	4 例(1.0%)
华法林	5 例(1.3%)
新型口服抗凝药(利伐沙班、达比加群酯或艾多沙班)	23 例(5.7%)
低分子量肝素治疗	1 例(0.3%)
其他(华法林或利伐沙班联合阿司匹林或氯吡格雷)	3 例(0.7%)
冠状动脉粥样硬化性心脏病	334 例(82.9%)
经皮冠状动脉介入治疗术后	169 例(41.9%)
冠状动脉旁路移植术后	24 例(6.0%)
心房颤动	32 例(7.9%)
射频消融术后	5 例(1.2%)
左心衰竭	6 例(1.5%)
心脏生物瓣换瓣术后	7 例(1.7%)
升主动脉、胸主动脉、腹主动脉瘤	8 例(2.0%)
房间隔封堵术后	1 例(0.2%)
病态窦房结综合征	1 例(0.2%)
下肢静脉血栓	3 例(0.7%)
肺栓塞	2 例(0.5%)
颈动脉、锁骨下动脉支架术后	4 例(1.0%)
脑血管病	29 例(7.2%)
脑血管支架术后	1 例(0.2%)
高血压	141 例(35.0%)

非抗栓治疗患者就诊主要症状包括大便潜血阳性 28 例(3.6%),黑便 10 例(1.3%),便血 8 例(1.0%),呕血 2 例(0.3%),腹部不适 308 例(40.0%),腹痛 120 例(15.6%),反酸 / 烧心 30 例(3.9%),嗳气 30 例(3.9%),腹胀 60 例(7.8%),消化性溃疡复查 5 例(0.6%),胃息肉复查 10 例(1.3%),幽门螺杆菌感染 59 例(7.7%),肿瘤标志物升高(CA19-9、CA72-4、CEA、胃筛查异常等)60 例(7.8%),腹泻 20 例(2.6%),排便习惯改变 20 例(2.6%)。年龄在 18~90 岁 [(45.8 ± 15.1)岁],男性 / 女性为 310 例 /460 例(40.3%/59.7%)。与非抗栓治疗患者相比,抗栓治疗患者年龄明显增加,其中 60 岁以上患者比例明显增加,男性患者比例明显增加(表 7-7)。与非抗栓治疗患者相比,抗栓治疗患者消化道出血比例增加,消化道显性及隐性出血比例均增加,尤其是消化道隐性出血比例达 33.0%,胃黏膜及小肠黏膜损伤评分明显增加,特别是胃溃疡及空回肠溃疡比例明显增加。

抗栓治疗患者中有 20 例根据病情需要,评估后进行了肠镜检查,其中诊断结肠癌 2 例,结肠息肉 7 例,回盲瓣溃疡 1 例,结肠炎 1 例,结肠憩室 1 例,痔 2 例,痔并出血 1 例,其余 5 例肠镜检查结果正常。非抗栓治疗患者中 124 例进行了肠镜检查,其中诊断结肠癌 1 例,结肠息肉 16 例,结肠黑变病 2 例,回盲部神经内分泌肿瘤 1 例,结肠毛细血管扩张 2 例,直肠息肉 1 例,直肠溃疡 1 例,痔 2 例,其余患者肠镜检查结果正常。

表 7-7   临床实践结果

项目	抗栓治疗者(403 例)	无抗栓治疗者(770 例)	P 值
年龄 / 岁	62.8 ± 10.9	45.8 ± 15.1	<0.001
>60 岁	271 例(67.2%)	164 例(21.3%)	<0.001
性别(男 / 女)	272 例 /131 例	310 例 /460 例	<0.001
消化道出血	201 例(49.9%)	48 例(6.2%)	<0.001
消化道显性出血	68 例(16.9%)	20 例(2.6%)	0.002
消化道隐性出血	133 例(33.0%)	28 例(3.6%)	<0.001
胃黏膜 Lanza 评分	2.0(1.0,4.0)分	1.0(1.0,1.0)分	<0.001
小肠病变内镜 5 级评分	1.0(1.0,3.0)分	1.0(0,1.0)分	<0.001
胃溃疡发病率	92 例(22.8%)	52 例(6.8%)	0.002
小肠溃疡发病率	82 例(20.3%)	56 例(7.3%)	0.007
十二指肠溃疡发病率	49 例(12.2%)	34 例(4.4%)	0.065
空肠与回肠溃疡发病率	57 例(14.1%)	40 例(5.2%)	0.030
胃癌	5 例(1.2%)	2 例(0.3%)	—
胃息肉	38 例(9.4%)	104 例(13.5%)	0.268
胃间质瘤	2 例(0.5%)	3 例(0.4%)	—
小肠间质瘤	2 例(0.5%)	1 例(0.1%)	—

注:正态分布计量资料以均数 ± 标准差表示,组间比较采用 t 检验;计数资料以例(%)表示,组间比较采用 χ^2 检验或 Fisher 精确检验;非正态分布的计量资料用 M(P25,P75)表示,组间比较采用非参数检验方法中的 Mann-Whitney U 秩和检验。

综上所述,磁控胶囊内镜检查前要根据患者病情需要完善相应的胸部、腹部及盆腔 CT 检查,胶囊内镜检查后要评估是否需要肠镜检查。磁控胶囊内镜具有舒适化、精确、痛苦小、检测范围广、无创、无须停用抗栓治疗药物等优势,可用于监测抗栓治疗患者胃和小肠黏膜损伤情况,以指导临床用药。

参考文献

［1］FUKUDA S, HOSAKA S, OZAWA N, et al. Gastric injury caused by low-dose aspirin therapy in consecutive Japanese patients: a prospective study [J]. Gen Thorac Cardiovasc Surg, 2012, 60 (5): 275-279.

［2］SCARPIGNATO C, DOLAK W, LANAS A, et al. Rifaximin reduces the number and severity of intestinal lesions associated with use of nonsteroidal anti-inflammatory drugs in humans [J]. Gastroenterology, 2017, 152 (5): 980-982.

［3］高峰, 张杰, 郎海波, 等. 磁控胶囊内镜在服用阿司匹林肠溶片患者胃和小肠黏膜损伤诊断中的临床应用价值 [J]. 中国医药, 2018, 13 (3): 404-407.

［4］高峰, 陈雪, 张杰. 服用肠溶阿司匹林患者小肠黏膜损伤的危险因素初探 [J]. 中国医药, 2019, 14 (11): 1670-1673.

［5］陈雪, 高峰, 张杰. 采用磁控胶囊内镜观察肠溶阿司匹林对中老年患者胃和小肠黏膜损伤的影响研究 [J]. 中国医刊, 2019, 54 (12): 1311-1314.

［6］WALLACE J L. Mechanisms, prevention and clinical implications of nonsteroidal anti-inflammatory drug-enteropathy [J]. World J Gastroenterol, 2013, 19 (12): 1861-1876.

［7］ENDO H, SAKAI E, KATO T, et al. Small bowel injury in low-dose aspirin users [J]. J Gastroenterol, 2015, 50 (4): 378-386.

［8］马嘉珩, 曹海龙, 陈雪, 等. 非甾体类抗炎药相关小肠黏膜损伤防治的研究进展 [J]. 国际消化病杂志, 2017, 37 (4): 230-233.

［9］OTANI K, TANIGAWA T, WATANABE T, et al. Microbiota plays a key role in non-steroidal anti-inflammatory drug-induced small intestinal damage [J]. Digestion, 2017, 95 (1): 22-28.

［10］WATANABE T, FUJIWARA Y, CHAN F K L. Current knowledge on non-steroidal anti-inflammatory drug-induced small-bowel damage: a comprehensive review [J]. J Gastroenterol, 2020, 55 (5): 481-495.

［11］BERMUDEZ-BRITO M, PLAZA-DÍAZ J, MUÑOZ-QUEZADA S, et al. Probiotic mechanisms of action [J]. Ann Nutr Metab, 2012, 61 (2): 160-174.

［12］SUZUKI T, MASUI A, NAKAMURA J, et al. Yogurt containing *Lactobacillus gasseri* mitigates aspirin-induced small bowel injuries: a prospective, randomized, double-blind, placebo-controlled trial [J]. Digestion, 2017, 95 (1): 49-54.

［13］ENDO H, HIGURASHI T, HOSONO K, et al. Efficacy of *Lactobacillus casei* treatment on small bowel injury in chronic low-dose aspirin users: a pilot randomized controlled study [J]. J Gastroenterol, 2011, 46 (7): 894-905.

［14］CHEN X, GAO F, ZHANG J. *Lactobacillus* complex capsules ameliorate aspirin-related small intestinal mucosal injury: a prospective, randomized, controlled clinical trial [J]. Scand J Gastroenterol, 2022, 57 (10): 1195-1201.

［15］ LANAS A, DUMONCEAU J M, HUNT R H, et al. Non-variceal upper gastrointestinal bleeding [J]. Nat Rev Dis Primers, 2018, 4: 18020.

［16］ MOHAMED D M, ABDEL-RAHMAN A A R. Glasgow-Blatchford versus Rockall scoring systems for predicting outcomes of patients with upper gastrointestinal bleeding [J]. American Journal of Nursing Researh, 2021, 9 (6): 191-199.

［17］ FRÍAS-ORDOÑEZ J S, ARJONA-GRANADOS D A, URREGO-DÍAZ J A, et al. Validation of the Rockall Score in upper gastrointestinal tract bleeding in a Colombian tertiary hospital [J]. Arq Gastroenterol, 2022, 59 (1): 80-88.

［18］ 孙永珍, 谭学明. Blatchford、Rockall 评分系统预测急性上消化道出血患者的预后 [J]. 中国临床医生杂志, 2020, 48 (3): 302-305.

［19］ 尤嘉璐, 高峰. 服用肠溶阿司匹林患者非静脉曲张上消化道出血风险评分的临床应用研究 [J]. 中国医药, 2023, 18 (1): 62-65.

临床篇

　　本篇报道了北京安贞医院消化内科团队近年来在抗栓治疗人群开展胶囊内镜检查的临床典型病例,通过典型病例回顾及专家点评,总结抗栓治疗人群消化道共患疾病的诊治方法,解决患者的临床问题。

第八章

单一抗血小板治疗患者的胶囊内镜检查

病例1 急性心肌梗死合并消化道出血 —— 十二指肠溃疡

【病例摘要】

患者男性,47岁,因"黑便伴胸痛10h"入院。患者10h前因劳累、饮食不规律出现黑便1次,伴一过性晕厥、胸骨后阵发性疼痛,于我院急诊查血红蛋白55g/L。既往:4年前及1年前因"十二指肠溃疡出血"行内镜下止血术,冠心病、陈旧性心肌梗死、经皮冠状动脉介入治疗(percutaneous coronary intervention,PCI)病史1年余,曾于我院行冠状动脉造影示回旋支近段狭窄90%~99%,左前降支近段狭窄50%~70%,于回旋支置入1枚支架(图8-1),目前口服阿司匹林治疗。高血压、糖尿病病史多年。

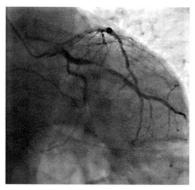

图8-1 冠状动脉造影
回旋支近段狭窄90%~99%,左前降支近段狭窄50%~70%。

患者入院时心肌酶高,心电图提示 V_4~V_6 导联ST段压低,诊断考虑急性非ST段抬高心肌梗死,此次心肌梗死可能为左前降支狭窄进展、贫血导致心肌氧供不足引起,患者诊断考虑急性心肌梗死合并急性上消化道出血。针对急性心肌梗死,给予扩张冠状动脉治疗后患者胸痛症状缓解;针对急性上消化道出血,给予禁食水、输血、质子泵抑制剂(proton pump inhibitor,PPI)8mg/h持续静脉泵入、凝血酶口服、维持电解质与酸碱平衡、补液等治疗。

经过上述治疗后,患者未再呕血和黑便,但仍迫切需要评估患者上消化道出血原因及对再出血风险的评估,是否还需内镜下治疗或介入治疗,能否加用抗栓治疗药物。进一步完善磁控胶囊内镜检查(图8-2):十二指肠球部多发溃疡(Forrest Ⅲ级),溃疡基底洁净,未见活动性出血。因此,根据急性非静脉曲张性上消化道出血指南,患者无须进一步进行内镜下止血,仅需药物治疗。同时根据患者胶囊内镜结果,在急性心肌梗死的治疗上加用了氯吡格雷75mg、1次/d抗血小板治疗。患者血红蛋白稳定,心肌酶逐渐下降,病情平稳,予以出院,出院后继续药物治疗。择期于心血管内科就诊处理冠状动脉病变。

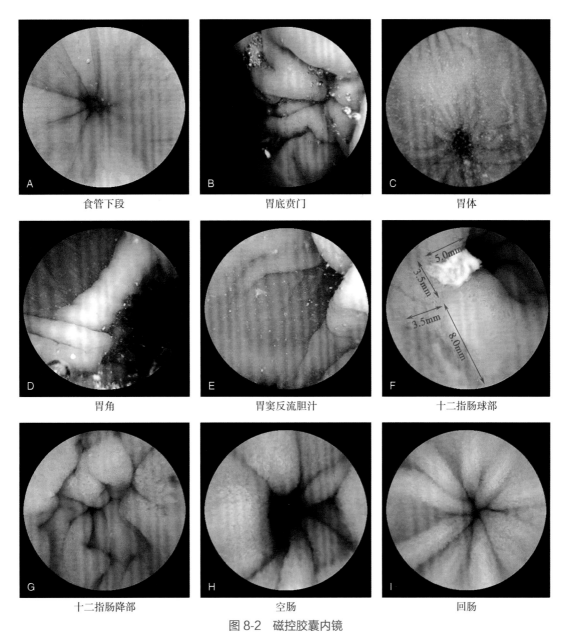

图 8-2　磁控胶囊内镜

十二指肠球部（F）可见多发、直径为 3~8mm 的溃疡，覆白苔，溃疡基底洁净，未见活动性出血。诊断：十二指肠球部多发溃疡（A1 期 Forrest Ⅲ级），慢性非萎缩性胃炎，所见空肠及回肠黏膜大致正常。

【专家点评】

　　病例 1~3、6、20、21、29、33、34、37 均为上消化道出血病例，病因均为胃或十二指肠球部溃疡。

　　病例 1 为急性心肌梗死合并消化道出血的患者，每日服用阿司匹林，病情复杂、危重。急性心肌梗死治疗包括早期的血运重建、抗血小板及抗凝治疗，但上述治疗可能导致消化道出血进一步加重,严重时可危及生命;而针对消化道出血的治疗,需在静脉泵入质子泵抑制剂的基础上尽早行急诊胃镜检查,但由于同时合并急性心肌梗死,随时可能出现梗死范围进一步扩大、恶性心律失常、心源性休克、急性心力衰竭、猝死等严重不良事件,故此时直接行有创内镜风险极高,而单纯药物治疗可能无法彻底止血,同样威胁生命。因此,对于此类患者,治疗上处于"进退两难",需要权衡栓塞与出血的风险,制定个体化检查和治疗方案。磁控胶囊内镜具有无创、无痛、安全等特点,适用于抗栓治疗等高风险人群[1-2]。故予患者磁控胶囊内镜检查,明确诊断消化道出血的原因为十二指肠球部多发溃疡,基底洁净,Forrest 分级为Ⅲ级,再出血风险低,综合考虑心脏缺血风险,在心血管内科和消化内科等多学科会诊后,加用了抗血小板治疗,监测血红蛋白稳定,心肌酶逐渐下降。病例 3 为冠心病合并消化道出血的患者,冠状动脉狭窄未处理,普通胃镜检查风险高,行磁控胶囊内镜后明确诊断为复合溃疡。

病例 20 为心力衰竭、心脏瓣膜病、冠心病合并消化道出血的患者,长期口服氯吡格雷,拟行冠状动脉支架植入术;病例 21 为冠心病、三支病变拟行冠状动脉旁路移植术的患者,服用阿司匹林和氯吡格雷双联抗血小板治疗,术前出现消化道出血;病例 33 为主动脉瘤术前大便潜血阳性的患者,应用低分子量肝素抗凝治疗。此类患者均属于严重心脏和大血管疾病未处理,正在接受抗栓治疗,直接进行胃镜检查风险极高,属于相对禁忌,而在术前明确消化道出血原因又极为关键。磁控胶囊内镜相关指南中将此类胃镜检查高风险患者列为该检查的最佳适应证[3],可以同时评估胃和小肠情况,无须停服抗栓药物,不增加心血管意外风险。病例 20 患者行磁控胶囊内镜检查明确诊断黑便原因为胃多发溃疡,心血管内科医师暂缓冠状动脉支架植入术,待胃溃疡愈合后择期行冠状动脉支架植入术,随访未再出现消化道出血症状,血红蛋白稳定。病例 21 患者行磁控胶囊内镜检查提示胃溃疡并活动性出血,立即启动急诊胃镜绿色通道行内镜下止血。病例 33 患者行磁控胶囊内镜诊断为复合溃疡,考虑围手术期发生消化道大出血风险高,建议先规范治疗消化性溃疡,择期再住院行主动脉瘤手术治疗。上述病例提示,在心脏介入或外科手术术前出现消化道出血,磁控胶囊内镜可明确病因,辅助指导手术时机。

病例 2 为冠心病、PCI 术后服用阿司匹林的患者出现消化道出血,磁控胶囊内镜检查诊断为十二指肠球部溃疡。病例 34 为心脏生物瓣换瓣术后、冠状动脉旁路移植术后,服用阿司匹林和华法林出现消化道出血并行内镜下止血治疗的患者,规律治疗后采用磁控胶囊内镜复查,出血部位恢复良好。上述提示,对于此类心脏介入手术或外科手术术后患者,磁控胶囊内镜可以明确消化道疾病,监测消化道黏膜状态,协助调整抗栓治疗。

病例 6 为脑血管病恢复期合并大便潜血的患者,正在服用阿司匹林治疗,病例 29 为脑静脉窦血栓合并腹胀的患者,口服达比加群。行普通胃肠镜检查需停服阿司匹林 7 天、达比加群 48h 以上,磁控胶囊内镜可以在不停用抗栓药物的同时,一次性完成胃和小肠的检查,上述患者行磁控胶囊内镜检查明确诊断病因为消化性溃疡,规范化治疗后大便潜血转阴。

病例 37 为因冠心病、下肢静脉血栓服用氯吡格雷和利伐沙班出现消化道出血的患者,行磁控胶囊内镜检查明确出血原因。

消化性溃疡是一种全球性常见病,可发生于任何年龄段,男性多于女性,普通人群的终身患病率为 5%~10%,年发病率为 0.1%~0.3%[4],幽门螺杆菌是最常见的致病因素之一。随着我国人口老龄化,非甾体抗炎药、抗血小板药物和抗凝药物的广泛使用,药物相关消化性溃疡越来越常见。消化性溃疡可表现为慢性、周期性、节律性上腹痛,胃溃疡多见于餐后痛,十二指肠球部溃疡多见于饥饿痛或夜间痛,进食后可缓解,部分患者无明显消化道症状。并发症包括出血、穿孔、幽门梗阻和癌变,其中消化性溃疡是上消化道出血的最常见病因,占非静脉曲张性上消化道出血的 40%~60%[5],轻者表现为大便潜血,重者可出现呕血、黑便和周围循环衰竭等表现,研究显示近 50% 消化性溃疡患者首发症状即为消化道出血[6]。

胃镜检查是诊断消化性溃疡的首选方法和"金标准",可以明确有无病变、部位及分期,合并消化道出血的患者还可以评价出血风险,必要时给予内镜下止血治疗。但对于心血管疾病高危人群,如急性心肌梗死、冠状动脉严重狭窄或严重心脏瓣膜病未处理时、心力衰竭、某些心脏或大血管手术术后的患者,普通电子胃镜检查属于高风险操作,磁控胶囊内镜安全、无痛,不增加心血管疾病风险,可以在不停用抗栓药物的基础上进行检查,研究报道,在胃部纯检查方面,磁控胶囊内镜和电子胃镜可以互相替代,与电子胃镜相比,其诊断胃内疾病的灵敏度和特异度可达 90.4% 和 94.7%,诊断准确性可高达 93.4%[7],在老年、内镜检查高危等特殊患者中有独特的优势[8-9]。

消化性溃疡的治疗主要包括促进溃疡愈合、去除病因、预防复发和避免并发症。质子泵抑制剂和钾离子竞争性酸阻滞剂均可有效抑制胃酸,促进溃疡愈合,大多数胃溃疡在质子泵抑制剂治疗 6~8 周可痊愈,十二指肠溃疡在治疗 4~6 周可痊愈。黏膜保护剂如瑞巴派特、铝碳酸镁、硫糖铝等有助于提高黏膜愈合质量[10]。在去除病因方面,对合并幽门螺杆菌(*Helicobacter pylori*,Hp)感染的患者,均应进行根除治疗[11],推荐含有铋剂的四联疗法;对于使用非甾体抗炎药、抗栓药物导致的消化性溃疡,需根据消化道损伤的危险和心血管疾病的危险,个体化调整相关药物[12]。如果患者仅表现为消化不良症状,可不停用抗血小板药物而给予抑酸药;如患者发生活动性出血,常需停用抗血小板药物直到出血情况稳定;但某些患者因停用抗血小板药物会增加血栓事件风险,尤其是急性冠脉综合征、植入裸金属支架 1 个月内、药物涂层支架 6 个月内的患者,建议尽量避免完全停用抗血小板药物;患者联合使用多种抗血小板和抗凝药物时,如果发生出血,应考虑减少药物种类和剂量,当严重消化道出血威胁生命时,可能需要停用所有抗凝和抗血小板药物。对于心血管事件高危的消化性溃疡出血患者,如果内镜检查显示溃疡基底洁净,可以在当天重新开始使用抗血小板药物;接受内镜治疗的出血患者,在治疗后 72h 内恢复使用抗血小板药物[13]。对于接受维生素 K 拮抗剂治疗、新型口服抗凝药的患者,发生消化道出血后是否需要停药,以及何时恢复使用抗凝药物,应该由包括胃肠病学、心脑血管疾病、重症监护专家等在内的多学科团队做出决定[13]。

当消化性溃疡并发急性上消化道出血时,尤其是服用抗栓药物的心血管疾病患者,常出现病情迅速变化,应引起临床足够重视。内镜检查前采用 Blatchford 评分预判哪些患者需要接受输血、内镜检查或手术等后续干预措施,内镜检查中采用改良 Forrest 分级评价病变及再出血风险,内镜检查后采用 Rockall 评分评估患者病死率[14]。治疗上需迅速补充血容量,抗休克治疗,采用限制性输血策略(血红蛋白小于 70g/L)可提高生存率,但对于有高危心血管疾病的患者,可根据失血量和心血管疾病适当提高目标值。持续静脉泵入质子泵抑制剂可促进血凝块形成,降低再出血风险,减少对内镜治疗的需求。《急性非静脉曲张性上消化道出血诊治指南(2018 年,杭州)》[14]建议,急诊内镜应尽量在出血后 24h 内进行,对于合并血流动力学不稳定的上消化道出血患者,应在积极液体复苏纠正血流动力学紊乱后尽早行紧急内镜检查,有循环衰竭征象者如意识淡漠、皮肤苍白、四肢湿冷等,应先迅速纠正循环衰竭后再行内镜检查。当内镜止血治疗失败后,可考虑重复内镜检查、介入治疗或手术治疗。

幽门螺杆菌感染、非甾体抗炎药(含阿司匹林)的使用是消化性溃疡复发的主要原因,一旦成功根除幽门螺杆菌,每年再感染率<0.5%[13]。《抗血小板药物消化道损伤的预防和治疗中国专家共识(2012 更新版)》[12]建议:当患者具有抗血小板治疗的适应证时,若评估其有超过一项消化道出血风险(消化性溃疡及并发症病史、消化道出血史、双联抗血小板治疗或联合抗凝治疗)或有超过两项危险因素(年龄 ≥ 65 岁、使用糖皮质激素、消化不良或胃食管反流病)时,则建议预防性使用质子泵抑制剂。

综上所述,抗栓治疗相关消化道出血在临床中十分常见,消化性溃疡是消化道出血最常见的原因,此类患者在治疗上属于进退两难,需充分评估血栓和出血的风险,个体化选择检查和治疗方案,调整抗栓药物的使用。磁控胶囊内镜可用于心血管疾病等高危人群,可作为心脏疾病术前、术后消化道出血病因诊断的有效手段。

参考文献

[1] GAO F, CHEN X, ZHANG J. Prevalence of gastric and small-intestinal mucosal injury in elderly patients taking enteric-coated aspirin by magnetically controlled capsule endoscopy [J]. Gastroenterol Res Pract, 2019, 2019: 1582590.

[2] HAN Y, LIAO Z, LI Y, et al. Magnetically controlled capsule endoscopy for assessment of antiplatelet therapy-induced gastrointestinal injury [J]. J Am Coll Cardiol, 2022, 79 (2): 116-128.

[3] 国家消化系统疾病临床医学研究中心 (上海),国家消化内镜质控中心,中华医学会消化内镜学分会胶囊内镜协作组, 等. 中国小肠胶囊内镜临床应用指南 (精简版, 2021 年, 上海)[J]. 中华消化杂志, 2021, 41 (8): 509-513.

[4] LANAS A, CHAN F K L. Peptic ulcer disease [J]. Lancet, 2017, 390 (10094): 613-624.

［5］KAVITT R T, LIPOWSKA A M, ANYANE-YEBOA A, et al. Diagnosis and treatment of peptic ulcer disease [J]. Am J Med, 2019, 132 (4): 447-456.

［6］SINGH G, TRIADAFILOPOULOS G. Epidemiology of NSAID induced gastrointestinal complications [J]. J Rheumatol Suppl, 1999, 56: 18-24.

［7］LIAO Z, HOU X, LIN-HU E Q, et al. Accuracy of Magnetically Controlled Capsule Endoscopy, Compared With Conventional Gastroscopy, in Detection of Gastric Diseases [J]. Clin Gastroenterol Hepatol, 2016, 14 (9): 1266-1273.

［8］ZHANG S, SUN T, XIE Y, et al. Clinical Efficiency and Safety of Magnetic-Controlled Capsule Endoscopy for Gastric Diseases in Aging Patients: Our Preliminary Experience [J]. Dig Dis Sci, 2019, 64 (10): 2911-2922.

［9］HU J, WANG S, MA W, et al. Magnetically controlled capsule endoscopy as the first-line examination for high-risk patients for the standard gastroscopy: a preliminary study [J]. Scand J Gastroenterol, 2019, 54 (7): 934-937.

［10］中华医学会消化病学分会胃肠激素与黏膜屏障学组. 胃肠道黏膜保护临床专家共识 (2021 年, 福州) [J]. 中华消化杂志, 2021, 41 (12): 798-811.

［11］中华医学会消化病学分会幽门螺杆菌学组. 第六次全国幽门螺杆菌感染处理共识报告 (非根除治疗部分)[J]. 胃肠病学, 2022, 27 (5): 289-304.

［12］抗血小板药物消化道损伤的预防和治疗中国专家共识组. 抗血小板药物消化道损伤的预防和治疗中国专家共识 (2012 更新版)[J]. 中华内科杂志, 2013, 52 (3): 264-270.

［13］中华消化杂志编辑委员会. 消化性溃疡诊断与治疗共识意见 (2022 年, 上海)[J]. 中华消化杂志, 2023, 43 (3): 176-192.

［14］《中华内科杂志》编辑委员会,《中华医学杂志》编辑委员会,《中华消化杂志》编辑委员会, 等. 急性非静脉曲张性上消化道出血诊治指南 (2018 年, 杭州)[J]. 中华内科杂志, 2019, 58 (3): 173-180.

病例 2　冠心病支架术后合并上消化道出血　—— 十二指肠溃疡

【病例摘要】

患者男性,63 岁,因"胸痛 2 个月"至我院急诊科就诊,血常规示血红蛋白78g/L,追问病史,近 4 日出现黑便,每日 1 次,每次量约 200g,伴上腹部不适,有夜间痛。既往:冠心病PCI 术后 4 年,长期口服阿司匹林。

完善心肌酶、B 型钠尿肽(BNP)、凝血功能未见明显异常。超声心动图示左室舒张功能减低。行磁控胶囊内镜检查(图 8-3,视频 8-1):十二指肠球部可见 1 处大小约12mm×11mm 的溃疡,底覆白苔,周围黏膜充血、水肿,未见活动性出血。门诊给予消化性溃疡规范治疗 2 个月,复查血红蛋白升至 120g/L。

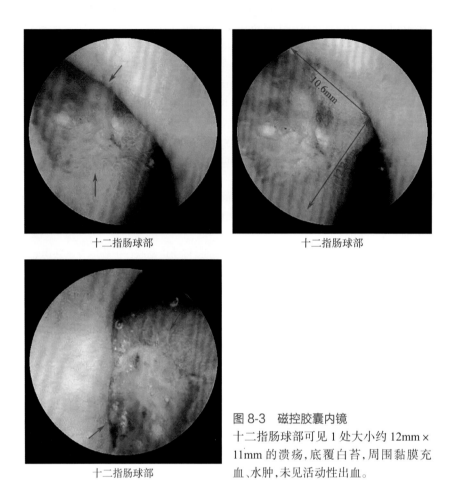

十二指肠球部　　　　　　　　　　　　　十二指肠球部

十二指肠球部

图 8-3　磁控胶囊内镜
十二指肠球部可见 1 处大小约 12mm×
11mm 的溃疡,底覆白苔,周围黏膜充
血、水肿,未见活动性出血。

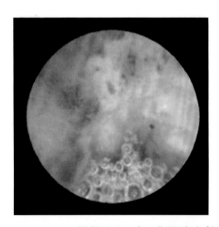

视频 8-1　十二指肠溃疡(例 1)

病例 3　冠心病合并上消化道出血　　—— 十二指肠溃疡

【病例摘要】

患者男性,66 岁,因"黑便 4 天"入院。患者 4 天前无诱因排黑便 2 次,为不成形便,量共约 300g,伴头晕、心悸、胸闷,无黑矇、晕厥,就诊于当地医院,测血压 70/40mmHg,血红蛋白 129g/L,给予补液、抑酸、血管活性药物治疗后血压维持在 110/70mmHg。后转诊于我院急诊,复测血压 111/72mmHg,血红蛋白最低降至 98g/L,大便潜血阳性,心肌酶未见异常。既往:高血压病史 7 年;冠心病病史 7 年,7 年前于我院行冠状动脉造影示前降支中段 50%~60% 狭窄,未置入支架,长期口服阿司匹林治疗,已停用 3 天。

入院后患者生命体征平稳,血红蛋白及红细胞比容未继续降低,复查大便潜血阴性,考虑暂无活动性出血,结合既往冠心病病史,优先选择无创的磁控胶囊内镜检查。行磁控胶囊内镜检查(图 8-4,视频 8-2):十二指肠球部多发溃疡(A1 期,Forrest Ⅲ 级),胃溃疡(H1 期)。给予患者 PPI 抑酸、保护胃黏膜等治疗,患者病情平稳,予以出院。出院 20 天后复查血红蛋白升至 117g/L。

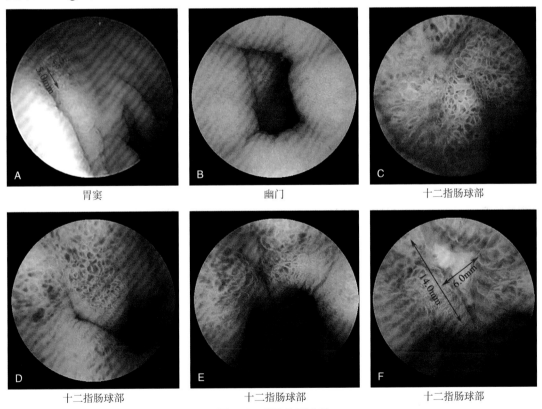

图 8-4　磁控胶囊内镜

胃窦(A)近幽门可见 1 处大小约 5.0mm × 4.0mm 的溃疡,覆白苔,周边可见再生上皮;十二指肠球部(C~F)黏膜可见多发溃疡及充血、糜烂,其中最大溃疡大小约 14.0mm × 6.0mm,覆白苔,周围黏膜充血,未见活动性出血。

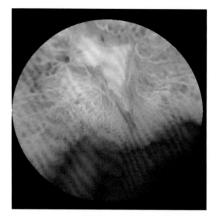

视频 8-2　十二指肠溃疡（例 2）

病例 4　冠心病冠状动脉旁路移植术后、支架术后合并便血
—— 小肠溃疡

【病例摘要】

患者男性，64 岁，因"便血 5 天"入院。患者 5 天前出现便血，为暗红色血便伴血块，共 5 次，每次量为 100~200ml。既往：冠状动脉旁路移植术后 7 年，PCI 术后 2 年，长期口服阿司匹林治疗。

患者生命体征平稳，血红蛋白 136g/L。予停用抗栓药物、禁食水、补液等治疗后，患者未再便血。患者临床表现为便血，首先考虑下消化道出血可能，行电子肠镜检查（图 8-5）：回肠末端多发糜烂、结肠多发小溃疡、结肠炎，未见明确活动性出血灶。

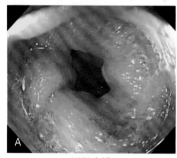
回肠末端

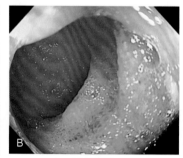
回肠末端

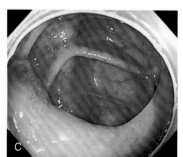
回盲部

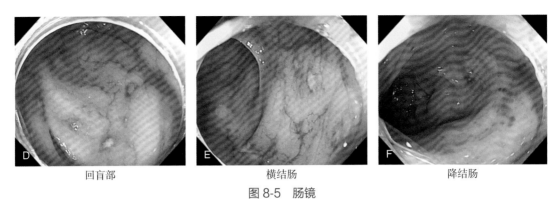

图 8-5 肠镜

A、B. 回肠末端可见多发、约 3mm×3mm 的糜烂,周边充血、水肿;C、D. 回盲瓣表面充血,回盲部可见多发、约 3mm×3mm 的溃疡,覆白苔,周边充血;E、F. 横结肠至降结肠可见多发、3mm×3mm 的溃疡及黏膜糜烂。诊断:回肠末端多发糜烂,结肠多发溃疡,结肠炎。

因患者回肠末端可见多发糜烂,不除外小肠出血可能。进一步行磁控胶囊内镜检查(图 8-6):空肠和回肠黏膜可见多发瘀点、红斑、糜烂及溃疡。给予患者益生菌等对症治疗,患者无活动性出血,血红蛋白稳定,将抗栓方案调整为氯吡格雷单抗口服,予以出院。

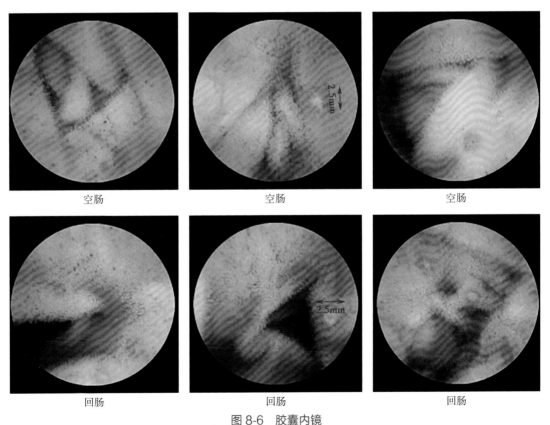

图 8-6 胶囊内镜

空肠和回肠黏膜可见多发充血、瘀点、红斑、糜烂及溃疡。诊断:小肠多发溃疡,小肠炎。

【专家点评】

病例 4、24~26、32 均为小肠出血病例,其中病例 4 为服用单一抗血小板治疗(阿司匹林)出现便血的患者,病例 24 和病例 25 均为服用双联抗血小板药物(阿司匹林和氯吡格雷)出现黑便的患者,病例 26 为服用双联抗血小板药物(阿司匹林和氯吡格雷)出现便血的患者,病例 32 为抗凝治疗合并大便潜血阳性的患者。黑便多见于上消化道出血、高位小肠出血乃至右半结肠出血,如血在肠腔停留较久亦可呈柏油便,便血多为小肠出血或结肠出血的临床表现,胃镜和结肠镜是诊断上消化道出血和结肠出血病因、部位和出血情况的首选方法,病例 4 和病例 26 即为先行常规内镜检查,结果阴性后行胶囊内镜检查发现出血原因为小肠溃疡。病例 24 为腹主动脉瘤、病例 25 为主动脉弓假性动脉瘤、病例 32 为新近发生的肺栓塞,3 例均存在常规胃肠镜检查相对禁忌,故直接行胶囊内镜检查发现小肠多发溃疡。

上述 5 例患者消化道出血部位均在小肠,小肠出血定义为屈氏韧带起始部至回盲瓣之间的空肠和回肠出血[1],包括显性出血和隐性出血。显性出血主要表现为黑便、便血,通过检查手段可明确出血部位,病例 4、24~26 均为显性出血;隐性出血表现为反复发作的缺铁性贫血,化验示大便潜血阳性,通过检查手段也可以明确出血部位,病例 32 即为隐性出血病例。目前,国内外指南[2-3]均建议胶囊内镜作为疑似小肠出血患者的一线初筛方式,优于其他内镜检查及影像学检查。有研究对电子胃镜和肠镜检查均阴性的不明原因消化道出血患者进行胶囊内镜检查,发现胶囊内镜诊断小肠疾病的灵敏度为 88.9%,特异度为 95%,提示其在不明原因消化道出血中具有重要价值[4]。对于年龄小于 40 岁的患者,常见小肠出血的原因为炎症性肠病、肿瘤、梅克尔憩室等;对于年龄超过 40 岁的患者,血管畸形、非甾体抗炎药相关性溃疡、应激性溃疡则为常见的原因[5]。上述 5 例患者年龄均超过 60 岁,小肠出血原因均为小肠多发溃疡。

短时间服用抗栓药物即可导致轻度小肠炎症,而长期使用者可出现多种损伤,如多处瘀斑、绒毛脱落、糜烂和溃疡,甚至出现急性出血、不明原因消化道出血、消化道梗阻等并发症,在并发症发生前,患者常没有特异性症状。北京安贞医院消化内科张杰教授团队前期研究曾对比了无明显胃肠道症状的服用阿司匹林者和健康对照者小肠黏膜情况,发现服用阿司匹林者小肠黏膜损伤更重[6],老年患者损伤更常见、更严重,小肠黏膜损伤比例高达 88.2%,较大糜烂或溃疡的发生率高达 32.4%[7]。同时,团队还对服用双联抗血小板药物、单联抗血小板药物和健康对照组受试者的胃和小肠损伤程度进行了比较,发现双联抗血小板治疗组小肠损伤高于单联抗血小板治疗组,后者又高于健康对照组。但临床上,对于阿司匹林等抗栓药物引起的小肠黏膜损伤并没有受到足够重视,即使没有明显的消化道症状,其小肠的筛查也是十分必要的。胶囊内镜作为一种安全、无创的检查方法,检查过程中无须停用抗栓药物,在抗栓治疗患者中有独特的优势。

阿司匹林等非甾体抗炎药相关小肠黏膜损伤的发病机制是多方面的,有研究证实无菌小鼠无法诱导非甾体抗炎药相关肠病,而在无菌小鼠中引入大肠埃希菌后,非甾体抗炎药则可诱发小肠溃疡[8-9],提示肠道菌群在非甾体抗炎药相关小肠黏膜损伤中发挥重要作用。Xiao 等[10]以 C57BL/6 小鼠为研究对象,在吲哚美辛给药后,小鼠肠道菌群发生变化,厚壁菌门增加,拟杆菌门减少,而在粪便菌群移植后,小肠黏膜损伤减轻,炎症因子释放减少,黏膜屏障功能增强。最近的研究[11]也显示小肠腔内的菌群失调、胆汁酸等均会破坏细胞间连接,造成小肠损伤,服用阿司匹林后将影响小肠菌群的稳态,使革兰阴性杆菌和厌氧菌过度生长,因此,干预这些因素有可能成为治疗阿司匹林相关小肠黏膜损伤的有效方法。氯吡格雷通过阻断血小板膜上的 ADP 受体而发挥抗血小板作用,不会直接导致损伤,但可能影响损伤的愈合,有学者研究发现在不明原因消化道出血的患者中,氯吡格雷加重了阿司匹林相关小肠黏膜损伤[12]。

　　益生菌、米索前列醇、瑞巴派特及某些抗生素均有可能对阿司匹林引起的小肠损伤有治疗作用[13],北京安贞医院消化内科张杰教授团队前期研究证实乳酸菌治疗小肠溃疡和小肠黏膜损伤安全、有效[14],加用谷氨酰胺治疗后可增加小肠溃疡治愈率。上述 5 例患者均给予益生菌治疗后,恢复良好。

　　综上所述,临床上抗栓药物相关小肠黏膜损伤十分常见,严重时可发生消化道出血,患者可表现为黑便或便血,胶囊内镜是此类患者的一线检查手段,安全、无创、无须停用抗栓药物,尤其适用于有高危心血管疾病的患者。

参考文献

［1］ RSON L B, FIDLER J L, CAVE D R, et al. ACG clinical guideline: diagnosis and management of small bowel bleeding [J]. Am J Gastroenterol, 2015, 110 (9): 1265-1288.

［2］ 国家消化系统疾病临床医学研究中心 (上海), 国家消化内镜质控中心, 中华医学会消化内镜学分会胶囊内镜协作组, 等. 中国小肠胶囊内镜临床应用指南 (精简版, 2021 年, 上海)[J]. 中华消化杂志, 2021, 41 (8): 509-513.

［3］ PENNAZIO M, RONDONOTTI E, DESPOTT E J, et al. Small-bowel capsule endoscopy and device-assisted enteroscopy for diagnosis and treatment of small-bowel disorders: European Society of Gastrointestinal Endoscopy (ESGE) Guideline-Update 2022 [J]. Endoscopy, 2023, 55 (1): 58-95.

［4］ BEN-HORIN S, LAHAT A, AMITAI M M, et al. Assessment of small bowel mucosal healing by video capsule endoscopy for the prediction of short-term and long-term risk of Crohn's disease flare: a prospective cohort study [J]. Lancet Gastroenterol Hepatol, 2019, 4 (7): 519-528.

［5］ 中华消化杂志编辑委员会. 小肠出血诊治专家共识意见 (2018 年, 南京)[J]. 中华消化杂志, 2018, 38 (9): 577-582.

［6］ CHEN X, GAO F, ZHANG J. Screening for gastric and small intestinal mucosal injury with magnetically controlled capsule endoscopy in asymptomatic patients taking enteric-coated aspirin [J]. Gastroenterol Res Pract, 2018, 2018: 2524698.

［7］ GAO F, CHEN X, ZHANG J. Prevalence of gastric and small-intestinal mucosal injury in elderly patients taking enteric-coated aspirin by magnetically controlled capsule endoscopy [J]. Gastroenterol Res

Pract, 2019, 2019: 1582590.

[8] ROBERT A, ASANO T. Resistance of germfree rats to indomethacin-induced intestinal lesions [J]. Prosta-glandins, 1977, 14 (2): 333-341.

[9] UEJIMA M, KINOUCHI T, KATAOKA K, et al. Role of intestinal bacteria in ileal ulcer formation in rats treated with a nonsteroidal antiinflammatory drug [J]. Microbiol Immunol, 1996, 40 (8): 553-560.

[10] XIAO X, NAKATSU G, JIN Y, et al. Gut microbiota mediates protection against enteropathy induced by indomethacin [J]. Sci Rep, 2017, 7: 40317.

[11] TAKEUCHI K, SATOH H. NSAID-induced small intestinal damage--roles of various pathogenic factors [J]. Digestion, 2015, 91 (3): 218-232.

[12] HANDA Y, FUKUSHIMA S, OSAWA M, et al. P2Y$_{12}$ inhibitors exacerbate low-dose aspirin-induced small bowel injury in dual antiplatelet therapy [J]. Intern Med, 2021, 60 (22): 3517-3523.

[13] GUO C G, LEUNG W K. Potential strategies in the prevention of nonsteroidal anti-inflammatory drugs-associated adverse effects in the lower gastrointestinal tract [J]. Gut Liver, 2020, 14 (2): 179-189.

[14] CHEN X, GAO F, ZHANG J. *Lactobacillus* complex capsules ameliorate aspirin-related small intestinal mucosal injury: a prospective, randomized, controlled clinical trial [J]. Scand J Gastroen-terol, 2022, 57 (10): 1195-1201.

病例 5　冠心病、无明显胃肠道症状体检患者
—— 小肠溃疡，治疗后复查溃疡愈合

【病例摘要】

患者女性，71 岁，冠心病、高血压、糖尿病病史，无明显胃肠道症状，为行胃部体检来我院门诊就诊。既往：3 年前冠状动脉 CTA 提示左前降支狭窄 69%，未处理，长期服用阿司匹林，同时还每日服用抗高血压药和降血糖药。

患者目前情况：①患者 3 年前左前降支狭窄 69%，3 年来未复查，目前心脏情况未评估；②长期服用阿司匹林，为减少有创操作相关风险，行电子胃镜检查前需停药至少 7 天；③患者自身恐惧胃镜，要求选择安全、无痛苦的检查方式。建议患者完善磁控胶囊内镜检查，结果提示：空肠和回肠可见多发片状充血，回肠见 1 处大小约 5mm×5mm 的溃疡，底覆黄白苔，周围黏膜充血（图 8-7）。

治疗方案：嘱患者继续口服阿司匹林保护心血管，同时给予患者口服复合乳酸菌胶囊，每日 3 次，每次 2 粒（0.33g/ 粒），规律治疗 2 个月后，复查磁控胶囊内镜见小肠溃疡和小肠炎均愈合（图 8-8）。

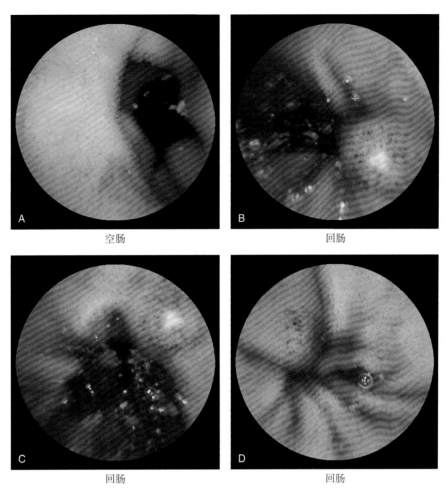

图 8-7　磁控胶囊内镜

A. 空肠片状充血；B、C. 回肠溃疡；D. 回肠片状充血。

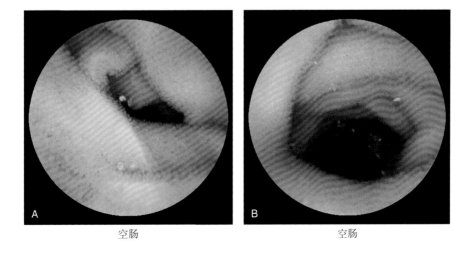

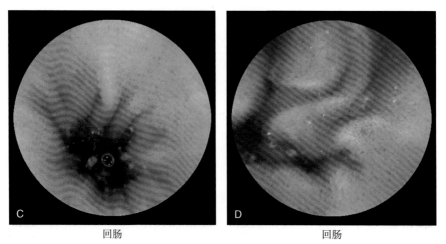

图 8-8　治疗后磁控胶囊内镜
A、B. 空肠正常黏膜；C、D. 回肠正常黏膜。

【专家点评】

　　此患者为长期服用阿司匹林的患者,无明显胃肠道症状,行磁控胶囊内镜检查提示小肠溃疡、小肠炎。阿司匹林是治疗和预防心血管疾病的常用药物,但其是一柄"双刃剑",在减轻心脑血管不良事件的同时,也增加了胃肠道黏膜损伤的风险,形成糜烂、溃疡和出血,严重时可致患者死亡。文献报道,短时间服用阿司匹林的健康志愿者小肠黏膜损伤发生率为 30%~60%[1-3],而在长期服用阿司匹林的不明原因消化道出血患者中,小肠损伤可高达95.9%[4],因此,服用阿司匹林的患者小肠黏膜损伤需引起临床广泛重视,对服用阿司匹林的患者小肠损伤的筛查尤为重要。

　　短时间服用抗栓药物即可导致轻度小肠炎症,而长期使用者可出现多种损伤,如多处瘀斑、绒毛脱落、糜烂和溃疡,甚至出现急性出血、不明原因消化道出血、消化道梗阻等并发症,在并发症发生前,患者常没有特异性症状。阿司匹林相关小肠损伤最佳的治疗方式是停用阿司匹林,但其作为心脑血管疾病患者的主要治疗和预防用药,停用后可能带来心脑血管不良事件,增加病残率和病死率,使临床陷入两难境地,因此迫切需要寻找新的方法来治疗或预防阿司匹林相关的小肠黏膜损伤。临床上,质子泵抑制剂常用于治疗胃食管反流病、消化性溃疡等,也是治疗阿司匹林相关胃黏膜损伤的主要药物,但质子泵抑制剂可能加重小肠损伤[5]。新近研究表明,质子泵抑制剂不但不能减轻阿司匹林相关小肠黏膜损伤风险,甚至可以通过改变肠道菌群构成而加重小肠黏膜损伤[6-8],而瑞巴派特、米索前列醇、某些抗生素及益生菌均可能对阿司匹林引起的小肠损伤有治疗作用[9]。

　　瑞巴派特是一种黏膜保护剂,可以清除羟自由基、增加黏膜血流量及黏膜前列腺素含量,用于治疗胃炎和消化性溃疡等。研究表明,瑞巴派特可通过调节肠道菌群构成而抑制非甾体抗炎药相关小肠黏膜损伤的发生[10],一项随机安慰剂对照临床试验也表明瑞巴派特是预防阿司匹林相关小肠黏膜损伤的有效药物[11]。在吲哚美辛诱导的小鼠小肠黏膜损伤模型中,瑞巴派特通过增加乳酸杆菌的比例,降低拟杆菌和梭状芽孢杆菌亚群的比例而减轻小肠损伤[12]。

米索前列醇是一种前列腺素 E1 类似物,用于治疗非甾体抗炎药引发的十二指肠损伤,但其不良反应如腹泻、腹痛、恶心、呕吐等较常发生。Moe H.Kyaw 等团队设计了一项前瞻性、随机、双盲、安慰剂对照临床试验,纳入了 84 例长期服用阿司匹林并有小肠糜烂或溃疡的患者,随机分为两组,一组给予米索前列醇治疗,另一组给予安慰剂治疗,8 周后观察小肠损伤的治愈程度和血红蛋白变化,发现米索前列醇治疗阿司匹林相关小肠溃疡和小肠出血均优于对照组[13]。另一项随机、双盲、安慰剂对照临床试验同样证实米索前列醇对阿司匹林相关小肠溃疡和糜烂有治疗作用,对于阿司匹林等非甾体抗炎药引起的不明原因消化道出血也是一种可选择的治疗方式,但米索前列醇的不良反应也同样需要引起重视[14]。

抗生素也可以通过杀灭小肠内的细菌而减轻非甾体抗炎药相关小肠损伤,如甲硝唑、利福昔明等[15]。甲硝唑主要用于治疗各种厌氧菌感染,研究报道口服甲硝唑可以减轻小肠炎症和出血,但对小肠黏膜的通透性改变无影响[16]。利福昔明是口服后几乎不被胃肠道吸收的抗生素,研究显示其与非甾体抗炎药同时服用后,采用胶囊内镜观察小肠黏膜,发现利福昔明可以显著降低小肠糜烂和溃疡的发生率,提示其治疗非甾体抗炎药相关小肠损伤也是有效的,作用机制主要是利福昔明改善了胃肠道内的菌群构成[17]。

益生菌被定义为活的微生物,给予适当量会对人体健康有积极的影响。北京安贞医院消化内科张杰教授团队前期研究显示,对于服用阿司匹林人群发生的小肠黏膜损伤,乳酸菌干预治疗安全、有效,给予阿司匹林相关小肠损伤的受试者加用乳酸菌治疗 2 个月后,肠道菌群构成比例较治疗前存在不同,*Negativicutes*、*Selenomonadales*、普雷沃菌科、普雷沃菌属和 *Prevotella copri* 均较治疗前减少,而未加用乳酸菌治疗的对照组受试者,2 个月前后上述菌群构成比例并无明显改变,推测乳酸菌可能通过改变肠道菌群构成而减轻小肠黏膜损伤[18]。研究中,服用乳酸菌治疗的受试者未发生任何不良反应,部分受试者原有的胃肠道症状如腹泻、便秘、腹胀等有所减轻,提示乳酸菌治疗的安全性。另一项随机、双盲、临床试验证实,口服双歧杆菌 Bif195 也可以减轻阿司匹林引起的小肠损伤[19]。

在本病例中,治疗方案为口服乳酸菌即复合乳酸菌胶囊,每日 3 次,每日 2 粒,其中每粒含活乳酸菌总数不少于 2 万个,本药采用肠溶胶囊灌装,避免吞服后胃液对活菌体的杀伤,可有效到达肠道,胶囊壁材在肠液的作用下迅速降解,释放出高浓度乳酸菌在小肠内发挥作用。该患者规律服药 2 个月,复查磁控胶囊内镜显示小肠溃疡和小肠炎均愈合,治疗效果良好,无相关不良反应。

综上所述,阿司匹林引起的小肠黏膜损伤十分常见,乳酸菌等益生菌、瑞巴派特、米索前列醇及某些抗生素均可能对阿司匹林引起的小肠损伤有治疗作用。磁控胶囊内镜可以作为心血管疾病患者小肠疾病的筛查手段。

参考文献

［1］ ENDO H, HOSONO K, INAMORI M, et al. Incidence of small bowel injury induced by low-dose aspirin: a crossover study using capsule endoscopy in healthy volunteers [J]. Digestion, 2009, 79 (1): 44-51.

［2］ SHIOTANI A, HARUMA K, NISHI R, et al. Randomized, double-blind, pilot study of geranylgeranylac-etone versus placebo in patients taking low-dose enteric-coated aspirin. Low-dose aspirin-induced small bowel damage [J]. Scand J Gastroenterol, 2010, 45 (3): 292-298.

［3］ SMECUOL E, PINTO SANCHEZ M I, SUAREZ A, et al. Low-dose aspirin affects the small bowel mucosa: results of a pilot study with a multidimensional assessment [J]. Clin Gastroenterol Hepatol, 2009, 7 (5): 524-529.

［4］ ENDO H, HOSONO K, INAMORI M, et al. Characteristics of small bowel injury in symptomatic chronic low-dose aspirin users: the experience of two medical centers in capsule endoscopy [J]. J Gastroen-terol, 2009, 44 (6): 544-549.

［5］ SCARPIGNATO C, BJARNASON I. Drug-Induced Small Bowel Injury: a Challenging and Often Forgotten Clinical Condition [J]. Curr Gastroenterol Rep, 2019, 21 (11): 55.

［6］ JACKSON M A, GOODRICH J K, MAXAN M E, et al. Proton pump inhibitors alter the composition of the gut microbiota [J]. Gut, 2016, 65 (5): 749-756.

［7］ CHEN W C, LIN K H, HUANG Y T, et al. The risk of lower gastrointestinal bleeding in low-dose aspirin users [J]. Aliment Pharmacol Ther, 2017, 45 (12): 1542-1550.

［8］ LUÉ A, LANAS A. Protons pump inhibitor treatment and lower gastrointestinal bleeding: Balancing risks and benefits [J]. World J Gastroenterol, 2016, 22 (48): 10477-10481.

［9］ GUO C G, LEUNG W K. Potential Strategies in the Prevention of Nonsteroidal Anti-inflammatory Drugs-Associated Adverse Effects in the Lower Gastrointestinal Tract [J]. Gut Liver, 2020, 14 (2): 179-189.

［10］ OTANI K, TANIGAWA T, WATANABE T, et al. Microbiota Plays a Key Role in Non-Steroidal Anti-Inflammatory Drug-Induced Small Intestinal Damage [J]. Digestion, 2017, 95 (1): 22-28.

［11］ WATANABE T, TAKEUCHI T, HANDA O, et al. A multicenter, randomized, double-blind, placebo-controlled trial of high-dose rebamipide treatment for low-dose aspirin-induced moderate-to-severe small intestinal damage [J]. PLoS One, 2015, 10 (4): e0122330.

［12］ TANIGAWA T, WATANABE T, OTANI K, et al. Rebamipide inhibits indomethacin-induced small intes-tinal injury: possible involvement of intestinal microbiota modulation by upregulation of α-defensin 5 [J]. Eur J Pharmacol, 2013, 704 (1-3): 64-69.

［13］ KYAW M H, OTANI K, CHING J Y L, et al. Misoprostol Heals Small Bowel Ulcers in Aspirin Users With Small Bowel Bleeding [J]. Gastroenterology, 2018, 155 (4): 1090-1097. e1.

［14］ TAHA A S, MCCLOSKEY C, MCSKIMMING P, et al. Misoprostol for small bowel ulcers in patients with obscure bleeding taking aspirin and non-steroidal anti-inflammatory drugs (MASTERS): a randomised, double-blind, placebo-controlled, phase 3 trial [J]. Lancet Gastroenterol Hepatol, 2018, 3 (7): 469-476.

［15］ RAO S S C, BHAGATWALA J. Small Intestinal Bacterial Overgrowth: Clinical Features and Therapeutic Management [J]. Clin Transl Gastroenterol, 2019, 10 (10): e00078.

［16］ BJARNASON I, HAYLLAR J, SMETHURST P, et al. Metronidazole reduces intestinal inflammation and blood loss in non-steroidal anti-inflammatory drug induced enteropathy [J]. Gut, 1992, 33 (9): 1204-1208.

［17］ SCARPIGNATO C, DOLAK W, LANAS A, et al. Rifaximin Reduces the Number and Severity of Intestinal Lesions Associated With Use of Nonsteroidal Anti-Inflammatory Drugs in Humans [J]. Gastroenterology, 2017, 152 (5): 980-982. e3.

［18］ CHEN X, GAO F, ZHANG J. *Lactobacillus* complex capsules ameliorate aspirin-related small intestinal mucosal injury: a prospective, randomized, controlled clinical trial [J]. Scand J Gastroenterol, 2022, 57 (10): 1195-1201.

［19］ KAWANO M, MIYOSHI M, OGAWA A, et al. *Lactobacillus gasseri* SBT2055 inhibits adipose tissue inflammation and intestinal permeability in mice fed a high-fat diet [J]. J Nutr Sci, 2016, 5: e23.

病例 6　脑血管病合并大便潜血 —— 十二指肠溃疡

【病例摘要】

患者男性,64 岁,因"上腹痛 1 周"至我院消化内科门诊就诊,查大便潜血阳性。既往:3 个月前因急性脑梗死口服阿司匹林,糖尿病病史多年。

该患者脑血管病病史 3 个月,口服阿司匹林抗血小板,若完善普通胃镜检查,需停用阿司匹林 7 天,针对口服抗栓药物且合并消化道症状、病情较平稳的患者,我们首先考虑完善磁控胶囊内镜检查,无创、无痛苦、无须停用抗栓药物。行磁控胶囊内镜检查(图 8-9):十二指肠球部可见 1 处直径约 3.0mm 的溃疡,覆白苔,周围黏膜充血。门诊给予消化性溃疡规范治疗,后复查患者大便潜血转阴。

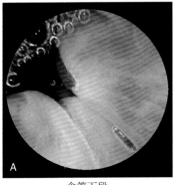
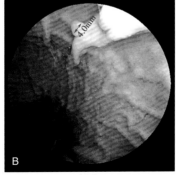
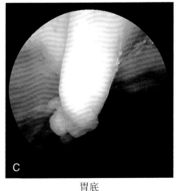

| 食管下段 | 胃底 | 胃底 |

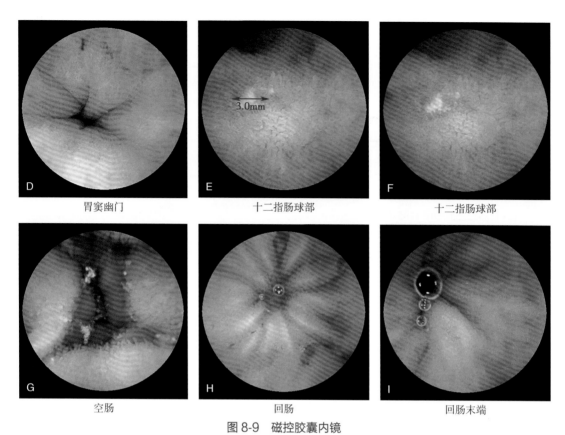

D	E　3.0mm	F
胃窦幽门	十二指肠球部	十二指肠球部
G	H	I
空肠	回肠	回肠末端

图 8-9　磁控胶囊内镜

胃底（B、C）可见 2 枚直径分别约 4.0mm 和 5.0mm 的山田Ⅱ型息肉，表面光滑；十二指肠球部（E、F）形态正常，可见 1 处直径约 3.0mm 的溃疡，覆白苔，周围黏膜充血。诊断：慢性非萎缩性胃炎，胃多发息肉，十二指肠球部溃疡（A1 期）。

病例 7　冠心病合并腹痛　　　　　—— 胃石

【病例摘要】

患者男性，79 岁，因"上腹痛 2 周"入院。患者 2 周前吃柿饼后出现间断上腹痛，与饮食无关。腹部 CT 提示胃腔内不规则影（图 8-10）。既往：冠心病病史 1 年，长期口服阿司匹林。

入院后查血红蛋白 124.0g/L，大便潜血、转铁蛋白弱阳性，行磁控胶囊内镜检查（图 8-11，视频 8-3）：胃底、胃窦各 1 枚胃石，胃窦多发溃疡。请心血管内科会诊，建议继续阿司匹林治疗。予患者碳酸氢钠溶液、碳酸饮料口服促进胃石溶解、PPI 抑酸等治疗。

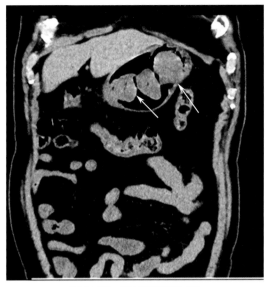

图 8-10 治疗前腹部 CT
胃腔内不规则影（箭头）。

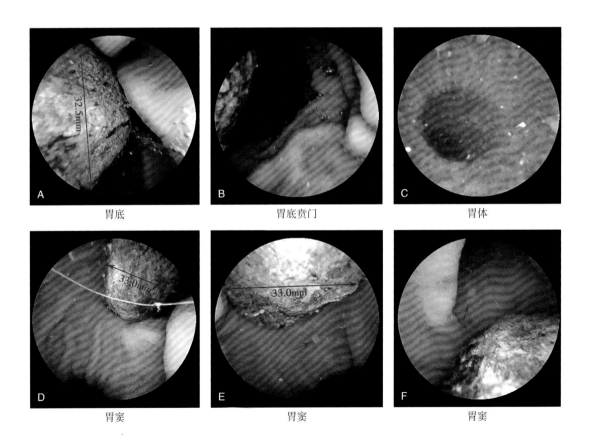

A 胃底　　　　　B 胃底贲门　　　　　C 胃体

D 胃窦　　　　　E 胃窦　　　　　F 胃窦

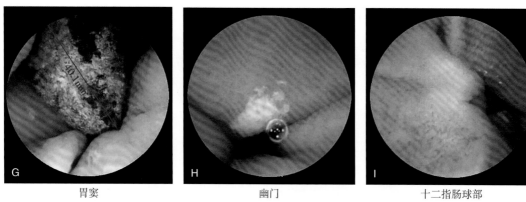

| 胃窦 | 幽门 | 十二指肠球部 |

图 8-11 磁控胶囊内镜

胃底（A、B）黏膜散在充血、糜烂，可见 1 枚宽约 32.5mm 的胃石；胃窦（D~G）黏膜可见多发溃疡，覆白苔，未见活动性出血，可见 1 枚宽约 33mm 的胃石；幽门（H）可见 1 处溃疡，覆白苔。诊断：胃石，胃多发溃疡（A1期），慢性非萎缩性胃炎伴糜烂。

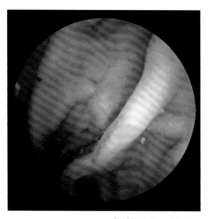

视频 8-3 胃石

　　治疗 3 周后复查腹部 CT 示胃腔内不规则异常密度影较前变小，治疗 4 周后复查腹部 CT 示胃腔内未见异常密度影（图 8-12）。

【专家点评】

　　此例老年男性患者，进食柿饼后出现间断上腹痛 2 周就诊，每日进食不会加重腹痛症状。既往发现冠状动脉粥样硬化性心脏病 1 年，服用肠溶阿司匹林治疗。辅助检查腹部 CT 提示胃腔内可见不规则影。考虑到磁控胶囊内镜检查无须停服抗血小板治疗药物，且无痛苦，因此首先选择了磁控胶囊内镜检查以明确诊断，最终诊断为胃石、胃多发溃疡。胃石症的治疗方法主要包括药物溶石治疗、内镜下碎石治疗、外科手术治疗及体外冲击波治疗等。此例患者给予了药物溶石治疗，碳酸氢钠溶液联合碳酸饮料口服方案，以促进胃石溶解，同时给予了 PPI 抑酸等治疗，治疗 3 周后复查腹部 CT 胃内未见胃石。

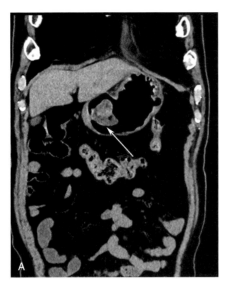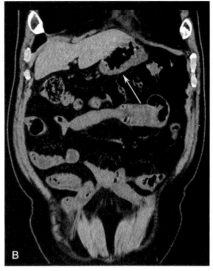

图 8-12 治疗后腹部 CT
A. 治疗 3 周后复查见胃腔内不规则异常密度影较前变小（箭头）；B. 治疗 4 周后复查
胃腔内未见异常密度影（箭头）。

胃石症（gastric bezoars，GB）即存在于胃内的结石，由于摄入了某些植物成分或误吞入毛发及某些矿物质如碳酸钙、钡剂、铋剂等在胃肠道内凝结而形成的异物。在胃中最为常见，也可能涉及食管、十二指肠、小肠和结肠。根据其病变来源主要分为植物性胃石、毛发性胃石、药源性胃石和奶源性胃石；病因包括胃手术史、咀嚼不良、大量摄入高纤维含量饮食等[1-3]。

胃石症临床表现可以无明显症状，严重的也可以出现急腹症，患者多数因腹痛、腹部不适、食欲缺乏、腹胀或呕吐等主诉就诊。常见并发症是慢性出血性胃炎和胃溃疡，严重者可合并胃出血、幽门梗阻，偶有大出血、穿孔或胃石进入肠道引起肠梗阻。胃镜检查可明确诊断，还可以通过腹部 CT、腹部超声等检查协助诊断[4]。胃石症最初的治疗方法是对伴有症状的胃石症患者行手术治疗，近年来文献证明了药物溶石治疗、内镜下碎石和取石这些低侵入性方法的有效性[5-6]。植物性胃石具有季节性和地域性特点，秋冬季是高发季节，发病率在0.07%~0.40%，有数据显示北方地区以山楂石为主，南方地区以柿石多见，其中黑枣石的硬度最高，胃石的机械性压迫和摩擦可引起消化道黏膜糜烂和溃疡，重者可出现出血、穿孔，进入小肠的结石可出现机械性肠梗阻，应早发现、早诊治，避免并发症的出现[7-8]。胃石症的危险因素有多种，文献报道胃石症高发于胃手术史、糖尿病、精神心理异常者，且与酸相关疾病密切相关，如消化性溃疡、反流性食管炎[9]。也有研究者认为，胃石是胃排空延迟的并发症，胃排空延迟可见于胃大部切除术、迷走神经切断术及幽门成形术、克罗恩病、胃肠道肿瘤、脱水及甲状腺功能减退等，此类疾病可引起胃酸分泌减少，继而出现胃肠动力减弱、幽门功能丧失等[10]。

胃石症属中医的"痞满症""胃脘痛""嗳气"等范畴，是在空腹时进食柿子、山楂、黑枣等形成的，临床症状主要表现有胃脘部坠胀、疼痛、满闷、烧灼感，常伴有恶心呕吐、嗳气吞酸、纳呆厌食,重者可出现呕血、黑便,结块大者可在胃脘处触摸到硬块,常见于老年、长期患病和体质虚弱患者。主要病理发病机制是中焦气滞,脾胃升降失常,伴有消化不良、脾虚、痰失衡、血瘀。治疗目标是行气、助消化、疏肝、健脾,治疗以调理顺达气机,恢复胃之通降再分别施以益气健脾、疏肝理气、消食导滞、豁痰祛湿、改善血液停滞等法,使气机通顺条达,脾胃升降功能恢复[3]。

综上所述,胃石症以植物性胃石为主,山楂胃石和柿石症患者采用药物溶石方法成功率高、痛苦小、费用低,易被患者接受,在胃石形成初期效果更佳。而黑枣胃石质地坚硬,药物溶石效果差,需尽早联合内镜下碎石治疗或外科手术治疗,避免出现出血、梗阻及穿孔等并发症。对于高龄患者,尤其是合并糖尿病、胃手术史及既往确诊过胃石症的患者,要着重于预防,早诊早治。

参考文献 ⋯⋯⋯⋯⋯⋯⋯⋯⋯⋯⋯⋯⋯⋯⋯⋯⋯⋯⋯⋯⋯⋯⋯⋯⋯⋯⋯⋯⋯⋯⋯⋯⋯⋯

[1] YEH J, SAUL T, GINGRICH A, et al. Bezoar [J]. J Emerg Med, 2013, 45 (4): 615-616.

[2] IWAMURO M, OKADA H, MATSUEDA K, et al. Review of the diagnosis and management of gastrointestinal bezoars [J]. World J Gastrointest Endosc, 2015, 7 (4): 336-345.

[3] GAO F, GAO R, HAO J Y, et al. Gastric bezoar: a case of a patient treated with traditional Chinese medicine [J]. J Altern Complement Med, 2012, 18 (1): 93-95.

[4] 李红梅. 胃石症的成因与诊治 (416 例文献复习)[J]. 临床误诊误治, 2009, 22 (z2): 43-44.

[5] LADAS S D, KAMBEROGLOU D, KARAMANOLIS G, et al. Systematic review: Coca-Cola can effectively dissolve gastric phytobezoars as a first-line treatment [J]. Aliment Pharmacol Ther, 2013, 37 (2): 169-173.

[6] VOLKAN G, MUSTAFA K, SABITE, et al. Bezoar in upper gastrointestinal endoscopy: a single center experience [J]. Turk J Gastroenterol, 2020, 31 (2): 85-90.

[7] MIHAI C, MIHAI B, DRUG V, et al. Gastric bezoars-diagnostic and therapeutic challenges [J]. J Gastrointestin Liver Dis, 2013, 22 (1): 111.

[8] 刘亚萍, 王东, 李兆申. 胃石治疗的临床进展 [J]. 中国内镜杂志, 2016, 22 (11): 79-82.

[9] KUMAR G S, AMAR V, RAMESH B, et al. Bizarre metal bezoar: a case report [J]. Indian J Surg, 2013, 75 (Suppl 1): 356-358.

[10] 李小环, 韩文良, 赵春玲. 经胃镜综合治疗胃石 25 例体会 [J]. 中国医药指南, 2012, 10 (13): 248-249.

病例 8　不稳定型心绞痛、拟行 PCI 合并大便潜血 ——— 胃癌

【病例摘要】

患者男性,78 岁,因 "间断胸闷 20 年,加重伴胸痛 1 个月" 收入心血管内科。患者

于 18 年前诊断为冠心病、急性心肌梗死,行 PCI 术,置入 2 枚支架。14 年前行冠状动脉造影示支架内再狭窄,置入 2 枚支架。10 年前再次行冠状动脉造影示前降支近段原支架内血流通畅,回旋支中段原支架内血流通畅,右冠状动脉近段狭窄 95%,可见血栓样物质,中远段长病变,弥漫狭窄 70%~80%,远段原支架内血流通畅,于右冠状动脉置入 4 枚支架。1 个月前再次出现心前区闷痛不适,收入心血管内科拟行 PCI,长期口服阿司匹林治疗。

入院前 1 周大便发黑,目前大便黄色,大便潜血阳性,血红蛋白 104g/L,BNP 112pg/ml (正常值范围: 0~100pg/ml),心肌酶、肿瘤标志物正常。超声心动图示射血分数 42%,左心尖室壁瘤形成。入院后给予患者氯吡格雷单抗治疗,同时予扩张冠状动脉、他汀、改善心力衰竭等治疗。多次复查提示轻度贫血及大便潜血阳性,同时考虑患者有不稳定型心绞痛、心尖室壁瘤、口服抗栓药物,首选无创的磁控胶囊内镜检查,结果提示(图 8-13,视频 8-4): 贲门胃底癌。后患者转至外院进一步治疗。

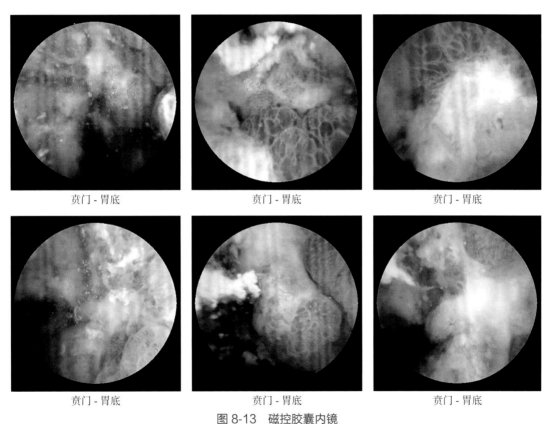

贲门 - 胃底　　　　　　贲门 - 胃底　　　　　　贲门 - 胃底

贲门 - 胃底　　　　　　贲门 - 胃底　　　　　　贲门 - 胃底

图 8-13　磁控胶囊内镜
贲门、胃底黏膜不平,可见 1 处巨大溃疡样病变,与周围边界不清,底覆厚浊苔,
表面凹凸不平,呈结节状隆起,胃壁僵硬。诊断:贲门胃底癌。

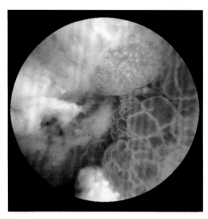

视频 8-4　胃癌(例 1)

【专家点评】

　　该患者为老年男性,既往曾 3 次行 PCI 术,共置入 8 枚支架,此次因不稳定型心绞痛入院,拟行 PCI 术。患者入院前曾有黑便,入院后查大便潜血阳性、轻度贫血,考虑存在上消化道出血,完善磁控胶囊内镜检查,明确出血原因为贲门胃底癌。该患者诊断为急性冠脉综合征合并上消化道出血,同时有心尖室壁瘤形成,病情复杂,若完善普通胃镜检查,发生心血管意外事件的风险较高。对于表现为黑便或大便潜血阳性、无血流动力学异常的急性冠脉综合征患者,可考虑完善磁控胶囊内镜检查以明确消化道出血的病因及部位。

　　磁控胶囊内镜作为一种新型内镜检查手段,用于检测消化道出血的可行性已得到证实。磁控胶囊内镜用于急性非静脉曲张性上消化道出血(acute non variceal upper gastrointestinal bleeding,ANVUGIB)患者风险评估的优势有:①可直观地观察消化道出血情况,对出血原因、出血部位、严重程度、是否需要内镜介入治疗以及内镜检查的时间具有指导意义;②患者耐受度良好;③无须麻醉。目前胶囊内镜存在的问题主要包括其用于消化道出血患者风险评估的准确性、安全性、急诊可行性以及经济性[1]。

　　《急性非静脉曲张性上消化道出血诊治指南(2018 年,杭州)》[2]指出,ANVUGIB 的病因以消化性溃疡、上消化道肿瘤、应激性溃疡、急慢性上消化道黏膜炎症最为常见。在北京地区 60 岁以上老年患者中,上消化道出血的病因主要包括消化性溃疡(66.02%)、食管 - 胃底静脉曲张破裂(11.92%)、胃癌(7.69%)、急性胃黏膜病变(6.98%)、食管贲门黏膜撕裂综合征(1.99%)和其他病因(5.4%)[3]。老年组胃癌所致上消化道出血所占比例明显高于中青年组,随着年龄的增长及致癌因素的诱导,老年患者成为上消化道肿瘤的高发人群,肿瘤生长侵犯血管,易引起消化道出血,若同时口服抗栓药物,更加剧了消化道出血的风险。

　　胃癌是威胁我国居民生命健康的主要恶性肿瘤之一。在我国,胃癌发病率位列恶性肿瘤发病率的第 4 位,死亡率位于第 3 位。世界卫生组织(WHO)数据显示,2020 年我国胃癌新发病例 47.9 万例,死亡病例 37.4 万例,分别占全球胃癌新发和死亡病例的 44% 和 48.6[4]。2003—2015 年,我国胃癌 5 年相对生存率从 27.4% 提高至 35.1%[5],虽有上升趋势,但仍明显低于日本(80.1%)[6]。《中国胃癌筛查与早诊早治指南(2022,北京)》[7]指出,年龄在 45 岁及以上,且符合下列任一条件者为胃癌高风险人群:①长期居住于胃癌高发区;②幽门螺杆菌感染;③既往患有慢性萎缩性胃炎、胃溃疡、胃息肉、手术后残胃、肥厚性胃炎、恶性贫血等胃癌前疾病;④一级亲属有胃癌病史;⑤存在胃癌其他高危因素(高盐、腌制饮食、吸烟、重度饮酒等)。推荐高风险人群胃癌筛查起始年龄为 45 岁,至 75 岁或预期寿命小于 5 年时终止筛查。幽门螺杆菌 1994 年即被 WHO 列为胃癌的第 Ⅰ 类致癌原,特别对于口服抗栓药物的患者,应常规进行幽门螺杆菌检测,若发现阳性,应积极进行治疗。此外,血清胃蛋白酶原(PG)、促胃液素 17(G-17)等血清学检查具有无创、简便易行等优点,也可以作为胃癌筛查的指标[8]。指南推荐首选普通白光胃镜联合窄带成像放大胃镜进行筛查,尤其是存在以下任一情况时:胃萎缩、胃肠上皮化生、怀疑早期胃癌;对于不能接受常规内镜检查者,可考虑使用磁控胶囊胃镜[7]。

胃癌前病变指胃黏膜上皮内瘤变,根据病变程度,分为低级别上皮内瘤变和高级别上皮内瘤变;早期胃癌定义为局限于黏膜层或黏膜下层的浸润性癌,无论是否有淋巴结转移;进展期胃癌定义为组织侵达固有肌层或更深者,无论是否有淋巴结转移[9]。胃癌的组织学分型包括乳头状腺癌、低黏附性癌(包括印戒细胞癌和非印戒细胞癌)、管状腺癌、黏液腺癌等[10]。胃癌病理学分期根据美国癌症联合会(AJCC)第 8 版 TNM 分期系统,分为 0 期、Ⅰ期、Ⅱ期、Ⅲ期和Ⅳ期。

国家卫生健康委发布的《胃癌诊疗指南(2022 年版)》[9]推荐,对于胃癌的治疗,应采取综合治疗的原则,根据肿瘤临床分期及病理学类型,结合患者一般状况和器官功能状态,采取多学科综合治疗模式(包括普通外科、消化内科、肿瘤内科、内镜中心、放疗科、影像科等),应用手术、化疗、放疗和生物靶向等治疗手段,达到根治或最大限度控制肿瘤,延长患者生存期、改善生活质量的目的。早期胃癌且无淋巴结转移证据,可根据肿瘤侵犯深度,考虑行 ESD 治疗或手术治疗,术后无须化疗或放疗。局部进展期胃癌或伴有淋巴结转移的早期胃癌,应采取以手术为主的综合治疗,成功实施根治性手术的局部进展期胃癌,需根据术后病理分期决定辅助化疗或化放疗方案。复发/转移性胃癌应采取以药物治疗为主的综合治疗手段,在恰当的时机给予姑息性手术、放疗、介入治疗等局部治疗,同时也应积极给予镇痛、支架置入、营养支持等对症治疗。

综上,对于表现为黑便或大便潜血阳性、病情稳定的急性冠脉综合征患者,可考虑完善磁控胶囊内镜检查以明确消化道出血原因及部位。胃癌是除消化性溃疡外较常见的上消化道出血病因,对于胃癌高风险人群应定期进行内镜筛查。根据肿瘤临床分期及病理学类型,采用内镜下治疗、手术、化放疗等不同的治疗方案。

参考文献

[1] 茹楠, 王元辰, 潘骏, 等. 胶囊内镜评估急性上消化道出血风险的应用进展 [J]. 中华消化内镜杂志, 2020, 37 (12): 945-948.

[2]《中华内科杂志》编辑委员会,《中华医学杂志》编辑委员会,《中华消化杂志》编辑委员会, 等. 急性非静脉曲张性上消化道出血诊治指南 (2018 年, 杭州)[J]. 中华内科杂志, 2019, 58 (3): 173-180.

[3] 沈雯雯, 张玫, 和芳. 北京部分地区 10 年中青年和老年上消化道出血病因流行病学分析及经济负担研究 [J]. 中国临床医生杂志, 2018, 46 (12): 1402-1406.

[4] SUNG H, FERLAY J, SIEGEL R L, et al. Global Cancer Statistics 2020: GLOBOCAN Estimates of Incidence and Mortality Worldwide for 36 Cancers in 185 Countries [J]. CA Cancer J Clin, 2021, 71 (3): 209-249.

[5] ZENG H, CHEN W, ZHENG R, et al. Changing cancer survival in China during 2003-15: a pooled analysis of 17 population-based cancer registries [J]. Lancet Glob Health, 2018, 6 (5): e555-e567.

[6] ITO Y, MIYASHIRO I, ISHIKAWA T, et al. Determinant Factors on Differences in Survival for Gastric Cancer Between the United States and Japan Using Nationwide Databases [J]. J Epidemiol, 2021, 31 (4): 241-248.

[7] 赫捷, 陈万青, 李兆申, 等. 中国胃癌筛查与早诊早治指南 (2022, 北京)[J]. 中华肿瘤杂志, 2022, 44 (7): 634-666.

[8] 闫真, 邵淑琳, 张杰, 等. 血清胃蛋白酶原联合胃泌素 17 检测在胃癌筛查中的价值 [J]. 中国医药, 2016, 11 (12): 1795-1799.

[9] 中华人民共和国国家卫生健康委员会医政医管局. 胃癌诊疗指南 (2022 年版)[J]. 中华消化外科杂志, 2022, 21 (9): 1137-1164.

[10] NAGTEGAAL I D, ODZE R D, KLIMSTRA D, et al. The 2019 WHO classification of tumours of the digestive system [J]. Histopathology, 2020, 76 (2): 182-188.

病例 9　冠心病合并腹痛　　　　—— 胃癌

【病例摘要】

患者男性, 56 岁, 因"上腹部胀痛 8 年余"入院。患者于 8 年前进食辛辣、生冷食物或空腹后出现上腹部胀痛, 可忍受, 进食后缓解, 伴反酸, 偶有嗳气, 未规律诊治。既往: 冠心病病史 2 年, 口服阿司匹林治疗。

入院前腹部 CT 未见异常, 血红蛋白 111.0g/L, 大便潜血弱阳性, 行磁控胶囊内镜检查 (图 8-14, 视频 8-5): 胃窦黏膜粗糙, 可见 1 枚直径约 14mm 的山田Ⅱ型息肉, 表面充血, 近幽门处黏膜粗糙不平, 多发性溃疡, 覆白苔, 最大直径约 16.0mm×9.0mm, 周围黏膜隆起。

根据患者磁控胶囊内镜结果, 诊断考虑胃癌可能性大, 建议进一步完善胃镜及病理检查。患者目前冠心病病情稳定, 予停用阿司匹林 7 天, 收住院进一步行胃镜检查 (图 8-15) 示胃窦可见 1 枚山田 Ⅱ 型息肉,胃窦近幽门可见环周生长肿物,表面可见不规则溃疡,僵硬,蠕动差,活检病理结果为部分低分化腺癌、部分印戒细胞癌(图 8-16)。后患者转入肿瘤专科医院行手术治疗。

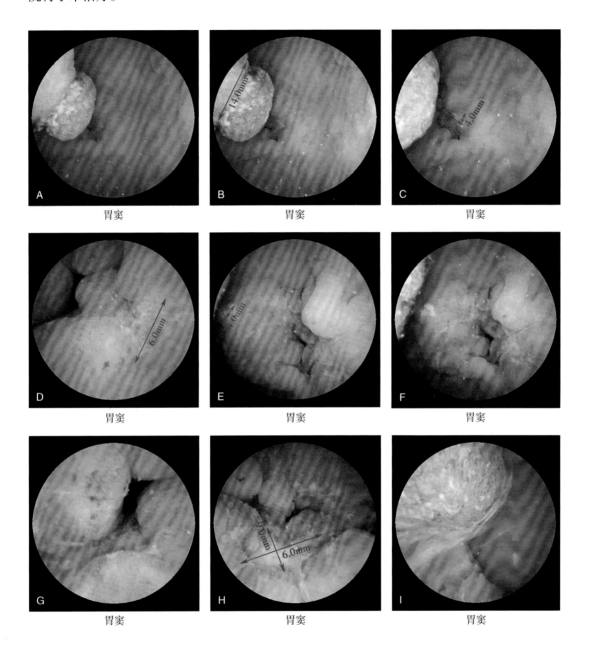

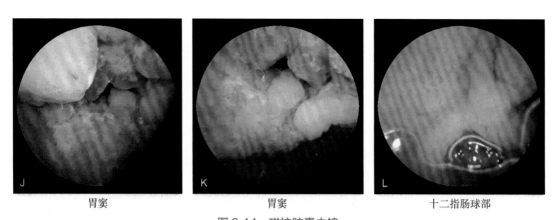

图 8-14　磁控胶囊内镜

胃窦（A、B）可见 1 枚直径约 14mm 的山田 Ⅱ 型息肉，表面充血；胃窦近幽门处（C~K）黏膜粗糙不平，
多发性溃疡，覆白苔，最大直径约 16.0mm×9.0mm，周围黏膜隆起。

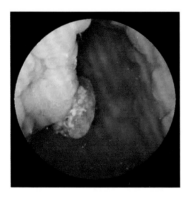

视频 8-5　胃癌（例 2）

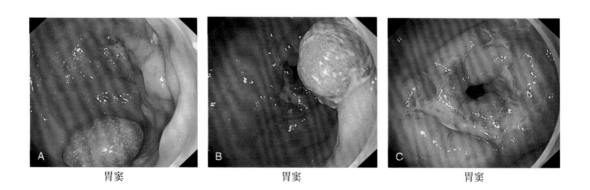

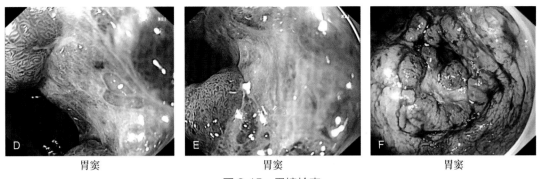

图 8-15　胃镜检查

A、B. 胃窦后壁偏大弯侧见 1 枚约 12mm×20mm 的息肉样隆起,表面充血;C. 胃窦近幽门可见环周生长肿物,表面可见不规则溃疡,僵硬,蠕动差;D、E. 放大内镜 +NBI 电子染色观察,病变表面隐窝边缘上皮形态不规则,长度和宽度比例失调,非对称分布,部分结构消失,微血管形态呈闭合性袢状、蛇行状、分支状、奇异状等多样性,形状不均一,分布不对称,排列不规则,部分血管结构消失;F. 靛胭脂染色后观察,部分腺管开口不整,黏膜破损,新生血管出现,部分表面呈无结构状态,可见新生血管,偶见残存腺管开口。

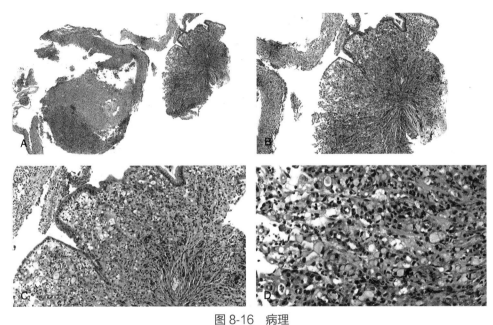

图 8-16　病理

A. HE 染色(50×);B. HE 染色(100×);C. HE 染色(200×);D. HE 染色(400×)。

胃黏膜异型增生,呈腺样或片状分布,部分呈印戒细胞样。病理诊断:(胃窦)部分低分化腺癌、部分印戒细胞癌。

病例 10　冠心病合并贫血 —— 胃癌

【病情摘要】

患者女性,68 岁,因"发现贫血 3 个月"于门诊就诊。患者 3 个月前因间断心悸、气短于当地医院就诊,考虑缺铁性贫血,血红蛋白最低 56g/L,给予输血及补铁剂治疗,复查血红蛋白 112g/L,病程中伴食欲缺乏、嗳气,为进一步诊治来我院门诊就诊。既往:高血压病史 20 年,肝癌术后 8 年,冠心病、脑血管病病史 5 年,长期口服阿司匹林。

我院复查血红蛋白 96g/L,大便潜血阳性。完善磁控胶囊内镜检查(图 8-17):胃窦可见 1 处直径约 3.5cm 的隆起型病变,累及胃角,表面可见溃疡,覆污苔,其中可见裸露血管,周围黏膜隆起,诊断考虑胃癌可能性大。患者收入普通外科住院进一步诊治。入院后完善 PET/CT(图 8-18),提示胃窦近幽门部胃壁增厚,葡萄糖代谢异常增高,考虑恶性病变。冠状动脉造影示左前降支近段 70% 狭窄,右冠状动脉近段 100% 狭窄。

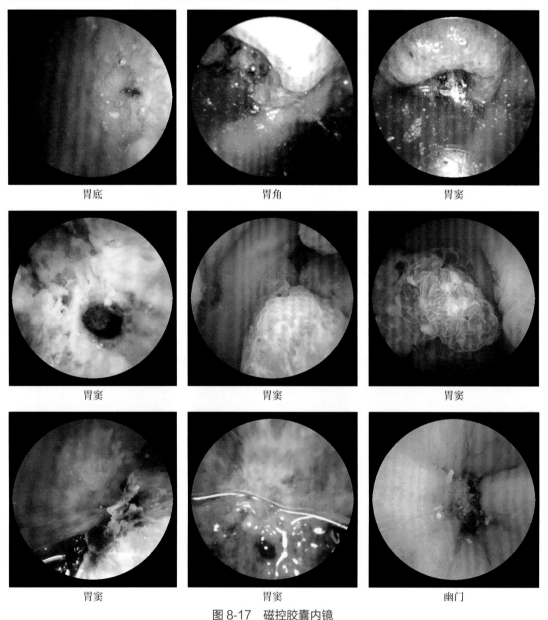

胃底	胃角	胃窦
胃窦	胃窦	胃窦
胃窦	胃窦	幽门

图 8-17 磁控胶囊内镜

胃窦可见 1 处直径约 3.5cm 的隆起型病变,累及胃角,表面可见溃疡,覆污苔,其中可见裸露血管,周围黏膜隆起。

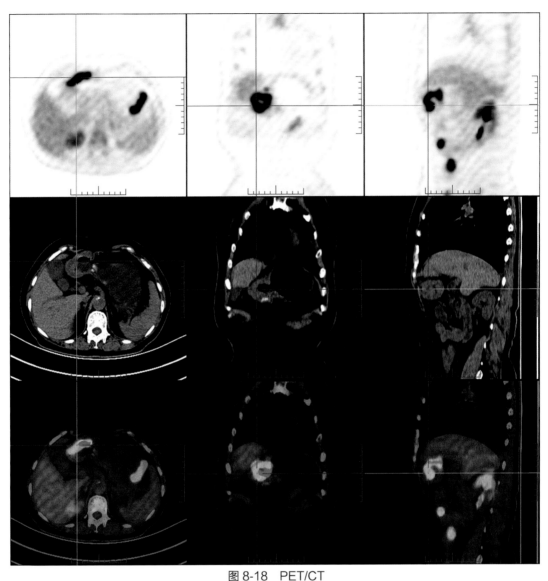

图 8-18　PET/CT

胃窦近幽门部胃壁增厚约 2cm，放射性摄取异常增高，SUVmax 为 20.9。

　　患者诊断为冠心病合并胃癌，普通外科、心脏外科、心血管内科、麻醉科多学科平台会诊，于全身麻醉下行腹腔镜下胃大部切除术伴胃空肠吻合术（Billroth Ⅱ式手术）+ 冠状动脉旁路移植术（coronary artery bypass grafting，CABG），手术过程顺利。术后病理示胃窦中分化腺癌（图 8-19）。术后患者恢复良好，后病情稳定出院。

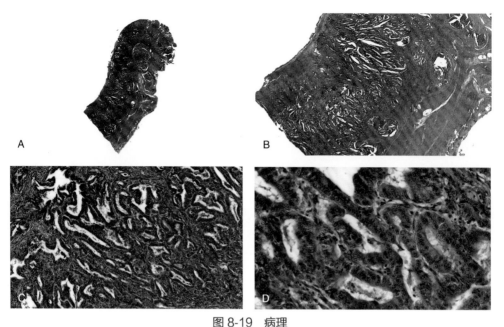

图 8-19　病理

A. HE 染色(5×); B. HE 染色(20×); C. HE 染色(100×); D. HE 染色(400×)。

胃组织内可见大量细胞呈腺管样、条索状、巢团状分布,浸润性生长,细胞核增大,异型性明显。

病理诊断:胃窦中分化腺癌。

病例 11　高血压、高脂血症合并上腹痛

—— 胃窦隆起,高级别瘤变

【病例摘要】

患者男性,60 岁,因"间断上腹痛 10 个月"入院。患者 10 个月前进食偏硬食物后出现上腹部烧灼样疼痛。既往:高血压病史 20 年,高脂血症病史 10 年,长期口服阿司匹林。

完善磁控胶囊内镜检查(图 8-20,视频 8-6):胃窦可见 1 处大小约 20mm×18mm 的隆起病变,中央凹陷,周边隆起,表面黏膜发红。进一步完善超声胃镜(图 8-21),提示胃窦大弯侧见一隆起病变,约 20mm×18mm 大小,中央凹陷发红,周边隆起,超声内镜于病变部位扫查,见不均匀中高回声病变累及黏膜层和黏膜下层,靛胭脂染色后观察,着色不均匀,中央部欠规则。取组织送病理(图 8-22),提示胃黏膜腺体符合高级别异型增生。

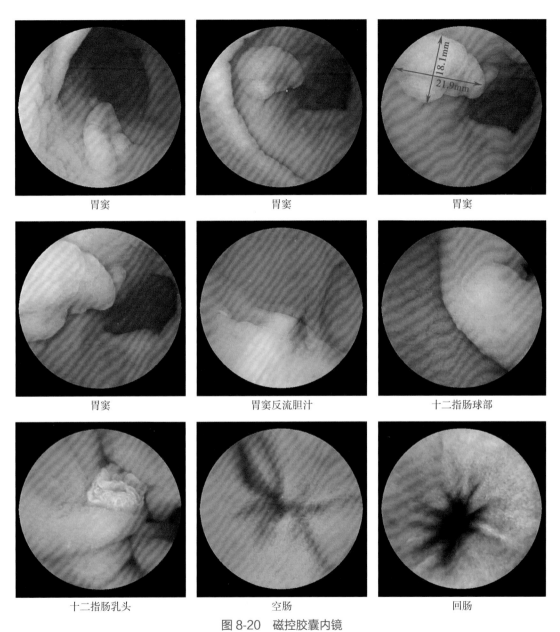

图 8-20　磁控胶囊内镜

胃窦可见 1 处大小约 20mm×18mm 的隆起病变,中央凹陷,周边隆起,表面黏膜发红。诊断:胃窦隆起病变性质待定,慢性非萎缩性胃炎,胆汁反流。

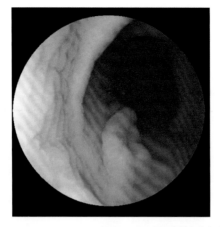

视频 8-6　胃高级别瘤变

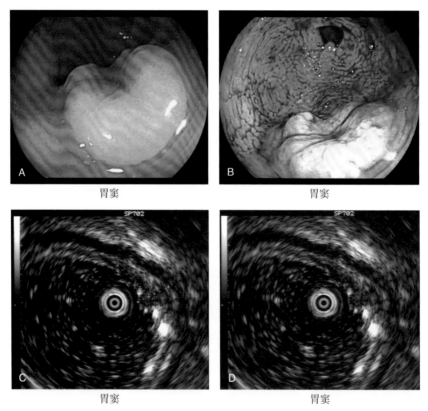

图 8-21　超声胃镜

A、B. 胃窦大弯侧见一隆起病变,中央凹陷发红,周边隆起,靛胭脂染色后观察,病
变范围约 20mm×18mm 大小,表面欠规则;C、D. 超声内镜于病变部位扫查,见不
均匀中高回声病变累及黏膜层和黏膜下层。

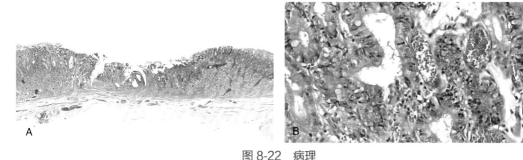

图 8-22 病理

A. HE 染色（20×）; B. HE 染色（400×）。

胃黏膜组织内局部腺体异型增生,结构紊乱,细胞有异型。病理诊断: 高级别异型增生。

患者于气管插管全身麻醉下行胃窦隆起内镜黏膜下剥离术（endoscopic submucosal dissection, ESD）（图 8-23）。术后 3 个月复查胃镜示原 ESD 手术部位恢复良好（图 8-24）。

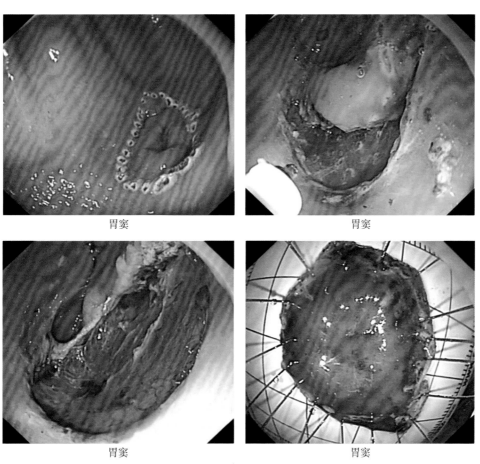

图 8-23 胃镜

胃窦高级别上皮内瘤变,内镜黏膜下剥离术（ESD）。

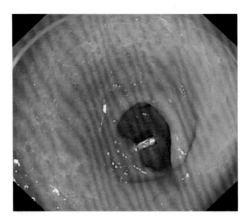

图 8-24 术后 3 个月复查胃镜

原 ESD 手术部位恢复良好。

病例 12 高血压合并上腹不适 —— 胃癌 Ⅱa+Ⅱc 病变

【病例摘要】

患者男性,49 岁,因"恶心伴上腹部不适 1 个月余"至我院消化内科门诊就诊,伴反酸、烧心,无腹痛、腹泻,无呕血、黑便等症状。既往:高血压病史,平时口服阿司匹林。

行磁控胶囊内镜(图 8-25):胃窦可见 1 处直径约 8mm 的 Ⅱa+Ⅱc 型病变,周边隆起,中心凹陷,表面溃疡形成,考虑早癌不能除外。建议患者进一步完善胃镜检查(图 8-26),提示胃窦小弯侧可见 1 处黏膜隆起,隆起表面可见 8mm×8mm 大小的溃疡,覆白苔,周边黏膜可见环堤样隆起,取组织 3 块送病理。病理检查(图 8-27)提示(胃窦小弯)浅表胃黏膜呈重度慢性炎伴重度活动性炎,并见坏死及炎性纤维素渗出,局部腺体重度异型增生,考虑腺癌,免疫组织化学染色示 AE1/AE3(+)、P53(+)、Ki-67(+90%)、CD56(散在 +)、CgA(散在 +)、Syn(散在 +)。后患者至肿瘤专科医院进一步诊治。

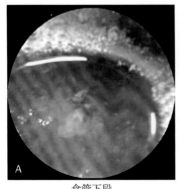
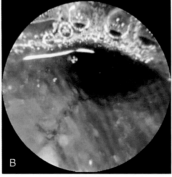
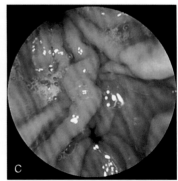

A 食管下段　　　　　　　B 食管下段　　　　　　　C 胃窦

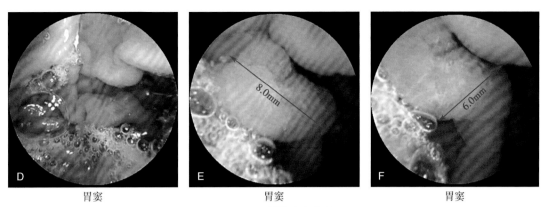

图 8-25　磁控胶囊内镜

A、B. 食管下段可见一长约 7mm 的条状充血、糜烂；C~F. 胃窦可见 1 处直径约 8mm 的 Ⅱa+Ⅱc 型病变，周边隆起，中心凹陷，表面溃疡形成。诊断：反流性食管炎（LA-B），胃窦 Ⅱa+Ⅱc 型病变性质待定。

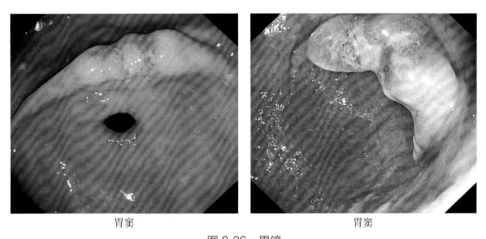

图 8-26　胃镜

胃窦小弯侧可见 1 处黏膜隆起，隆起表面可见 8mm×8mm 大小的溃疡，覆白苔，周边黏膜发红、可见环堤样隆起。

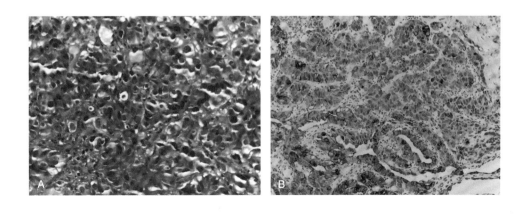

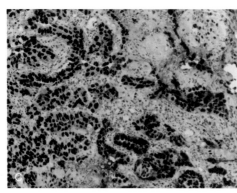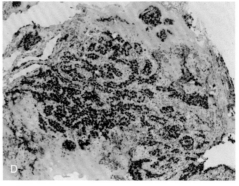

图 8-27 病理

A. HE 染色（400×）；B. AE1/AE3（+）；C. P53（+）；D. Ki-67（+90%）。

（胃窦小弯）浅表胃黏膜呈重度慢性炎伴重度活动性炎，并见坏死及炎性纤维素渗出，局部腺体重度异型增生，考虑腺癌，免疫组织化学染色示 AE1/AE3（+）、P53（+）、Ki-67（+90%）、CD56（散在+）、CgA（散在+）、Syn（散在+）。

病例 13 冠心病合并上腹痛，食管后异物感 —— 胃底贲门癌

【病例摘要】

患者男性，50岁，因"间断上腹痛4个月，加重伴食管异物感1个月"于消化内科门诊就诊。患者4个月前进食后开始出现上腹部绞痛，每次持续约30min，休息可缓解。3个月前进食2h后出现心慌、大汗，伴呕吐咖啡样物约300ml，伴黑便，因患者口服阿司匹林联合氯吡格雷双抗治疗，未行胃镜检查，改吲哚布芬口服，同时予雷贝拉唑口服。1个月来上腹痛较前加重，每次持续2~3h，伴食管异物感，伴腹胀、反酸、烧心，无呕血、黑便。既往：高血压、高脂血症病史4年；1年前冠状动脉造影结果示右冠状动脉中段、左前降支中段75%狭窄，开始口服阿司匹林、氯吡格雷双抗治疗，3个月前改为吲哚布芬口服。

完善相关检查，血红蛋白92g/L，门诊行磁控胶囊内镜检查（图8-28）：胃底贲门肿物

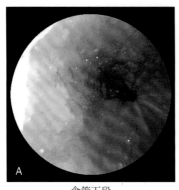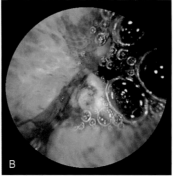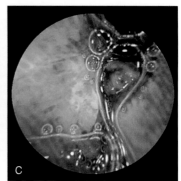

食管下段	贲门	贲门

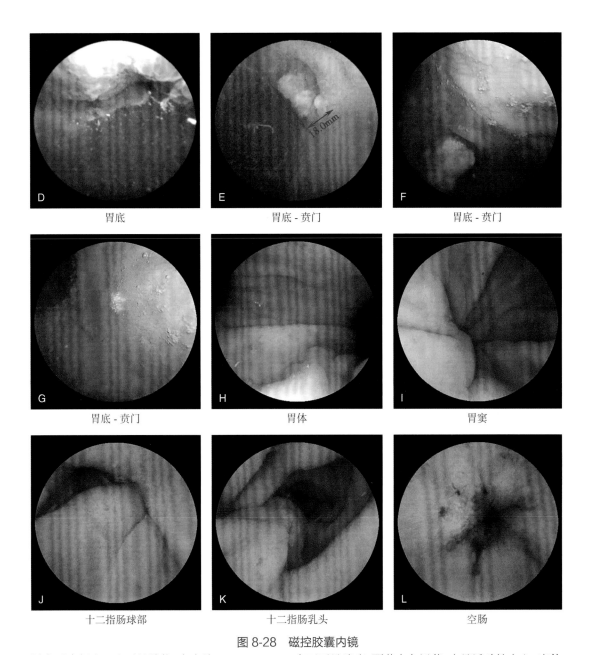

图 8-28 磁控胶囊内镜

胃底近贲门（B~F）可见肿物，大小约 30mm×18mm，表面可见溃疡，覆黄白色污苔，未见活动性出血；底体交界小弯侧（G）黏膜粗糙，可见 1 处黄色颗粒沉着；空肠（L）黏膜可见多发瘀点。诊断：胃底贲门肿物性质待定，胃底黄色瘤，慢性胃炎，小肠炎。

性质待定，考虑恶性肿瘤可能性大。为进一步诊治收入院。腹部 CT 增强（图 8-29）示胃底贲门部占位，明显强化，考虑胃癌伴周围胃网膜囊和腹膜后淋巴结转移。完善胃镜检查（图 8-30），提示贲门后壁可见一约 30mm×20mm 的溃疡性隆起，覆污苔，周边环堤样隆起、结节不平。病理示贲门腺癌（图 8-31）。后至外科行手术治疗。

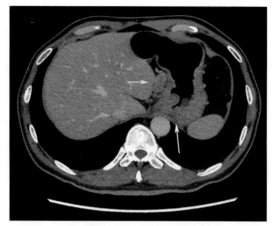

图 8-29　腹部 CT
胃底贲门区胃壁增厚(白色箭头),胃网膜囊和腹膜后
可见多发肿大淋巴结(黄色箭头)。

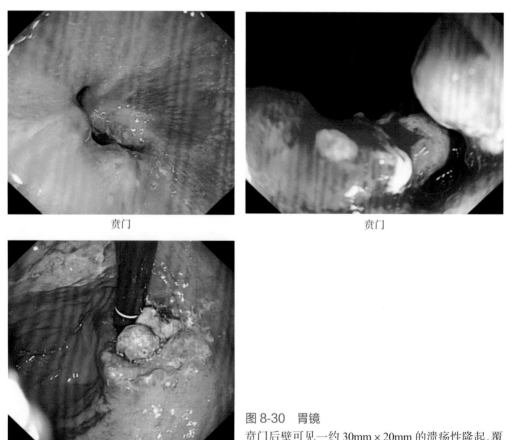

贲门

贲门

胃底

图 8-30　胃镜
贲门后壁可见一约 30mm×20mm 的溃疡性隆起,覆
污苔,周边环堤样隆起、结节不平。诊断:贲门癌。

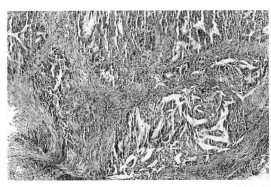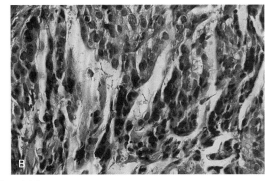

图 8-31　病理
A. HE 染色(100×); B. HE 染色(400×)。
胃黏膜腺体异型增生,腺体融合,浸润性生长,间质较多炎细胞浸润。病理诊断:贲门腺癌。

病例 14　冠心病拟行冠状动脉造影合并贫血　—— 回盲部息肉

【病例摘要】

患者男性,80 岁,3 年前出现心慌、胸闷,伴憋气,诊断为冠心病,口服阿司匹林治疗。1 年前因便血于当地医院住院治疗,诊断为消化道出血,将阿司匹林改为吲哚布芬口服。患者近期再次出现胸闷、憋气症状,此次为行冠状动脉造影至我院心血管内科就诊,查血红蛋白 109g/L,大便潜血弱阳性,心血管内科建议患者至消化内科就诊,术前完善相关检查评估消化道情况后再行冠状动脉造影。

完善磁控胶囊内镜检查(图 8-32):回盲部可见血迹,可见 1 处直径约 9.0mm 的息肉样病变,考虑患者大便潜血阳性与该息肉相关。

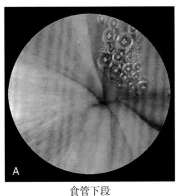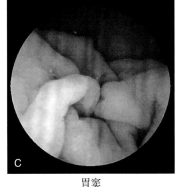

A	B	C
食管下段	胃体	胃窦

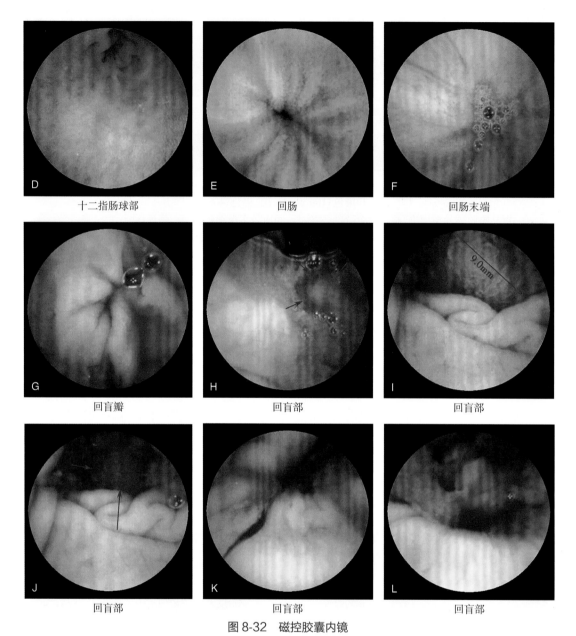

图 8-32 磁控胶囊内镜

十二指肠球部(D)黏膜散在充血;回盲部(H~L)可见血迹,可见 1 处直径约 9.0mm 的息肉样病变,表面黏膜充血。诊断:慢性非萎缩性胃炎,十二指肠球炎,回盲部息肉样病变性质待定。

病例 15　贫血待查　　　　　　　　　　── 家族性息肉病

【病例摘要】

患者男性,57 岁,因"腹胀、乏力 10 天"至我院消化内科门诊就诊。查血红蛋白 82g/L,为小细胞低色素性贫血。既往:高脂血症病史 10 余年,口服阿司匹林治疗。

行肠镜检查(图 8-33),提示全结肠可见数百枚 4mm×4mm~20mm×25mm 的山田 Ⅰ~Ⅳ 型息肉,肝曲至回盲部及乙状结肠较为集中,考虑为家族性息肉病。进一步完善磁控胶囊内镜检查(图 8-34,视频 8-7):胃底、胃体可见多发、直径为 3~7mm 的息肉,空肠、回肠可见多发大小不等息肉,以回肠为著。

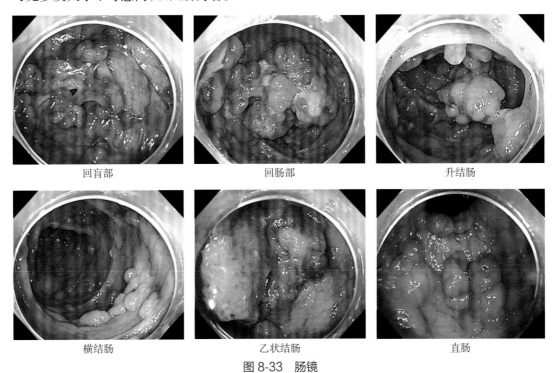

|回盲部|回肠部|升结肠|
|横结肠|乙状结肠|直肠|

图 8-33　肠镜

全结肠可见数百枚 4mm×4mm~20mm×25mm 的山田 Ⅰ~Ⅳ 型息肉,肝曲至回盲部及乙状结肠较为集中。

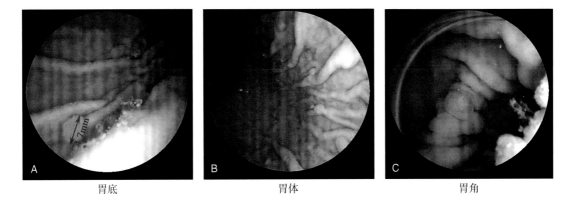

|A　胃底|B　胃体|C　胃角|

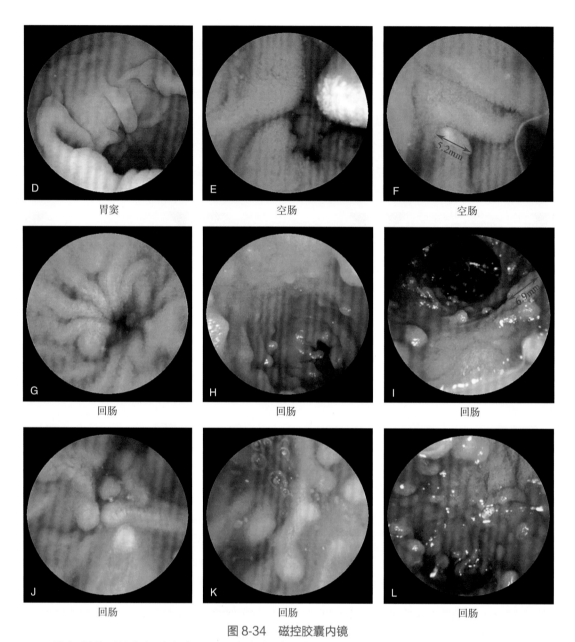

图 8-34　磁控胶囊内镜

A~C. 胃底、胃体可见多发、直径为 3~7mm 的息肉,表面光滑;D. 胃窦可见片状黏膜充血、糜烂;E. 空肠可见 1 处黏膜略隆起呈黄白色颗粒样沉着,周边黏膜正常;F~L. 空肠、回肠可见多发大小不等息肉,以回肠为著。诊断:慢性胃炎伴糜烂,胃多发息肉,小肠多发息肉,小肠淋巴管扩张。

后患者行肠镜下息肉切除术,选择较大息肉切除,病理诊断:(乙状结肠)大肠黏膜呈低级别异型增生,局灶呈高级别异型增生,考虑为癌变;(回盲部)低级别管状腺瘤。

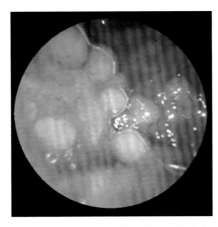

视频 8-7　息肉病

【专家点评】

本例患者为中年男性,临床表现为腹胀、乏力,化验示中度贫血,肠镜示全结肠可见数百枚息肉,进一步完善磁控胶囊内镜检查,提示胃和全小肠均散在分布息肉。患者胃、小肠、结直肠可见数百上千枚息肉,其中以结肠为著,病理提示以腺瘤为主,部分较大息肉已发生癌变。

多种息肉综合征可表现为胃肠道多发息肉,临床常见的肠道息肉病有家族性腺瘤性息肉病(familial adenomatous polyposis,FAP)、Gardner 综合征、Turcot 综合征、黑斑息肉综合征(Peutz-Jeghers syndrome,PJS)、幼年性息肉综合征(juvenile polyposis syndrome,JPS)、Cowden 综合征、Cronkhite-Canada 综合征(CCS)等[1]。FAP 是一种常染色体显性遗传病,以全结直肠内遍布大量腺瘤性息肉为主要特征,癌变风险极高,腺瘤性息肉病(APC)基因突变是 FAP 发病的主要原因之一[2]。当 FAP 合并肠外表现(如骨瘤、软组织肿瘤)时,需考虑 Gardner 综合征。错构瘤性息肉综合征包括 PJS、JPS、*PTEN* 相关性错构瘤综合征(如 Cowden 综合征、CCS)等[3]。PJS 是一种罕见的常染色体显性遗传病,其主要特征为皮肤黏膜色素沉着、胃肠道多发错构瘤性息肉和肿瘤易感性;JPS 可表现为全消化道分布的幼年性息肉,数量多数在 50~200 枚;Cowden 综合征在食管可表现为多灶白色隆起型结节,在胃、小肠和结直肠可表现为多发的无蒂错构瘤性息肉;CCS 可表现为累及食管之外的以胃、结肠为主的消化道多发错构瘤性息肉。常见消化系统息肉综合征的临床特点总结如表 8-1[4]。

表 8-1　常见消化系统息肉综合征的临床特点

综合征	致病基因	色素沉着	胃肠道息肉病理类型	癌变好发部位	常见胃肠道外表现
黑斑息肉综合征(PJS)	*STK11*	口唇黏膜、四肢末端皮肤	错构瘤 +++腺瘤 +	结直肠癌、乳腺癌、小肠癌、胃癌、宫颈癌、卵巢癌、胰腺癌、肺癌等	—

续表

综合征	致病基因	色素沉着	胃肠道息肉病理类型	癌变好发部位	常见胃肠道外表现
幼年性息肉综合征(JPS)	SMAD4、BMPR1A	—	错构瘤 +++ 腺瘤 +	结直肠癌、胃癌、十二指肠癌、胰腺癌等	—
Cowden 综合征	PTEN	腋窝、腹股沟、面部	错构瘤 +++ 腺瘤 +	乳腺癌、结直肠癌、甲状腺癌等	毛根鞘瘤、皮肤错构瘤、增生性息肉、巨头畸形、乳腺纤维化等
Cronkhite-Canada 综合征(CCS)	—	面颊、四肢、掌跖	错构瘤 ++ 腺瘤 ++	结直肠癌、胃癌等	头发稀疏、指甲营养不良等
家族性腺瘤性息肉病(FAP)	APC	—	腺瘤 +++	结直肠癌、十二指肠癌等	硬纤维瘤、骨瘤、先天性视网膜色素上皮肥大等

FAP 的新生儿发病率为 1/(8 000~10 000),发病年龄差异较大,具有家族遗传性倾向[5]。FAP 患者一般从青少年时期起出现结直肠息肉,随着年龄增加,肠道息肉的数量和体积也逐渐增多、增大,几乎所有未经诊治的 FAP 患者均会发生癌变。根据结直肠息肉数量和发病年龄的不同,将 FAP 分为经典型 FAP(息肉数量>100 枚,发生年龄<40 岁)及衰减型 FAP(息肉数量在 10~100 枚,发生年龄>40 岁)[6]。衰减型 FAP 侵袭性较低,其特征是患者息肉减少,息肉生长延迟,并在较晚的年龄表达,若不加以干预,通常会在 50~60 岁时演变为结直肠癌[7]。

FAP 的主要临床表现是结直肠腺瘤性息肉病,患结直肠癌的终身风险接近 100%[8]。息肉出现的第 2 常见部位是十二指肠。此外,胃和小肠也可出现息肉表现。肠外表现包括骨瘤、牙齿异常、先天性视网膜色素上皮肥大、纤维瘤、髓母细胞瘤、肝母细胞瘤等。FAP 的致病基因主要为 APC 和 MUTYH,其中 70%~90% 为 APC 基因突变、10%~30% 为 MUTYH 基因突变[8]。APC 相关的 FAP 为常染色体显性遗传,MUTYH 相关的 FAP 为常染色体隐性遗传。结肠镜是诊断 FAP 最重要的检查,也可作为监测和随访的重要手段。胶囊内镜检查是一种安全、有效且无创的检查方法,主要用于对 FAP 患者小肠息肉的监测和随访。双气囊电子小肠镜不仅能显示小肠病变部位,还可以进行活检和内镜下治疗。基因检测是筛查 FAP 家族及高危风险成员的"金标准"。治疗方面主要包括内镜下治疗、手术治疗及药物治疗。内镜下治疗及手术治疗是 FAP 的主要治疗方式。FAP 患者肠道息肉及恶变组织中 COX-2 的含量较正常肠黏膜上皮显著升高,表明 COX-2 在 FAP 息肉恶变过程中发挥了重要作用[9],非甾体抗炎药(NSAIDs)可通过抑制 COX-2 来降低结直肠腺瘤的发生率,包括塞来昔布及阿司匹林等药物。该例患者因高脂血症口服阿司匹林,阿司匹林虽有潜在的预防FAP 的作用,但有可能增加息肉出血的风险,该患者已出现中度贫血,因此,继续应用阿司匹林需慎重。

《中国结直肠癌早诊早治专家共识》[10]建议:对于可疑为腺瘤性息肉综合征的家系,应

行 *APC* 基因突变检测,如为阴性,则进一步行 *MUTYH* 基因突变检测。对于上述基因致病突变携带者,应每年行全结肠镜检查,直到结肠切除为止。在部分结肠切除术后每 6~12 个月进行 1 次肠镜检查。对于 FAP 或 *MUTYH* 相关性息肉病(MAP)患者,同时推荐进行上消化道内镜检查。2021 年 NCCN 指南[11]建议,具有经典型 FAP 病史,建议先证者行 *APC* 基因检测,并在其他家庭成员中进行致病性变异检测。对于<18 岁且无严重息肉病、早癌家族史的 FAP 患者,可酌情选择结直肠切除术的时机,建议每年进行一次结肠镜检查。对于组织学为绒毛状息肉和/或高度发育不良的息肉,应将监测频率缩短至 6 个月。具有经典型 FAP 家族史,已知家族致病性变异,建议行 *APC* 基因检测,若 *APC* 阳性,从 10~15 岁开始,每年进行一次结肠镜检查;若 *APC* 阴性,按一般风险人群筛查;若未行基因检测,从 10~15 岁开始,每年进行一次结肠镜检查。若内镜下发现腺瘤,则基于经典型 FAP 进行治疗和监测;若未发现腺瘤,15 岁后每 2 年行内镜检查。

　　各类型息肉综合征有时根据内镜下息肉特点难以鉴别,需结合家族史、胃肠道外表现、组织病理学特点等综合评估,必要时可完善基因检测以进一步鉴别诊断。内镜下切除息肉和手术切除病变肠段是最主要的治疗方法。

参考文献

［1］ MA H, BROSENS L, OFFERHAUS G, et al. Pathology and genetics of hereditary colorectal cancer [J]. Pathology, 2018, 50 (1): 49-59.

［2］ 冯珺, 耿一婷, 周游, 等. 家族性腺瘤性息肉病的诊治规范及进展 [J]. 中华内科杂志, 2022, 61 (8): 959-964.

［3］ YEHIA L, HEALD B, ENG C. Clinical Spectrum and Science Behind the Hamartomatous Polyposis Syndromes [J]. Gastroenterology, 2023, 164 (5): 800-811.

［4］ 中华医学会消化内镜学分会小肠镜和胶囊镜学组, 上海国家消化系统疾病临床医学研究中心. 中国小肠镜诊治 Peutz-Jeghers 综合征的专家共识意见 (2022 年)[J]. 中华消化内镜杂志, 2022, 39 (7): 505-515.

［5］ YANG J, WEN Z, LI W, et al. Immune Microenvironment: New Insight for Familial Adenomatous Polyposis [J]. Front Oncol, 2021, 11: 570241.

［6］ SAKAHARA M, OKAMOTO T, OYANAGI J, et al. IFN/STAT signaling controls tumorigenesis and the drug response in colorectal cancer [J]. Cancer Sci, 2019, 110 (4): 1293-1305.

［7］ ANELE C C, MARTIN I, MCGINTY D P, et al. Attenuated Familial Adenomatous Polyposis: A Phenotypic Diagnosis but Obsolete Term？ [J]. Dis Colon Rectum, 2022, 65 (4): 529-535.

［8］ D'ELIA G, CALIENDO G, CASAMASSIMI A, et al. *APC* and *MUTYH* Analysis in FAP Patients: A Novel Mutation in *APC* Gene and Genotype-Phenotype Correlation [J]. Genes (Basel), 2018, 9 (7): 322.

［9］ GUPTA S D, DAS R N, GHOSH R, et al. Expression of COX-2 and p53 in juvenile polyposis coli and its correlation with adenomatous changes [J]. J Cancer Res Ther, 2016, 12 (1): 359-363.

［10］ 中华医学会肿瘤学分会早诊早治学组. 中国结直肠癌早诊早治专家共识 [J]. 中华医学杂志, 2020, 100

(22): 1691-1698.

[11] WEISS J M, GUPTA S, BURKE C A, et al. NCCN Guidelines® Insights: Genetic/Familial High-Risk Assessment: Colorectal, Version 1. 2021 [J]. J Natl Compr Canc Netw, 2021, 19 (10): 1122-1132.

病例 16　高脂血症合并腹部不适 　　　　—— 小肠息肉

【病例摘要】

　　患者男性,31 岁,因"腹部不适 2 个月"就诊。患者 2 个月前无诱因出现腹部不适,伴反酸、上腹胀。既往:高脂血症病史 1 年,口服阿司匹林治疗。行磁控胶囊内镜(图 8-35):回肠可见 1 处大小约 18.0mm×14.0mm 的息肉样隆起病变,回肠末端黏膜可见多发充血、糜烂。

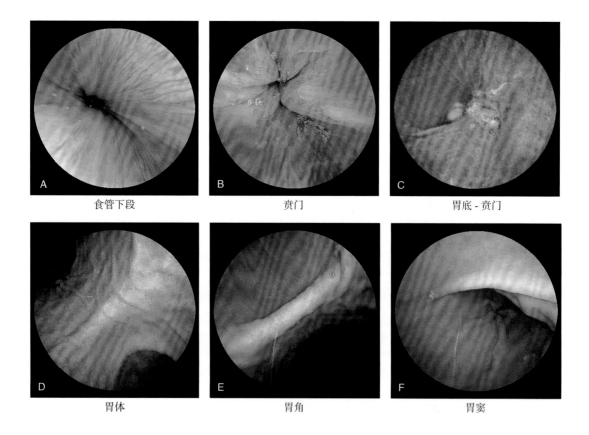

食管下段　　　　　　　　　贲门　　　　　　　　　胃底 - 贲门

胃体　　　　　　　　　　　胃角　　　　　　　　　胃窦

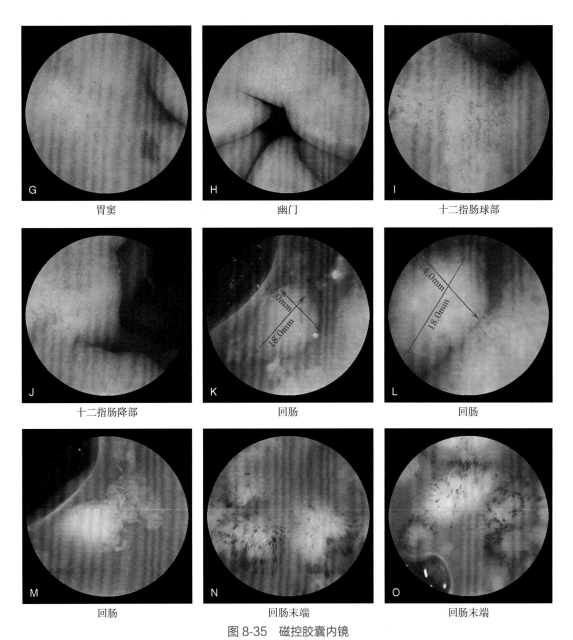

G 胃窦	H 幽门	I 十二指肠球部
J 十二指肠降部	K 回肠	L 回肠
M 回肠	N 回肠末端	O 回肠末端

图 8-35 磁控胶囊内镜

胶囊 0h38min22s 进入小肠,3h3min52s 进入大肠。胃窦(G)黏膜可见片状充血、糜烂;十二指肠球部(I)黏膜可见片状充血;回肠(2h29min 处,K~M)可见 1 处大小约 18.0mm×14.0mm 的息肉样隆起病变;回肠末端(N、O)黏膜不平,可见多发充血、糜烂。诊断:慢性非萎缩性胃炎伴糜烂,十二指肠球炎,回肠息肉,回肠末端炎。

进一步行小肠镜检查(图 8-36):循腔进镜进入回肠约 110cm,于回肠见多发 5mm×5mm~15mm×18mm 的息肉样隆起,于回肠距回盲瓣 110cm 息肉样病变处取病理 1 块。病理检查提示小肠黏膜慢性炎。

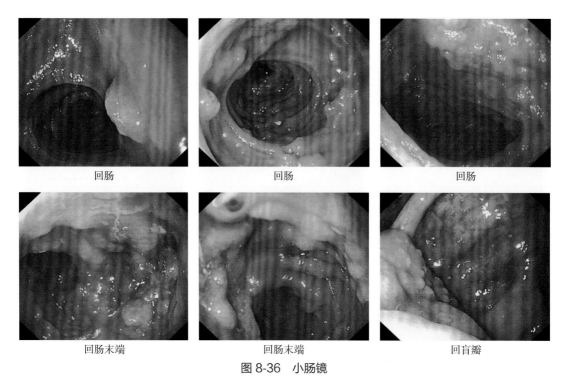

回肠	回肠	回肠
回肠末端	回肠末端	回盲瓣

图 8-36 小肠镜

循腔进镜进入回肠约 110cm,于回肠见多发 5mm×5mm~15mm×18mm 的息肉样隆起,于回肠距回盲瓣 110cm 息肉样病变处取病理 1 块,回肠末端黏膜增生不平,散在充血。内镜诊断:回肠多发息肉样病变,回肠末端炎。病理检查提示小肠黏膜慢性炎。

病例 17 高血压合并消化道出血 —— 小肠间质瘤出血

【病例摘要】

患者男性,76 岁,因"大便潜血阳性 1 个月余"入院。既往:胃溃疡病史 20 年;高血压病史 5 年,口服阿司匹林。

入院后患者出现黑便及便血,血红蛋白由 159g/L 降至 77g/L,行胃镜检查(图 8-37),提示慢性胃炎伴糜烂,十二指肠球部溃疡(H1),十二指肠球炎伴糜烂,幽门螺杆菌阳性。行肠镜检查(图 8-38),提示回肠末端及右半结肠可见咖啡色内容物,考虑小肠出血可能性大。进一步完善磁控胶囊内镜检查(图 8-39,视频 8-8):空肠上段隆起性病变伴出血,考虑间质瘤可能。

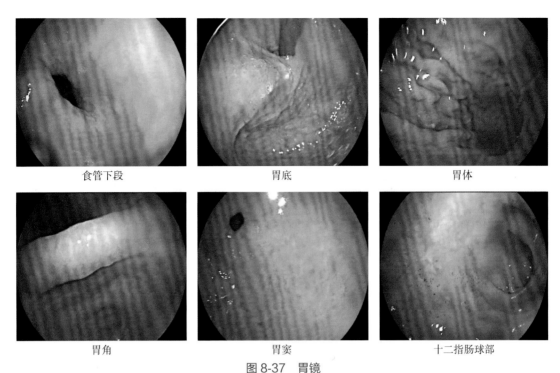

食管下段	胃底	胃体
胃角	胃窦	十二指肠球部

图 8-37　胃镜

慢性胃炎伴糜烂,十二指肠球部溃疡(H1),十二指肠球炎伴糜烂,幽门螺杆菌阳性。

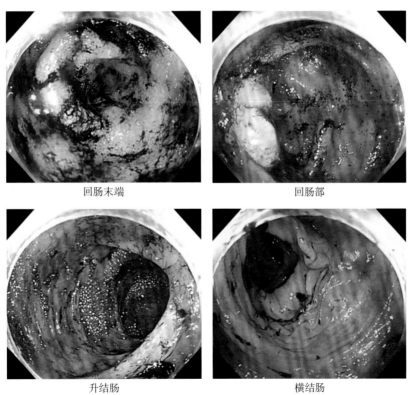

回肠末端	回肠部
升结肠	横结肠

图 8-38　肠镜

回肠末端及右半结肠可见咖啡色内容物。

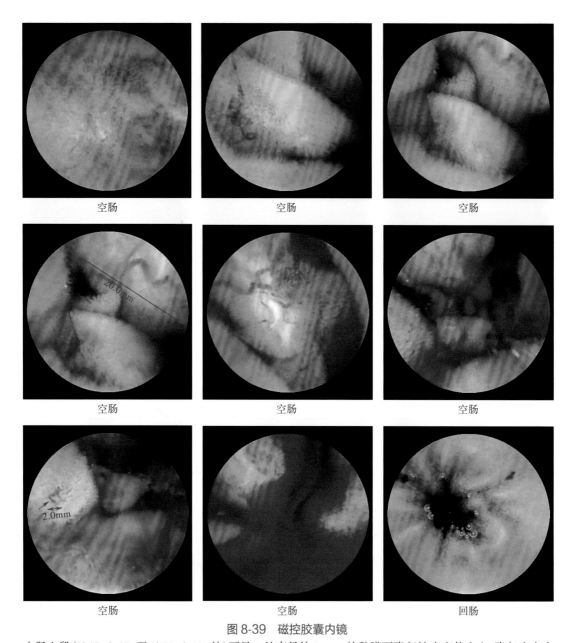

图 8-39　磁控胶囊内镜

空肠上段（0h47min47s 至 0h50min50s 处）可见 1 处直径约 2.0cm 的黏膜下隆起性病变伴出血，隆起病变表面及周围黏膜可见畸形血管，隆起病变周围黏膜可见充血、糜烂及 1 处直径约 2mm 的溃疡，余空肠及回肠黏膜覆陈旧血迹。诊断：空肠上段隆起性病变伴出血（间质瘤可能），空肠溃疡，空肠糜烂。

　　后患者转入普通外科行腹腔镜下小肠病损切除术，病理检查（图 8-40）提示胃肠间质瘤（GIST），梭形细胞型，大小为 3cm×2.5cm×2cm，位于小肠黏膜下层及肌层，核分裂象约 1 个 /50HPF，未见坏死，危险程度为低危险度［根据《中国胃肠间质瘤诊断治疗共识（2017 年版）》］，未见脉管瘤栓及神经组织侵犯。免疫组织化学染色示 CD117（+），DOG-1（+），CD34（+），S-100（-），Actin（-），SMA（-），Desmin（-），Ki-67（2%，+）。

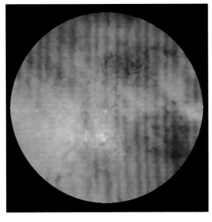

视频 8-8　小肠间质瘤出血

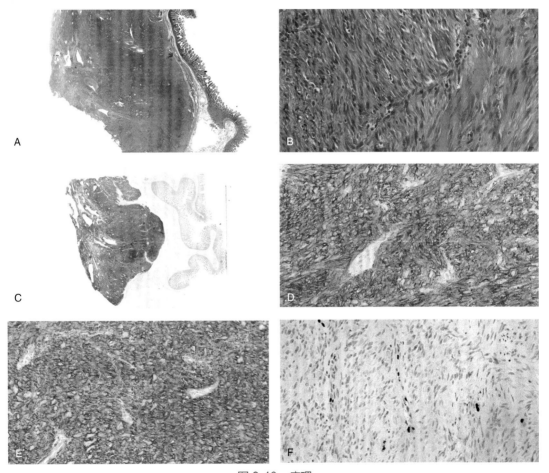

图 8-40　病理

A. HE 染色（10×）；B. HE 染色（400×）；C. CD117（+,7×）；D. CD117（+,400×）；E. DOG-1（+,400×）；
F. Ki-67（2%,400×）。

胃肠间质瘤,梭形细胞型,大小为 3cm×2.5cm×2cm,位于小肠黏膜下层及肌层,核分裂象约 1 个 /50HPF,
未见坏死,危险程度为低危险度,未见脉管瘤栓及神经组织侵犯。免疫组织化学染色示 CD117（+）,DOG-1
（+）,CD34（+）,S-100（-）,Actin（-）,SMA（-）,Desmin（-）,Ki-67（2%,+）。

病例 18 冠状动脉支架 + 埋藏式心脏复律除颤器术后合并消化道出血

—— 小肠间质瘤

【病例摘要】

患者女性,60 岁,因"反复黑便 1 年,加重 10 天"入院。外院查血红蛋白最低 60g/L,1 年前于外院行胃镜及肠镜检查未发现明确出血灶,予输血及对症支持治疗后好转。近 1 年反复多次排黑便。既往:高血压、糖尿病、高脂血症病史 10 年。冠心病、陈旧性心肌梗死、心力衰竭病史 1 年,9 个月前行 PCI 术,于前降支置入 1 枚支架,术后服用氯吡格雷 75mg、1 次 /d,4 个月前因排柏油样便后改为 25mg、1 次 /d 口服。心房颤动病史 9 个月,20 天前加用利伐沙班 15mg、1 次 /d 抗凝治疗,排黑便后停药。3 个月前因心室颤动于外院行埋藏式心脏复律除颤器(ICD)植入术。

入院后查血红蛋白 105g/L,为正细胞性贫血,大便潜血弱阳性;BUN 6.87mmol/L,BNP 452pg/ml(正常值范围: 0~100pg/ml);心肌损伤标志物轻度升高,凝血功能未见异常。心电图提示心房颤动,完全性左束支传导阻滞。超声心动图示 EF 54%,节段性室壁运动异常,左心房增大,二尖瓣反流(轻度),三尖瓣反流(轻度)。

患者间断黑便,首先完善胃镜检查除外上消化道出血,行全身麻醉下胃镜检查(图 8-41),提示慢性非萎缩性胃炎伴糜烂、胆汁反流、十二指肠炎,未发现出血灶。在胃镜检查过程中出现一过性心率、血压下降,血氧饱和度下降。完善腹部 CT(图 8-42),提示左上腹小肠区域疑有类圆形软组织密度影,增强扫描未见异常强化灶。

入院第 6 天患者无诱因排黑便 6 次,伴暗红色血便,查血红蛋白由 105g/L 降至 64g/L,予禁食水、补液、输血、PPI 8mg/h 泵入、生长抑素泵入等治疗,于当日转入 ICU 重症监护治疗。患者有活动性出血,但患者同时合并冠心病、PCI 术后、心房颤动、心功能不全、ICD 术后,胃镜检查过程中曾出现心率、血压、血氧下降,故此时患者不宜再行有创检查(包括肠镜),结合患者既往曾行胃肠镜检查未见明确出血灶,考虑小肠出血可能性大。与患者家属商议后,决定行胶囊内镜检查明确有无小肠出血。患者心脏曾行 ICD 植入术,为防止信号干扰,联系工程师暂时关闭 ICD,于重症监护室床旁心电监护下完善胶囊内镜检查,检查过程中严密监测生命体征,除颤仪床旁备用。胶囊内镜检查(图 8-43):空肠黏膜可见 1 处隆起样病变。综合患者临床表现及辅助检查,诊断考虑小肠间质瘤可能性大,患者反复出血,有手术指征,组织心血管内科、麻醉科等多学科会诊,评估手术风险。

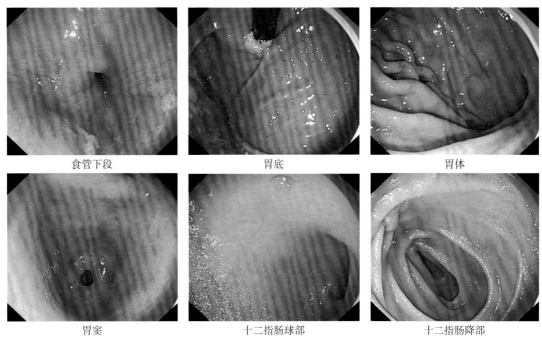

食管下段	胃底	胃体
胃窦	十二指肠球部	十二指肠降部

图 8-41　胃镜

诊断：慢性非萎缩性胃炎伴糜烂，胆汁反流，十二指肠炎。

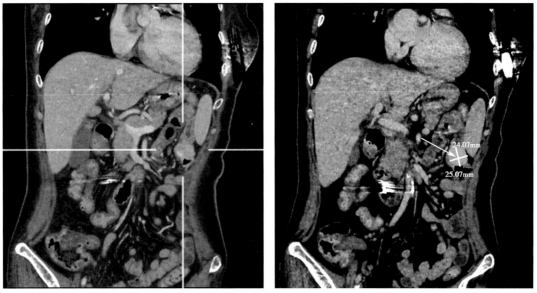

图 8-42　腹部 CT

左上腹小肠区域可见一类圆形软组织密度影（箭头）。

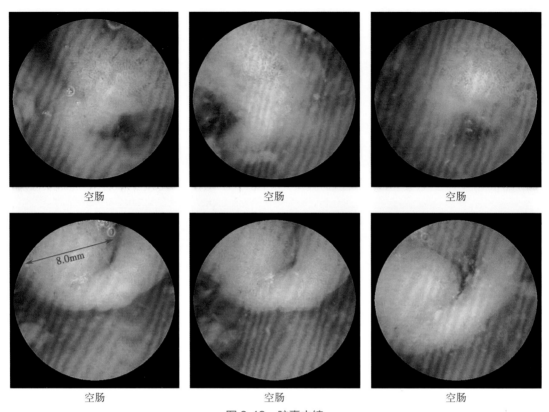

图 8-43　胶囊内镜
空肠黏膜可见 1 处隆起样病变、表面充血。

　　患者转入普通外科行腹腔镜下小肠病损切除术,术后病理回报(图 8-44):胃肠间质瘤(低危险度),梭形细胞型,大小为 3.5cm × 3.0cm × 2.8cm,肿瘤主要位于黏膜下及肌壁内,未见脉管瘤栓及神经侵犯,两侧肠切缘净;免疫组织化学染色示 CD117(+,含阳性对照),DOG-1(+,含阳性对照),S-100(−),Actin(−),CD34(局灶+),SMA(弱+),Destin(−),Ki-67(+,<2%),PHH3(+),STAT6(−)。随访患者术后未再出现黑便,血红蛋白稳定。

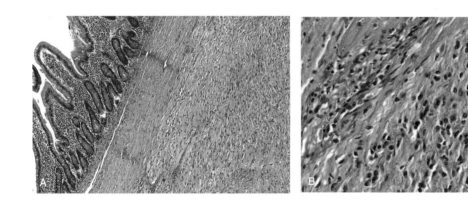

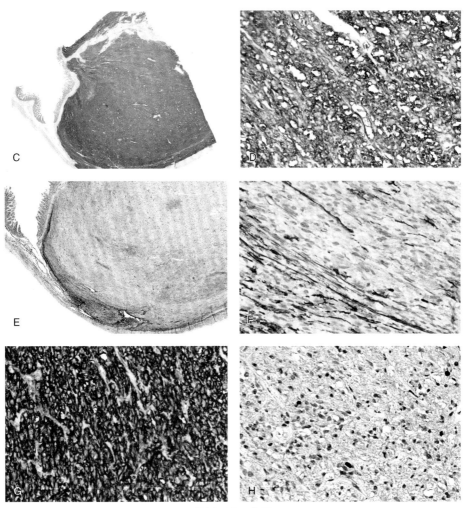

图 8-44 病理

A. HE 染色(100×); B. HE 染色(400×); C. CD117(+,7×); D. CD117(+,400×); E. CD34(局灶 +,14×);
F. CD34(局灶 +,400×); G. DOG-1(+,400×); H. Ki-67(<2%,400×)。

胃肠间质瘤(低危险度),梭形细胞型,大小为 3.5cm×3.0cm×2.8cm,肿瘤主要位于黏膜下及肌壁内,未见脉
管瘤栓及神经侵犯,两侧肠切缘净;免疫组织化学染色示 CD117(+,含阳性对照),DOG-1(+,含阳性对照),
S-100(−),Actin(−),CD34(局灶 +),SMA(弱 +),Destin(−),Ki-67(+,<2%),PHH3(+),STAT6(−)。

【专家点评】

关于植入 ICD 患者能否做胶囊内镜检查,目前国内外缺乏相关报道,北京安贞医院
消化内科率先为此类患者进行胶囊内镜检查,证明了其安全性和可行性。《中国磁控胶囊
胃镜临床应用指南(2021,上海)》[1]建议:装有医疗植入物的患者在行磁控胶囊胃镜检
查前,需考虑植入物的位置、功能,以及与胶囊内镜的控制、拍摄与传输等是否会相互影
响。目前,各种类型磁控胶囊胃镜体外磁场控制装置的最大磁场强度为 0.1~0.38T,远低
于 MRI 影像学检查时的磁场强度 1.5~3.0T。因此对于此类患者,若可安全进行 MRI 检

查,理论上也可接受磁控胶囊胃镜检查,反之则不推荐。对于植入式心脏起搏器、除颤器、人工电子耳蜗、药物灌注泵、神经刺激器等电子装置,因功能可能会受磁场影响应避免行MRI检查,但MRI兼容型心脏起搏器与除颤器等设备可正常使用;而在磁控胶囊胃镜排出体外前,也应避免接触强磁环境(如行MRI检查)。此外,越来越多的证据表明,心脏起搏器可能会影响胶囊内镜的图像和传输质量,但胶囊内镜工作时不会对心脏植入式设备产生影响。

本例患者因心室颤动行ICD植入术,术前分别与ICD及胶囊内镜工程师进行充分沟通,首先确认该除颤器为MRI兼容型。为防止信号干扰,检查前需联系工程师暂时关闭ICD,于严密心电监护下进行床旁胶囊内镜检查,检查时除颤仪需床旁备用,以防止心脏意外事件的发生,检查完成患者脱下检查服后需及时联系工程师将除颤仪调回原有模式。因此,对于安装ICD或起搏器的患者,应与工程师积极沟通,将该类电子装置调整成MRI兼容模式,并可在严密心电监护下行胶囊内镜检查。

参考文献

[1] 国家消化系统疾病临床医学研究中心 (上海), 国家消化内镜质控中心, 中华医学会消化内镜学分会胶囊内镜协作组, 等. 中国磁控胶囊胃镜临床应用指南 (2021, 上海)[J]. 中华消化内镜杂志, 2021, 38 (12): 949-963.

病例19　急性心肌梗死合并贫血
—— 胃溃疡、小肠间质瘤伴表面溃疡

【病例摘要】

患者女性,82岁,因"胸痛1天"至我院急诊科就诊,查心肌标志物、BNP明显升高,诊断为急性心肌梗死。既往:高血压、糖尿病、慢性肾功能不全病史10余年。

入院后发现贫血,查血红蛋白84g/L,大便潜血阴性、转铁蛋白阳性,考虑到患者高龄、急性心肌梗死,合并多种基础疾病,行胃镜检查风险较高。完善磁控胶囊内镜检查(图8-45,视频8-9,视频8-10):胃窦可见1处11.0mm×7.6mm的溃疡,十二指肠降部占位病变伴溃疡形成、肠腔狭窄,考虑间质瘤可能。家属考虑患者年龄较大,要求保守治疗。给予PPI、保护胃黏膜及小肠黏膜等药物治疗。抗栓药物方面,暂给予氯吡格雷单抗口服。

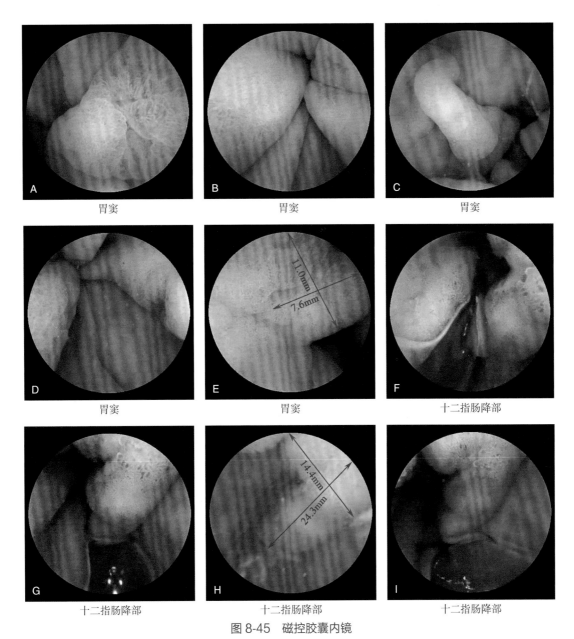

图 8-45 磁控胶囊内镜

A~E. 胃窦黏膜可见多发糜烂,可见 1 处 11.0mm × 7.6mm 的溃疡,覆白苔,周边黏膜不平;F~I. 十二指肠降部到水平部可见一大小约 24.3mm × 14.4mm 的肿物,表面溃疡形成,覆黄白苔,肠腔狭窄,胶囊停留约 3h 通过该处。诊断:胃窦溃疡性质待定,十二指肠降部占位病变伴溃疡形成、肠腔狭窄。

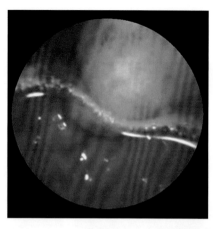

视频 8-9　小肠间质瘤(例 1)

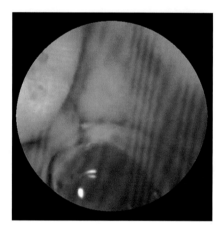

视频 8-10　小肠间质瘤(例 2)

【专家点评】

　　病例 17~19 为 3 例小肠间质瘤出血的患者。3 例均发生于 60 岁以上,病例 17 表现为黑便及便血,病例 18 表现为反复黑便,这两例均为常规内镜筛查阴性的情况下行胶囊内镜检查发现病变。病例 19 表现为贫血,因患者高龄合并急性心肌梗死,故未行胃肠镜检查,直接完善胶囊内镜发现病灶。胶囊内镜下表现为黏膜下隆起,病例 17 病变表面可见血管及活动性出血,病例 19 表面可见溃疡,加之 3 例患者均口服抗栓药物,更增加了出血的风险。前两例患者均手术完整切除,术后病理均为低危险度,随访预后良好。

　　胃肠间质瘤(gastrointestinal stromal tumor,GIST)是由 Mazur 和 Clark[1]于 1983 年首先提出,是消化道最常见的间叶源性肿瘤,占胃肠道肿瘤的 0.1%~3%,发病率在(7~15)/100万,好发年龄为 50~70 岁[2]。GIST 属于异质性肿瘤,生物学差异性较大,根据发病部位、大小、核分裂象及有无破裂等,GIST 的恶性潜能从极低危至高危不等[3]。GIST 最常见的发病部位是胃和小肠,结直肠、食管及胃肠道外少见,其中小肠间质瘤(small intestinal stromal tumor,SIST)占 GIST 的 32%~35%,约 60% 位于空肠,其余位于回肠(约 20%)和十二指肠(约 10%)[4]。中位发病年龄为 60 岁左右,男性患者略多于女性。

SIST 解剖部位隐匿,早期临床症状不明显、缺乏特异性,其症状主要取决于瘤体大小、位置、肿瘤与肠壁的关系。后期最常见的临床表现是消化道出血,还可表现为腹部肿块、腹痛等症状,少部分患者表现为肠梗阻、肠穿孔或排便习惯改变。研究表明消化道出血为最常见和严重的临床症状[5],SIST 的消化道出血通常表现为反复间断性便血或黑便,其可能是由于间质瘤的血液供应丰富,黏膜容易形成溃疡发生出血,另一原因可能是间质瘤的间质胶原较少,血管壁薄,很容易引起出血。

SIST 主要的诊断手段包括影像学检查与内镜检查,目前 CT 仍是小肠肿瘤诊断的可靠手段,可以明确肿瘤的大小、部位、瘤内情况及有无转移。但对于较小的病灶,特别是在肠道萎缩的情况下,肠腔内及肠壁情况显示欠佳,肠内容物伪影等致使出现假阴性结果。内镜检查包括胶囊内镜以及气囊辅助式小肠镜。胶囊内镜作为一种无创的检查方式,特别对于活动性小肠出血、生命体征不稳定的患者,是一种有力的筛选手段。我国《小肠出血诊治专家共识意见(2018 年,南京)》[6]强推荐胶囊内镜作为常规内镜检查阴性、怀疑小肠血管性疾病或黏膜疾病出血患者的首选检查方法。胶囊内镜下 SIST 常表现为黏膜下肿物,表面可出现溃疡,溃疡边缘可伴随轻重不一的炎症反应,表现为黏膜充血、肿胀,附着血痂。胶囊内镜的优点为非侵入性,不足之处有以下几点:①不能进行常规内镜检查时的充气、冲洗、局部反复观察、活组织检查,以及治疗等操作;②肠内容物残留和动力障碍可影响其对消化道的全面观察;③在出血量较多或有血凝块时视野不清,易遗漏病灶,无法作出病因诊断,而肠道狭窄时有发生滞留的危险;④不能控制胶囊内镜的移动速度;⑤胶囊内镜靠自身电池供电,部分病例的胶囊尚未通过回盲部,电池电量就已耗尽。因此,影像学联合胶囊内镜检查可有效提高 SIST 检出率。

GIST 标本病理评估包括形态学、免疫组织化学及分子检测[7]。经典组织学形态可分为 3 大类,即梭形细胞型(70%)、上皮样细胞型(20%)和梭形细胞 - 上皮样细胞混合型(20%)。免疫组织化学检测主要采用 CD117(c-Kit)、DOG-1、CD34、琥珀酸脱氢酶 B(SDHB)及 Ki-67 5 个标记分子。分子检测主要包括 *c-Kit* 基因及血小板源性生长因子受体 α(PDGFRA)基因突变位点的检测。肿瘤大小、核分裂象计数、原发部位及术中完整性等均可影响 GIST 的预后。一般情况下,肿瘤越大、核分裂象计数越高,提示预后越差。SIST 常表现为侵袭性,其病灶出血的风险也更大,迄今为止国内外指南共识均认为外科手术是 SIST 最主要且最有效的治疗方法,手术应遵循"完整切除肿瘤,保证切缘阴性,避免瘤体破裂"的原则。另外,分子靶向药物伊马替尼是治疗不可切除、转移或复发性 GIST 的一线标准药物[8]。

综上所述,对于胃肠镜阴性的消化道出血患者,应警惕小肠出血的可能,可完善胶囊内镜、腹部 CT 检查综合判断。SIST 大多数发生在空肠,以消化道出血为主要临床症状,胶囊检查可帮助临床医师及时、准确地识别并定位病灶,手术完整性切除是最有效的治疗方法。

参考文献

[1] MAZUR M T, CLARK H B. Gastric stromal tumors. Reappraisal of histogenesis [J]. Am J Surg Pathol, 1983, 7 (6): 507-519.

[2] AL-SHARE B, ALLOGHBI A, AL HALLAK M N, et al. Gastrointestinal stromal tumor: a review of current and emerging therapies [J]. Cancer Metastasis Rev, 2021, 40 (2): 625-641.

[3] 叶颖江, 沈琳, 李健, 等. 小胃肠间质瘤诊疗中国专家共识 (2020 年版)[J]. 临床肿瘤学杂志, 2020, 25 (4): 349-355.

[4] VARSHNEY V K, GUPTA R K, SALUJA S S, et al. Analysis of clinicopathological and immunohistochemical parameters and correlation of outcomes in gastrointestinal stromal tumors [J]. Indian J Cancer, 2019, 56 (2): 135-143.

[5] 温立超, 王今, 吴宝音, 等. 小肠间质瘤临床、影像及病理学特征与预后的相关性分析 [J]. 现代肿瘤医学, 2022, 30 (17): 3151-3156.

[6] 谢渭芬, 施健. 小肠出血诊治专家共识意见 (2018 年, 南京)[J]. 中华消化杂志, 2018, 38 (9): 577-582.

[7] 中华医学会消化内镜学分会消化内镜隧道技术协作组, 中国医师协会内镜医师分会, 北京医学会消化内镜学分会. 中国胃肠间质瘤内镜下诊治专家共识 (2020, 北京)[J]. 中华消化内镜杂志, 2021, 38 (7): 505-514.

[8] 沈琳, 曹晖, 秦叔逵, 等. 中国胃肠间质瘤诊断治疗共识 (2017 年版)[J]. 肿瘤综合治疗电子杂志, 2018, 4 (1): 31-43.

病例 20 心力衰竭、重度二尖瓣关闭不全合并消化道出血
—— 胃溃疡、回肠末端溃疡

【病例摘要】

患者男性, 61 岁, 因"胸闷、气短 2 年, 加重伴双下肢水肿 4 个月"至我院心血管内科住院治疗, 诊断为心力衰竭、重度二尖瓣关闭不全、冠心病、2 型糖尿病, 长期口服氯吡格雷治疗。

入院前半个月于外院住院时有黑便病史, 诊断为"上消化道出血", 予 PPI 治疗后好转。入院后查大便潜血阳性, 血红蛋白 85g/L, 行磁控胶囊内镜检查 (图 8-46, 视频 8-11): 胃窦可见多发、直径为 5~18mm 的溃疡, 其中最大溃疡为 18mm×10mm, 覆白苔, 周边黏膜充血; 回肠末端可见 1 处 4mm×3mm 的溃疡。完善冠状动脉 CT (图 8-47), 提示左前降支近段重度狭窄, 回旋支近段及中远段轻度狭窄, 右冠状动脉中远段闭塞。冠状动脉造影 (图 8-48) 示左前降支中段 80% 狭窄, 回旋支远段 60% 狭窄, 右冠状动脉中段 100% 闭塞。心脏方面, 加用氯吡格雷 50mg、1 次 /d 口服, 给予利尿减轻心脏负荷、控制心率、延缓心室重构等治疗; 消化道方面, 给予雷贝拉唑、瑞巴派特、康复新液、益生菌口服治疗。

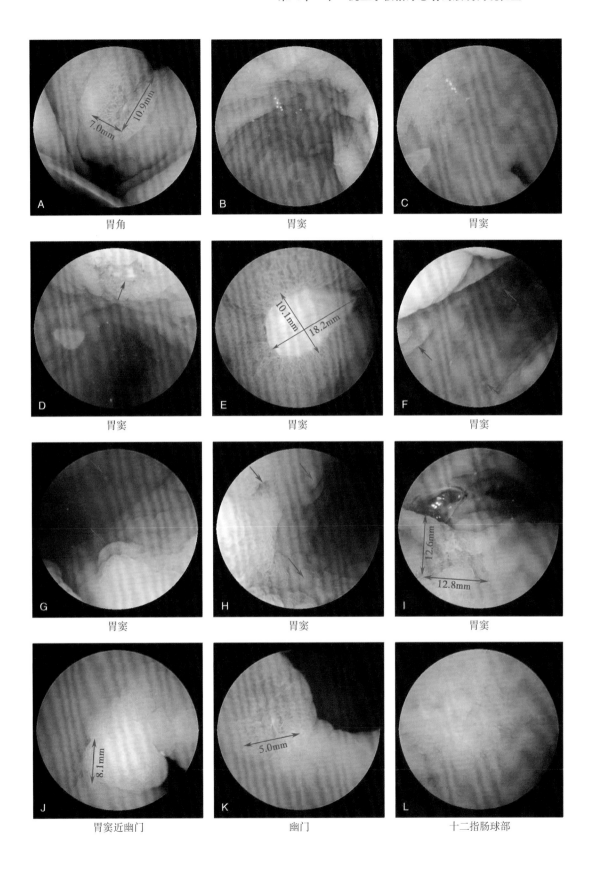

A 胃角

B 胃窦

C 胃窦

D 胃窦

E 胃窦

F 胃窦

G 胃窦

H 胃窦

I 胃窦

J 胃窦近幽门

K 幽门

L 十二指肠球部

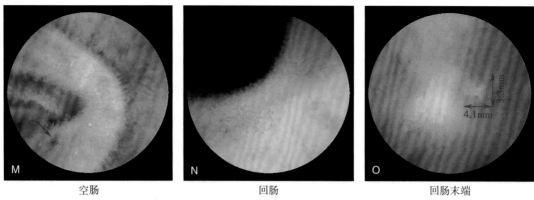

空肠　　　　　　　　　　回肠　　　　　　　　　回肠末端

图 8-46　第一次磁控胶囊内镜

A. 胃角可见 1 处 10.9mm×7.0mm 的溃疡,覆白苔,周边可见再生上皮;B~K. 胃窦黏膜可见多发糜烂,可见多发、直径为 5~18mm 的溃疡,其中最大溃疡为 18.2mm×10.1mm,覆白苔,周边黏膜充血;L. 十二指肠球部黏膜散在充血;M~O. 空肠与回肠所见黏膜可见瘀点、红斑,回肠末端可见 1 处 4.1mm×3.3mm 的溃疡。

诊断:胃多发溃疡(A1~H2),慢性胃炎伴糜烂,十二指肠球炎,小肠炎,回肠末端溃疡。

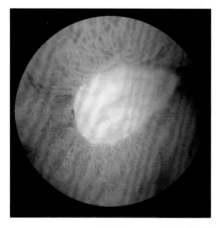

视频 8-11　胃溃疡(例 1)

　　经 2 个月规范治疗后,患者再次入心血管内科住院治疗,查血红蛋白 113g/L,大便潜血阴性,复查磁控胶囊内镜(图 8-49,视频 8-12):胃溃疡较前好转,回肠末端溃疡消失。完善血液幽门螺杆菌分型检测为 Ⅰ 型株,继续上述药物治疗,并行清除幽门螺杆菌治疗。患者于 8 个月后再次住院行冠状动脉支架植入术,随访血红蛋白正常,未再出现消化道出血。

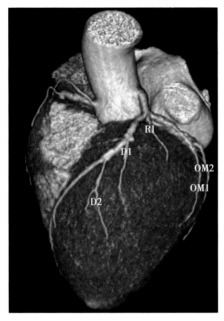

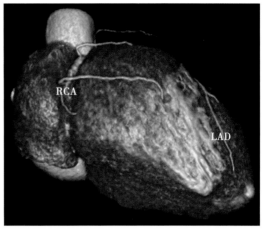

图 8-47 冠状动脉 CT
左前降支近段重度狭窄,回旋支近段及中远段轻度
狭窄,右冠状动脉中远段闭塞。

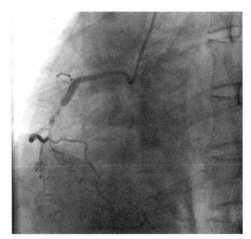

图 8-48 冠状动脉造影
右冠状动脉中段 100% 闭塞。

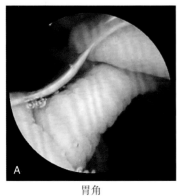

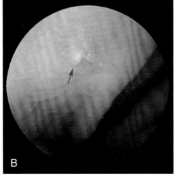

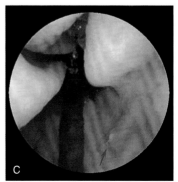

胃角　　　　　　　　　　胃窦　　　　　　　　　　胃窦

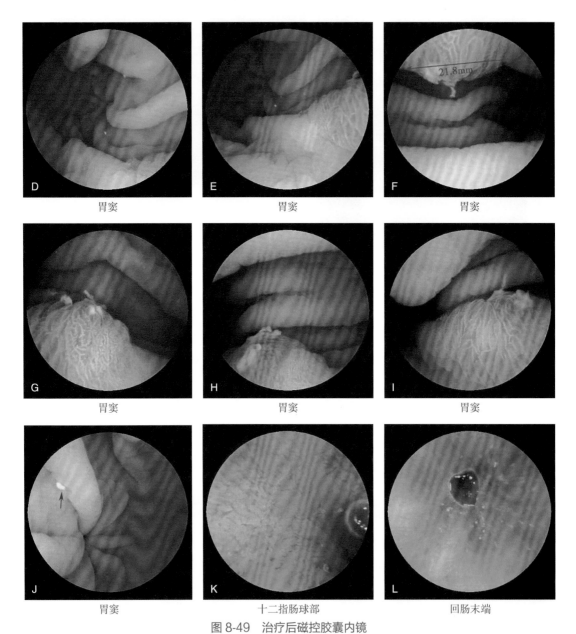

图 8-49　治疗后磁控胶囊内镜

胃角(A)原有溃疡愈合；胃窦(E~J)原有溃疡较前缩小、愈合好转，可见再生上皮；回肠末端(L)黏膜光滑。

诊断：胃窦多发溃疡(A2~H2)，慢性胃炎伴糜烂。

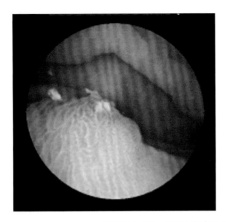

视频8-12　胃溃疡(例2)

第九章

双联抗血小板治疗患者的胶囊内镜检查

病例 21　冠心病、三支病变,拟冠状动脉旁路移植术合并消化道出血
—— 胃溃疡

【病例摘要】

患者男性,74 岁,10 年来间断出现活动后胸闷、气短,休息后症状可稍缓解,外院冠状动脉造影示"三支病变重",行 PCI 未成功,故来我院心脏外科住院拟进一步治疗。既往:高血压病史 10 年,贫血病史 3 年,未治疗;口服阿司匹林和氯吡格雷抗栓治疗。

患者入院后于我院再次行冠状动脉造影(图 9-1),提示三支病变,左前降支近段狭窄 80%、回旋支远段狭窄 50%、右冠状动脉近段完全闭塞,拟行冠状动脉旁路移植术。但患者入院前化验血红蛋白 87g/L,术前再次复查血红蛋白 76g/L,大便潜血阳性。

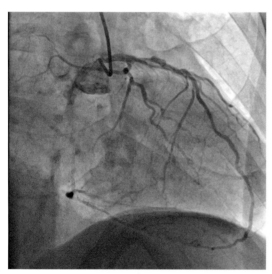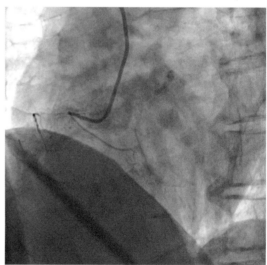

图 9-1　冠状动脉造影

左前降支近段狭窄 80%,回旋支远段狭窄 50%,右冠状动脉近段完全闭塞。

患者冠状动脉病变较重,属于胃镜检查高风险人群,同时合并有贫血及大便潜血阳性,

冠状动脉旁路移植术前需评估胃肠道情况,首选无创的磁控胶囊内镜检查明确病因。行磁控胶囊内镜检查(图 9-2,视频 9-1):胃窦多发溃疡,1 处溃疡表面覆黑色血痂,另 1 处溃疡表面可见血管断端并活动性渗血;十二指肠球部可见 1 处溃疡,部分球部及降部黏膜表面覆暗红色血迹。

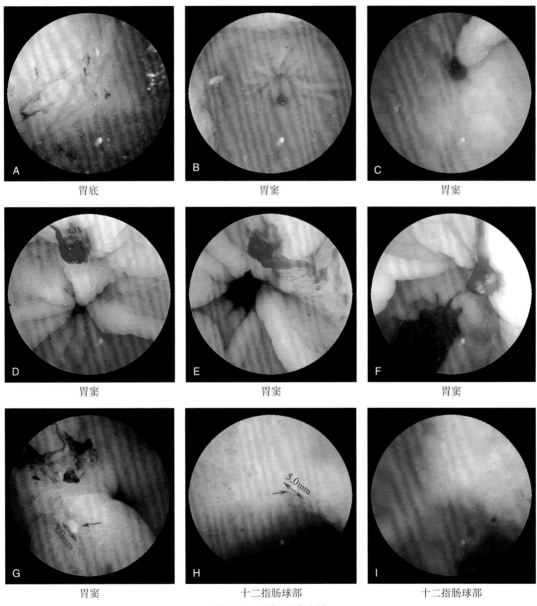

图 9-2　磁控胶囊内镜

A. 胃底见暗红色血迹;B、C. 胃窦 1 处溃疡表面覆黑色血痂;D~F. 胃窦另 1 处溃疡表面可见血管断端裸露并活动性渗血;G. 胃窦可见多发溃疡及黑色血痂,直径为 3.0~7.0mm,部分溃疡表面覆白苔;H、I. 十二指肠球部可见 1 处溃疡,直径约 5mm,覆白苔,部分球部及降部黏膜表面覆暗红色血迹。诊断:胃多发溃疡并出血(A1 期 Forrest Ⅰb 级),十二指肠球部溃疡(A1 期)。

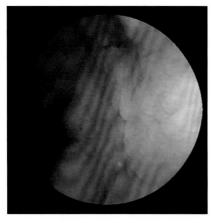

视频 9-1 胃出血

立即启动急诊胃镜绿色通道,于手术室麻醉状态下行急诊胃镜检查(图 9-3):胃窦前壁溃疡表面可见血凝块,冲洗去除血凝块后可见血管断端并活动性渗血,予组织夹 5 枚夹闭出血部位,腔镜型康派特医用胶 1 支局部喷洒,观察无活动性出血。胃镜下治疗后,继续给予药物治疗。

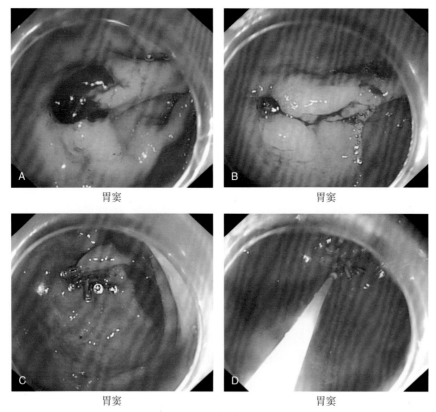

图 9-3 急诊胃镜

A. 胃窦前壁可见 1 处大小约 6mm×6mm 的溃疡,周围黏膜充血、水肿,表面可见血凝块;B. 冲洗去除血凝块可见血管断端并活动性渗血;C. 予组织夹 5 枚夹闭出血部位;D. 予腔镜型康派特医用胶 1 支局部喷洒,观察无活动性出血。诊断:胃多发溃疡并出血(A1 期 Forrest Ⅰb 级),内镜下止血治疗术。

患者血红蛋白稳定后出院,进行消化性溃疡的规范化治疗,待溃疡愈合后择期再行冠状动脉旁路移植术。

病例 22 冠心病支架术后 4 个月合并腹痛 —— 胃癌

【病例摘要】

患者男性,67 岁,因"上腹痛 1 个月余"就诊于消化内科门诊。1 个月余前无诱因出现上腹部持续性绞痛,进食后加重,伴食欲缺乏。既往:高血压病史 2 年;冠心病、陈旧性心肌梗死、PCI 术后 4 个月,口服阿司匹林、氯吡格雷双抗治疗。

查血红蛋白 127g/L,肿瘤标志物示 CEA 5.5ng/ml,超声心动图示 EF 48%,节段性室壁运动异常,左心功能轻度减低,右心功能正常低限,左心房增大,三尖瓣反流(轻度),二尖瓣反流(轻度),主动脉瓣反流(微量)。行磁控胶囊内镜检查(图 9-4):胃皱襞正常结构消失,黏膜充血、水肿、糜烂,表面溃疡形成、覆污苔,胃壁僵硬、蠕动消失,累及胃体四壁和胃窦,诊断考虑进展期胃癌。

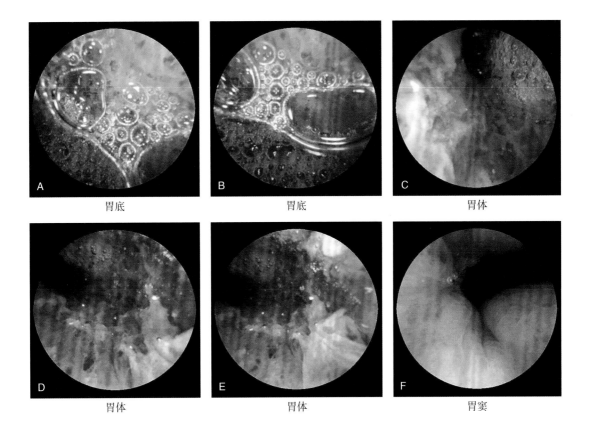

| A 胃底 | B 胃底 | C 胃体 |
| D 胃体 | E 胃体 | F 胃窦 |

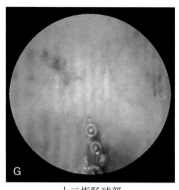
十二指肠球部

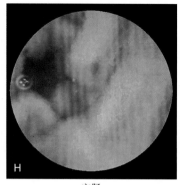
空肠

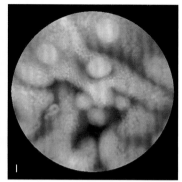
回肠末端

图 9-4　磁控胶囊内镜

A~E. 胃皱襞正常结构消失,黏膜充血、水肿、糜烂,表面溃疡形成、覆污苔,胃壁僵硬、蠕动消失,累及胃体四壁和胃窦;F. 胃窦黏膜充血、水肿;G. 十二指肠球部黏膜可见片状充血、糜烂;H. 空肠黏膜可见红斑;I. 回肠末端见淋巴滤泡增生。诊断:进展期胃癌,十二指肠球炎,小肠炎,回肠末端淋巴滤泡增生。

病例 23　冠心病支架术后 3 个月合并消化道出血　── 胃癌

【病例摘要】

患者男性,56 岁,因"黑便 6 天"入院。患者 6 天前开始间断排黑色成形便,平均每日 2 次,每次量为 100~200g,伴心悸、乏力、头晕,曾出现一过性意识丧失 2 次。既往:3 个月前于我院行冠状动脉球囊扩张术和 PCI 术,于右冠状动脉置入 1 枚支架、左前降支置入 2 枚支架,口服吲哚布芬和氯吡格雷双抗治疗。同时合并高血压、糖尿病、高脂血症、腔隙性脑梗死病史。

化验检查:血红蛋白最低 68g/L。患者主要表现为黑便,考虑上消化道可能性大,但患者 PCI 术后 3 个月,未停用双抗,行胃镜检查可能导致操作相关出血风险增加,而停用抗栓药物又可能导致心脏血栓事件风险增加。

完善磁控胶囊内镜检查:胃窦大弯侧可见 1 处大小约 3.0cm×3.0cm 的隆起型病变,表面可见不规则溃疡,覆厚白苔,未见活动性出血(图 9-5,视频 9-2)。进一步完善 PET/CT 检查,提示胃窦部局部葡萄糖代谢增高灶,考虑恶性病变,未见淋巴结及远处转移(图 9-6)。

请普通外科、心血管内科、麻醉科多学科会诊,进行手术治疗,手术病理提示低分化腺癌,部分呈印戒细胞癌。术后随访,患者恢复良好。

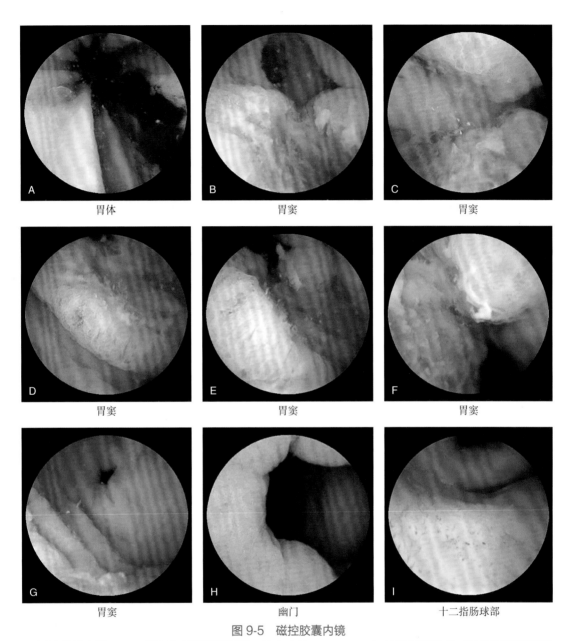

图 9-5　磁控胶囊内镜

A. 胃体黏膜光滑；B~H. 胃窦大弯侧黏膜可见 1 处大小约 3.0cm×3.0cm 的隆起型病变，表面可见不规则溃疡，覆厚白苔，未见活动性出血；I. 十二指肠球部黏膜可见多发充血、糜烂。诊断：胃癌，十二指肠球炎。病理检查提示低分化腺癌，部分呈印戒细胞癌。

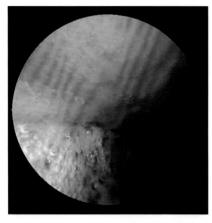

视频 9-2　胃癌

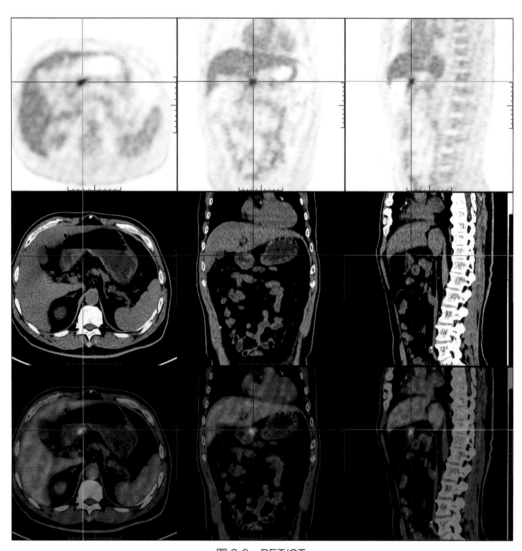

图 9-6　PET/CT

胃窦部局部黏膜增厚伴点状钙化灶,放射性摄取增高,SUVmax 为 7.1。

病例24　腹主动脉瘤合并消化道出血　　—— 小肠溃疡

【病例摘要】

患者男性,77岁,因"右下肢间歇性跛行5年,加重1年"入院。完善主动脉CTA检查(图9-7),提示胸-腹主动脉瘤并多发溃疡及附壁血栓,累及双侧髂外动脉,为评估能否行手术治疗收入我院血管科。既往:冠心病、高血压病史多年。

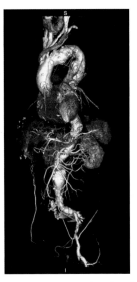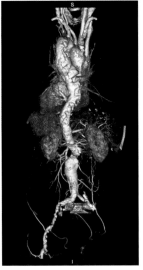

图9-7　主动脉CTA
胸-腹主动脉瘤并多发溃疡及附壁血栓,累及双侧髂外动脉。

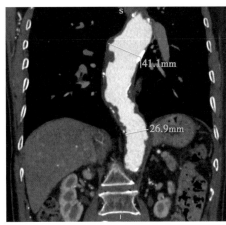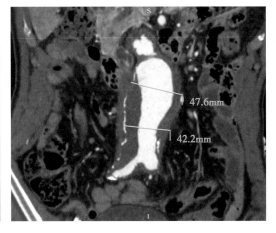

入院后予阿司匹林和氯吡格雷双抗治疗。1周后患者出现黑便,查大便潜血阳性,血红蛋白由105g/L下降至89g/L,考虑消化道出血可能性大,停用抗栓药物,予抑酸、保护胃黏膜等治疗。行磁控胶囊内镜检查(图9-8):回肠黏膜可见多发、直径为1.5~3.0mm的溃疡,覆黄白苔,周围黏膜充血。给予保护小肠黏膜等治疗,待溃疡及出血情况稳定后择期行手术治疗。

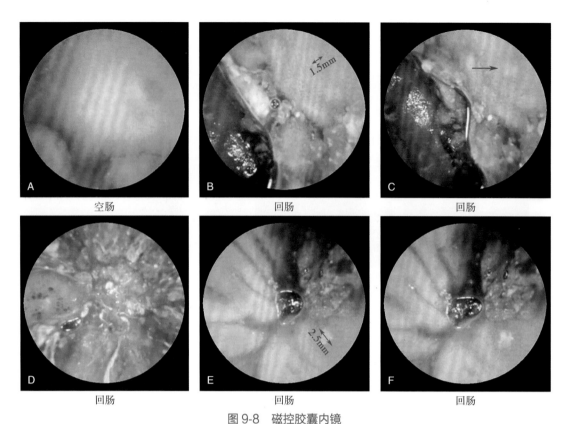

图 9-8　磁控胶囊内镜

A. 空肠黏膜可见充血；B~F. 回肠黏膜可见多发、直径为 1.5~3.0mm 的溃疡，覆黄白苔，周围黏膜充血。

诊断：小肠多发溃疡，小肠炎。

病例 25　主动脉弓假性动脉瘤合并黑便　——胃息肉、小肠溃疡

【病例摘要】

患者男性，61 岁，因"突发胸痛 1 周"至我院心脏外科住院治疗。患者 1 周前突发胸痛，持续不缓解，当地医院诊断为"主动脉弓假性动脉瘤"。2 天前患者排黑便 1 次，为进一步诊治收住我院。既往：高血压病史多年。

入院后查血红蛋白 84g/L，大便潜血阳性，行主动脉 CTA 检查（图 9-9）：主动脉弓部偏心性瘤样膨凸，考虑假性动脉瘤可能。患者手术前需评估消化道出血情况，因患者假性动脉瘤随时有破裂可能，行胃镜检查风险较高。

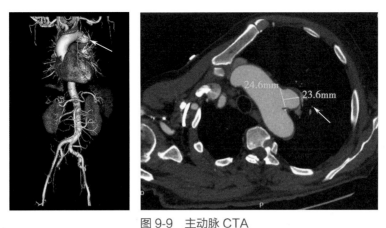

图 9-9　主动脉 CTA

主动脉弓部左侧壁可见局限性瘤样膨凸,大小约 23.6mm×24.6mm,考虑假性动脉瘤可能(箭头)。

完善磁控胶囊内镜检查(图 9-10):胃窦可见 1 处长约 9.0mm 的线形溃疡,可见大小约 17.0mm×9.0mm 的息肉样隆起,十二指肠球部可见 1 处大小约 9.0mm×6.0mm 的息肉样隆起,空肠与回肠可见多发、直径为 3.0~10.0mm 的溃疡。给予 PPI、保护胃黏膜及小肠黏膜等治疗,复查血红蛋白升至 105g/L。

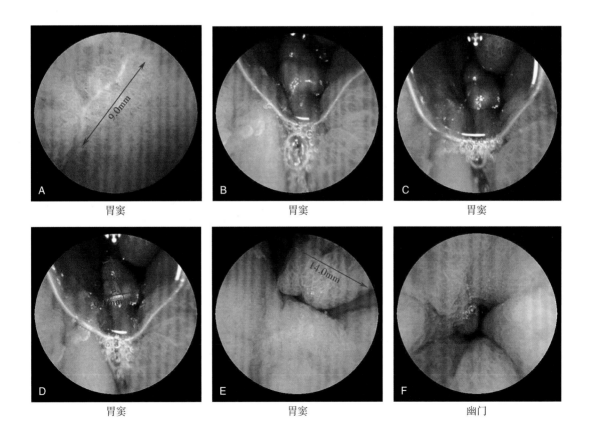

胃窦　　胃窦　　胃窦

胃窦　　胃窦　　幽门

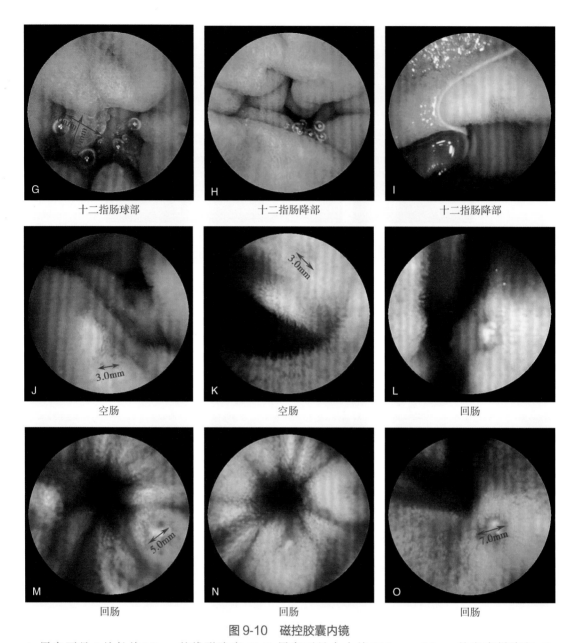

图 9-10 磁控胶囊内镜

A. 胃窦可见 1 处长约 9.0mm 的线形溃疡；B~E. 胃窦可见大小约 17.0mm×9.0mm 的息肉样隆起；F、G. 十二指肠球部可见 1 处大小约 9.0mm×6.0mm 的息肉样隆起；H、I. 十二指肠降部黏膜可见充血、糜烂；J~O. 空肠与回肠可见多发、直径为 3.0~10.0mm 的溃疡，覆黄白苔，周边黏膜充血。诊断：胃线形溃疡，慢性非萎缩性胃炎，胃息肉样隆起性质待定，十二指肠球息肉样隆起性质待定，十二指肠炎，小肠多发溃疡。

　　患者行非插管全身麻醉下胸主动脉覆膜支架植入术，手术过程顺利，术后口服阿司匹林、氯吡格雷治疗。术后复查主动脉 CTA（图 9-11），提示主动脉弓降部高密度支架影，支架形态可，支架周围未见明显对比剂渗漏，患者病情稳定后出院。嘱患者监测大便潜血及血红蛋白，择期切除胃息肉及十二指肠球部息肉。

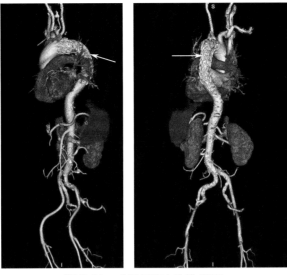

图 9-11　术后复查主动脉 CTA

主动脉弓降部高密度支架影(箭头),支架形态可,
支架周围未见明显对比剂渗漏。

病例 26　冠心病支架术后 4 个月合并便血
—— 2 次胶囊内镜示小肠溃疡

【病例摘要】

患者男性,62 岁,因"间断便血 3 周"至消化内科门诊就诊。3 周前开始无诱因出现便血,可见黑便和暗红色血便,外院行胃肠镜检查均未见明显异常,查血红蛋白 111g/L。既往:冠心病 PCI 术后 4 个月,口服阿司匹林、氯吡格雷双抗治疗。行磁控胶囊内镜检查(图 9-12,视频 9-3):胃窦可见多发、直径为 3~5mm 的溃疡,空肠、回肠可见多发溃疡,以回肠为著,回肠末端可见多发、直径为 8~13mm 的较大溃疡,覆黄白苔,周边黏膜充血,回肠末端病变后肠腔内可见血迹。考虑患者消化道出血病因为小肠溃疡出血,予口服 PPI 抑酸及瑞巴派特、乳酸菌、康复新液保护小肠黏膜等治疗,门诊随访病情平稳。

10 个月后患者再次因"胸痛 1 个月余,便中带血 20 天"收住消化内科病房住院治疗,查血红蛋白 64g/L,为小细胞低色素性贫血,再次行磁控胶囊内镜检查(图 9-13,视频 9-4):胃窦可见溃疡瘢痕,回肠可见多发、直径为 3~8mm 的溃疡,回肠末端黏膜充血,可见多发、直径为 4~10mm 的溃疡,覆黄白苔,周围黏膜充血。进一步行肠镜检查(图 9-14),提示回肠末端及回盲瓣可见多发 4mm×4mm~10mm×10mm 的溃疡,覆白苔,周围黏膜充血,未见活动性出血。病理检查提示(回肠末端)肠黏膜急慢性炎,局灶腺体非典型改变;(回盲瓣)肠黏膜急慢性炎伴溃疡形成,局灶腺体非典型改变。将患者抗血小板药物调整为氯吡格雷单抗治疗,同时予瑞巴派特、益生菌、康复新液口服治疗,后患者病情稳定。

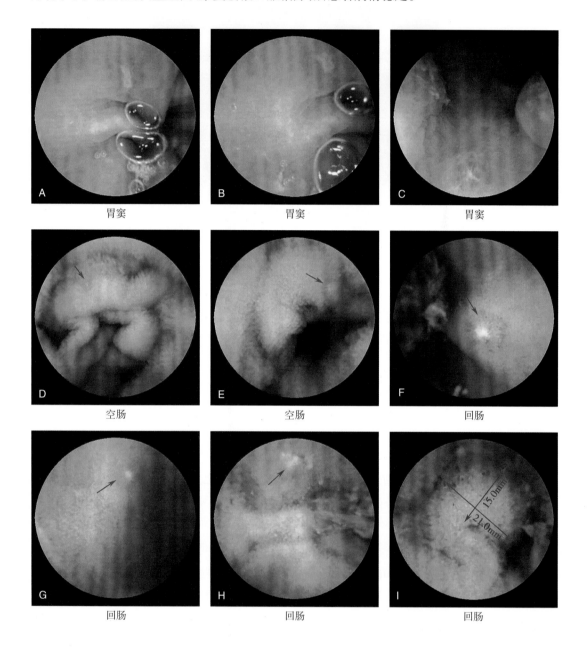

A 胃窦   B 胃窦   C 胃窦

D 空肠   E 空肠   F 回肠

G 回肠   H 回肠   I 回肠

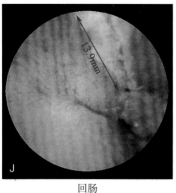

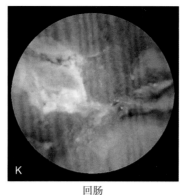

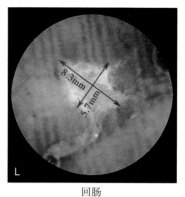

J	K	L
回肠	回肠	回肠

图 9-12　第一次磁控胶囊内镜

A~C.胃窦黏膜可见片状充血、糜烂,可见多发、直径为3~5mm的溃疡,覆白苔,周边黏膜充血;D~L.小肠黏膜可见红斑、糜烂,空肠、回肠可见多发、直径为3~7mm的溃疡,以回肠为著,回肠可见1处约21mm×15mm的隆起样病变,表面充血,回肠末端黏膜充血、水肿,可见多发、直径为8~13mm的较大溃疡,覆黄白苔,周边黏膜充血,回肠末端病变后肠腔内可见血迹。诊断:慢性胃炎伴糜烂,胃多发溃疡(A2),小肠多发溃疡,小肠隆起样病变,小肠炎。

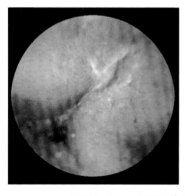

视频 9-3　小肠溃疡(例 1)

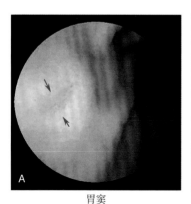

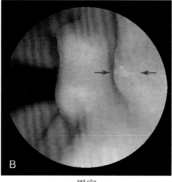

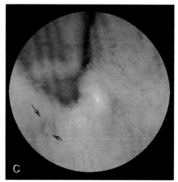

A	B	C
胃窦	胃窦	空肠

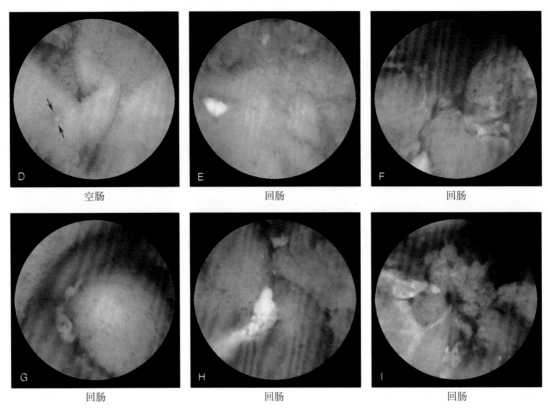

图 9-13　第二次磁控胶囊内镜

A、B. 胃窦黏膜可见片状充血、糜烂及红色溃疡瘢痕；C~I. 空肠见多发充血、糜烂，回肠可见多发、直径为3~8mm 的圆形或纵行溃疡，覆白苔，周围黏膜充血、水肿，回肠可见 1 处约 20mm×15mm 的隆起样病变，大小、形状同前，回肠末端黏膜充血，可见多发、直径为 4~10mm 的溃疡，覆黄白苔，周围黏膜充血。诊断：慢性胃炎伴糜烂，胃溃疡（S1），小肠多发溃疡，小肠隆起样病变，小肠炎。

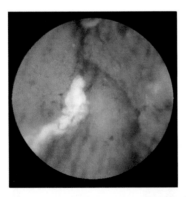

视频 9-4　小肠溃疡（例 2）

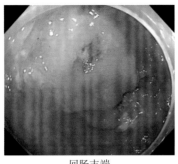
回肠末端

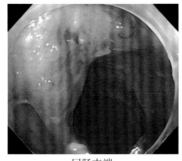
回肠末端

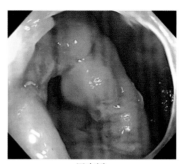
回盲瓣

图 9-14　肠镜检查

回肠末端及回盲瓣可见多发 4mm×4mm~10mm×10mm 的溃疡,覆白苔,周围黏膜充血。

病例 27　冠心病支架术后 13 天合并消化道出血

—— 小肠血管发育不良

【病例摘要】

患者女性,80 岁,因"黑便 1 天"入院。患者排黑便 3 次,不成形,便中混有鲜血,伴头晕、恶心,查血红蛋白最低 53g/L。既往:冠心病、PCI 术后 13 天,冠状动脉 CT 及冠状动脉造影示回旋支近段狭窄 80%(图 9-15,图 9-16),于回旋支置入 1 枚支架,术后口服阿司匹林、氯吡格雷双抗治疗。

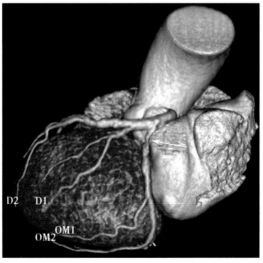

图 9-15　冠状动脉 CT

回旋支近段狭窄 70%~99%(箭头)。

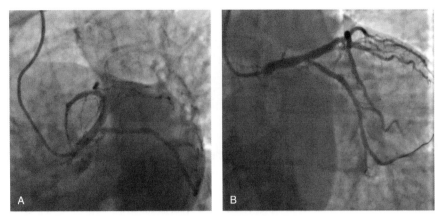

图 9-16 冠状动脉造影
A. 回旋支近段狭窄 80%；B. 治疗后狭窄解除。

入院后暂停双抗治疗，予禁食水、补液、输血、PPI 泵入、生长抑素泵入、凝血酶口服等治疗后病情稳定，未再活动性出血。行磁控胶囊内镜检查（图 9-17）：胃线形溃疡（H1 期），小肠炎，小肠血管发育不良，未见活动性出血。尽快恢复氯吡格雷 75mg、1 次 /d 单抗口服，病情稳定后出院。

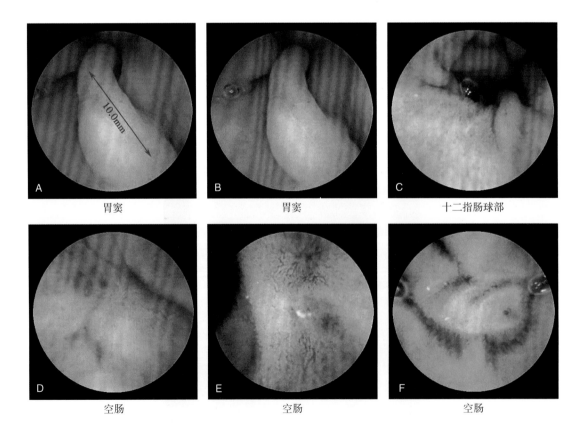

| A 胃窦 | B 胃窦 | C 十二指肠球部 |
| D 空肠 | E 空肠 | F 空肠 |

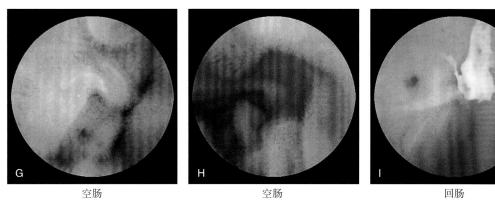

| 空肠 | 空肠 | 回肠 |

图 9-17 磁控胶囊内镜

胃窦近幽门（A、B）可见一长约 10.0mm 的线形溃疡；空肠（D~H）黏膜可见多发瘀点，空肠及回肠（I）黏膜可见多处小静脉迂曲、扩张、黏膜变薄，未见活动性出血。诊断：胃线形溃疡（H1 期），小肠炎，小肠血管发育不良。

【专家点评】

此例老年女性患者，PCI 术后 13 天，服用肠溶阿司匹林联合氯吡格雷双联抗血小板治疗，因黑便住院，查血红蛋白最低 53g/L。这类没有呕血的患者，生命体征相对稳定的条件下，可以考虑先行磁控胶囊内镜检查明确是否存在活动性出血，同时明确出血部位和诊断，如发现活动性出血，可再选择急诊内镜止血。

双联抗血小板治疗相关的消化道黏膜损害以胃最为多见，还可见于食管、十二指肠、空肠、结肠。其病变特点为斑片状糜烂、复合性溃疡及多发出血点[1]。研究表明，联合应用任何两种抗血小板药物或抗凝药物会使消化道大出血的风险明显增加。阿司匹林与氯吡格雷的双联应用与单用阿司匹林相比，消化道出血风险提高 2~3 倍，绝对风险增加 0.6%~2.0%。阿司匹林联合氯吡格雷或替格瑞洛能使心肌梗死后老年患者的消化道出血发生率从 1.5% 上升到 4.6%[2]。

北京安贞医院消化内科团队的临床实践发现，403 例抗栓治疗患者中，201 例（49.8%）存在消化道出血，其中诊断胃溃疡 55 例（27.4%）、十二指肠溃疡 35 例（17.4%）、空肠与回肠溃疡 38 例（18.9%），高于无消化道出血组的 37 例（18.3%）、14 例（6.9%）和 19 例（9.4%），P 分别为 0.128、0.030 和 0.042，消化道出血组患者十二指肠溃疡、空肠与回肠溃疡比例明显高于非出血组。因此，要重视抗栓治疗药物对小肠黏膜的损伤，磁控胶囊内镜能够同时完成胃和小肠检查，尤其适合此类出血患者的诊断。

胃肠道血管发育不良（gastrointestinal angiodysplasia，GIAD），也称作血管扩张，一般是指胃肠道黏膜和黏膜下层扩张或迂曲的动脉或静脉毛细血管组成的胃肠道血管畸形，通常直径<5mm。胃肠道血管发育不良是最常见的血管病变，约占胃肠出血病例的 10%，而且很难诊断，特别是那些发生在小肠内的病变。胃肠道血管病变其中一部分是遗传性的，如遗传性出血性毛细血管扩张症；另一部分是获得性的，如胃窦血管扩张、放疗导致的血管扩张、

Dieulafoy 病和胃肠道血管发育不良。胃肠道血管发育不良大多数无明显症状,行内镜检查的患者 1%~5% 会发现患有胃肠道血管发育不良,常见于 60 岁以上患者,可能与老年退行性变有关。小肠是胃肠道血管发育不良的常见部位,但在胶囊内镜及器械辅助小肠镜问世前,其诊断比较困难,当时认为盲肠和升结肠是常见部位;随着胶囊内镜及器械辅助小肠镜的问世,小肠血管发育不良(small bowel angiodysplasia,SBAD)的诊断越来越多,占胃肠道血管发育不良的 57%~80%,占所有消化道出血的 5%,特别是近端小肠多见(50%~80% 位于空肠和十二指肠,5%~20% 位于回肠),44% 在结肠,32% 在胃,其中 60% 患者可累及多个部位。非静脉曲张性上消化道出血患者中 4%~7% 由胃肠道血管发育不良导致,并且 77% 胃肠道血管发育不良患者会出现至少一次伴或不伴血流动力学不稳定的显性消化道出血(便血或黑便),其余患者会因为隐性消化道出血导致慢性贫血而需要输血治疗或静脉补铁治疗。3%~40% 结肠出血是由胃肠道血管发育不良导致的,其中 2% 是致命性的,特别是伴有心血管疾病和慢性肾衰竭的老年患者。胃肠道血管发育不良的危险因素包括年龄>60 岁、慢性阻塞性肺疾病、主动脉瓣狭窄(Heyde 综合征)、低流量左心室辅助装置、von Willebrand 病、静脉血栓栓塞、缺血性心脏病、肝硬化、使用诱发出血药物(抗血小板药物、抗凝药物)。胃肠道血管发育不良的病理生理机制包括小肠平滑肌收缩、黏膜缺血和慢性缺氧、诱发血管生成[3]。基于胶囊内镜和器械辅助小肠镜的小肠血管发育不良的分类见表 9-1[3]。

　　小肠血管发育不良的再出血发生率要高于结肠和胃[4]。一项纳入 56 例患者的回顾性研究发现,80% 患者会出现再次出血,35% 患者会出现严重的显性消化道出血,70% 患者需要输血治疗,67% 患者需要再次住院治疗,50% 患者需要内镜、药物或手术治疗,3.5% 患者因出血导致死亡,并且多发病变和患有心血管疾病是再次出血的危险因素[5]。另一项研究发现,伴有其他部位(结肠和胃)血管发育不良的小肠血管发育不良,诊断 1 年内再出血发生率要 4 倍高于不伴有其他部位的患者,小肠血管发育不良的再出血危险因素包括冠状动脉粥样硬化性心脏病、慢性肾脏病和充血性心力衰竭[6]。

表 9-1　基于胶囊内镜和器械辅助小肠镜的小肠血管发育不良的分类

分类	内镜表现	临床表现	再出血可能性
1 型	伴有非搏动性活动性出血的隆起或斑片状病变	显性出血;高概率伴有血流动力学不稳定	如果没有止血治疗,再出血可能性很高
2 型	非活动性出血病变;出血征象(溃疡、黏附血栓、消化血液碎片)	频繁的显性消化道出血;比 1 型血流动力学不稳定概率低	极有可能
3 型	鲜红色斑点;典型影像	显性或隐性消化道出血;低概率或无血流动力学不稳定;缺铁性贫血	中度可能;缺铁性贫血的发生取决于是否补铁或输血
4 型	淡红色斑点	一般表现为隐性消化道出血;慢性缺铁性贫血;需除外其他原因的消化道出血	当除外其他原因消化道出血时,再出血可能性较低

　　血管发育不良的特征是胃肠道黏膜层和黏膜下层异常、扩张和迂曲的血管局灶性聚集，是小肠出血最常见的病因。血管发育不良常见于不明原因消化道出血患者，出血严重程度从慢性稳定状态到急性危及生命都可能出现。血管发育不良也包括许多同义疾病，比如血管扩张、Dieulafoy 病和动静脉畸形。Yano-Yamamoto 分类将小肠血管性病变内镜分型分为 4 型。内镜下血管扩张通常表现为小的红斑，包括 1a 型点状发红（<1mm），无出血或渗血；1b 型斑状（几毫米）发红，无出血或渗血；病理组织学上，它们是由薄的、扩张和迂曲的缺乏平滑肌层的静脉组成，这解释了它们的脆弱和出血倾向。Dieulafoy 病由正常的组织但异常的大动脉组成，病变通常通过小的黏膜缺损处突出表面，分为 2a 型搏动性出血的点状病变（<1mm）或 2b 型搏动性红色隆起，不伴周边血管扩张。小肠动静脉畸形被定义为 3 型搏动性红色隆起，伴周边血管扩张，病理组织学特点是血管壁增厚的动静脉不通过毛细血管直接连接。先天性动静脉畸形相对较大，有时表现为肿块或息肉样病变，可以定义为 4 型，无法归入上述分类者[7]。

　　1976 年，Moore 等根据血管造影特征、病变部位、年龄等将胃肠道血管发育不良分为 3 种临床类型：Ⅰ型（孤立型）为单个局限性病变，以右半结肠多见，好发于 55 岁以上老年人，术中往往不能触及，亦不易发现，多属后天获得性病变；Ⅱ型（弥漫型）病灶较大，也较广泛，常位于小肠，有时术中可发现或触及，常见于年轻人，多系先天性病变；Ⅲ型（斑点样血管瘤）分布较广，可见于消化道任何部位，大多具有遗传性，此型包括遗传性出血性毛细血管扩张症，伴皮肤毛细血管扩张，有家族史，较少见[8-9]。

　　1995 年，丁士刚等又根据内镜下形态将消化道血管发育不良分为 4 种内镜类型[10]：Ⅰ型为单个或局限的病变与周围正常黏膜分界清楚，病变不突出于黏膜表面，又可分为两个亚型，Ⅰa 型为单个或局限的网状、片状或树枝状毛细血管扩张，一般单个病变的范围在 0.1~1.0cm，其中 0.2~0.5cm 最为常见；Ⅰb 型为毛细血管扩张呈蜘蛛痣样扩张；Ⅱ型血管扩张涉及范围广，呈弥漫性分布，与正常黏膜的分界较模糊，病变可略突出于黏膜面；Ⅲ型病变呈紫红色或蓝紫色团块状，可略突出于黏膜面，与周围正常黏膜分界清晰，病变范围为 0.3~2.0cm，其中Ⅲa 型为单个血管瘤样团块，Ⅲb 型为多发血管瘤样团块；Ⅳ型呈点状血管瘤样，毛细血管瘤样扩张，最常见的为遗传性出血性毛细血管扩张症，病变范围广泛，呈紫红色点状毛细血管瘤样扩张，伴有口腔、舌黏膜及睑部等处皮肤的毛细血管扩张。

　　因为检查直视病变的困难性，小肠血管发育不良伴出血的治疗较胃和结肠血管发育不良要困难得多。无消化道症状者无须治疗。目前，消化道出血者的治疗包括止血治疗、预防治疗和补救治疗。①止血治疗：选择性血管造影及栓塞治疗、内镜下止血治疗（氩等离子体凝固术、止血夹治疗等）。②预防治疗：目前没有明确有效的预防治疗措施，仅某些药物被评价可能有效；生长抑素类似物奥曲肽和兰瑞肽对于预防再出血可能有效，其作用机制可能涉及影响内脏循环、抑制血管生成促进因子、舒张小肠平滑肌等。当然，生长抑素类似物治疗也存在不良反应，比如腹泻、腹痛，并且在无症状性胆囊结石患者和难治性糖尿病患者需谨慎使用。个案报道和小样本量研究证实，沙利度胺治疗可以降低小肠血管发育不良的再出血发生率和减少输血量,但其治疗的不良反应也比较明显,包括乏力、便秘、头晕、外周水肿等。因此,预防性治疗需要大样本量的随机对照试验证实,并且还要评价长期治疗的效价[3]。③补救治疗:适用于急性出血和治疗无效的慢性难治性出血。目前没有固定的补救治疗策略,选择性血管造影及栓塞治疗、内镜下止血治疗和药物治疗可以联合应用[11-12],当然最有效的补救治疗是手术切除[13]。考虑到胃肠道血管发育不良多见于高龄和伴有较多并发症患者,因此患者围手术期出血发生率和死亡率也较高,分别为23%和12%[14]。因此,当其他治疗措施失败时,出血病灶明确、范围局限且能接受手术风险的患者可以考虑手术治疗[15]。

参考文献

[1] 郝璐, 胡良皞, 李兆申. 双抗药物对消化道黏膜的损害与内镜诊治 [J]. 中国实用内科杂志, 2019, 39 (3): 245-248.

[2] BURESLY K, EISENBERG M J, ZHANG X, et al. Bleeding complications associated with combinations of aspirin, thienopyridine derivatives, and warfarin in elderly patients following acute myocardial infarction [J]. Arch Intern Med, 2005, 165 (7): 784-789.

[3] GARCÍA-COMPEÁN D, DEL CUETO-AGUILERA A N, JIMÉNEZ-RODRÍGUEZ A R, et al. Diagnostic and therapeutic challenges of gastrointestinal angiodysplasias: a critical review and view points [J]. World J Gastroenterol, 2019, 25 (21): 2549-2564.

[4] LECLEIRE S, IWANICKI-CARON I, DI-FIORE A, et al. Yield and impact of emergency capsule enteroscopy in severe obscure-overt gastrointestinal bleeding [J]. Endoscopy, 2012, 44 (4): 337-342.

[5] HOLLERAN G, HALL B, ZGAGA L, et al. The natural history of small bowel angiodysplasia [J]. Scand J Gastroenterol, 2016, 51 (4): 393-399.

[6] MAI S H, CHAO D C, LIAO S Y, et al. Nonisolated small bowel gastrointestinal angiodysplasias are associated with higher rebleeding rates when compared with isolated small bowel gastrointestinal angiodysplasia on video capsule endoscopy [J]. J Clin Gastroenterol, 2018, 52 (8): 726-733.

[7] AKAI E, OHATA K, NAKAJIMA A, et al. Diagnosis and therapeutic strategies for small bowel vascular lesions [J]. World J Gastroenterol, 2019, 25 (22): 2720-2733.

[8] MOORE J D, THOMPSON N W, APPELMAN H D, et al. Arteriovenous malformations of the gastmintestinal tract [J]. Arch Surg, 1976, 111 (4): 381-389.

[9] 徐春红, 戈之铮. 以血管发育不良为主要病因的不明原因消化道出血的诊断和治疗 [J]. 胃肠病学, 2007, 12 (4): 245-248.

[10] 丁士刚, 林三仁, 吕愈敏, 等. 胃肠道血管畸形的内镜下特点 [J]. 内镜, 1995, 12 (6): 330-333.

[11] IANNONE A, PRINCIPI M, BARONE M, et al. Gastrointestinal bleeding from vascular malformations: Is octreotide effective to rescue difficult-to-treat patients？ [J]. Clin Res Hepatol Gastroenterol, 2016, 40 (4): 373-377.

[12] NARDONE G, COMPARE D, MARTINO A, et al. Pharmacological treatment of gastrointestinal bleeding due to angiodysplasias: a position paper of the Italian society of Gastroenterology (SIGE)[J]. Dig Liver Dis, 2018, 50 (6): 542-548.

［13］ GIFFORD S M, PECK M A, REYES A M, et al. Methylene blue enteric mapping for intraoperative localization in obscure small bowel hemorrhage: Report of a new technique and literature review: combined intraoperative methylene blue mapping and enterectomy [J]. J Gastrointest Surg, 2012, 16 (11): 2177-2181.

［14］ CZYMEK R, KEMPF A, ROBLICK U J, et al. Surgical treatment concepts for acute lower gastrointestinal bleeding [J]. J Gastrointest Surg, 2008, 12 (12): 2212-2220.

［15］ TONEA A, ANDREI S, ANDRONESI D, et al. Difficulties in diagnosis and surgical treatment of the angiodysplasia of the gastrointestinal tract [J]. Chirurgia (Bucur), 2008, 103 (5): 513-528.

病例 28　冠心病、三支病变、支架术后 3 个月合并便血

—— 结肠癌

【病例摘要】

患者男性,65 岁,因"间断便血 3 个月余"入院。患者 3 个月余前冠状动脉造影后开始出现间断便血,偶有便中混少量鲜血。既往:冠心病、三支病变、PCI 术后 3 个月,冠状动脉造影示左前降支开口狭窄 80%,左回旋支开口狭窄 90%,右冠状动脉远段闭塞,于右冠状动脉置入支架 1 枚,术后口服氯吡格雷、阿司匹林,双联抗血小板药物未停用。

入院查血红蛋白 110g/L,为正细胞性贫血,大便潜血阳性,肿瘤标志物正常,腹部 CT 未见明显异常。行磁控胶囊内镜检查(图 9-18):胃多发溃疡(H1),慢性非萎缩性胃炎伴糜烂,小肠炎。给予 PPI 抑酸、保护胃黏膜等治疗,患者仍间断排血便,下消化道出血不除外。心血管内科会诊建议继续目前双抗治疗,择期再行 PCI 处理另外两支血管。行下消化道造影(图 9-19),提示乙状结肠近段占位性病变。患者在未停双抗治疗的情况下行肠镜检查(图 9-20):进镜 40cm 抵乙状结肠,可见 1 处约 3cm×3cm 的肿物,取组织 1 块送病理,结果回报为中分化腺癌。

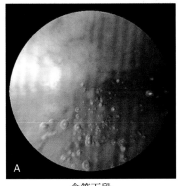
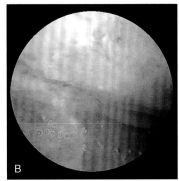
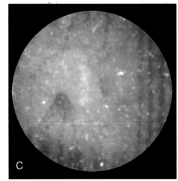

A	B	C
食管下段	贲门齿状线	胃底 - 贲门

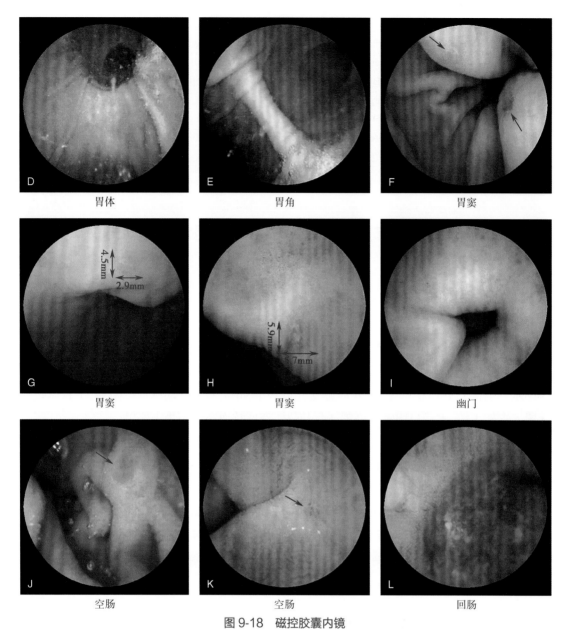

图 9-18　磁控胶囊内镜

胃窦(F~H)黏膜可见点片状充血、糜烂,可见 2 处直径为 4~6mm 的溃疡,覆白苔,周边黏膜充血,可见再生上皮;空肠、回肠(J~L)可见瘀点、红斑。诊断:胃多发溃疡(H1),慢性非萎缩性胃炎伴糜烂,小肠炎。

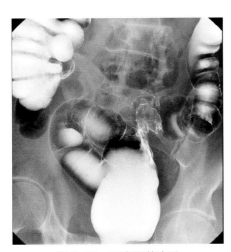

图 9-19 下消化道造影
乙状结肠近段腔内可见块状充盈缺损,边缘不规则,大小约 29mm×31mm,边缘可见龛影,局部结肠袋消失。

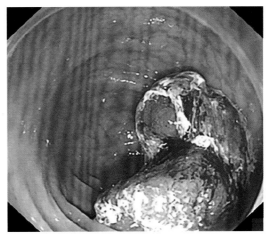

图 9-20 肠镜检查
乙状结肠可见 1 处大小约 3cm×3cm 的肿物。病理结果为中分化腺癌。

后患者转至普通外科行腹腔镜下乙状结肠切除术,门诊随访目前恢复良好。

第十章

抗凝治疗患者的胶囊内镜检查

病例 29　脑静脉窦血栓口服达比加群合并腹胀 —— 胃溃疡

【病例摘要】

患者女性,39 岁,因"上腹胀 3 天"于消化内科门诊就诊,查幽门螺杆菌阳性。既往:脑静脉窦血栓病史,口服达比加群治疗。行磁控胶囊内镜检查(图 10-1):体窦交界可见 1 处大小约 25mm × 20mm 的浅溃疡;诊断为慢性非萎缩性胃炎伴糜烂,胃溃疡(A2 期),胃息肉,胆汁反流,小肠炎。

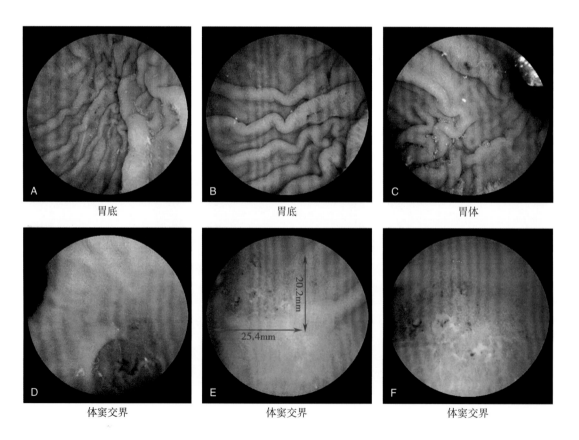

A	B	C
胃底	胃底	胃体
D	E	F
体窦交界	体窦交界	体窦交界

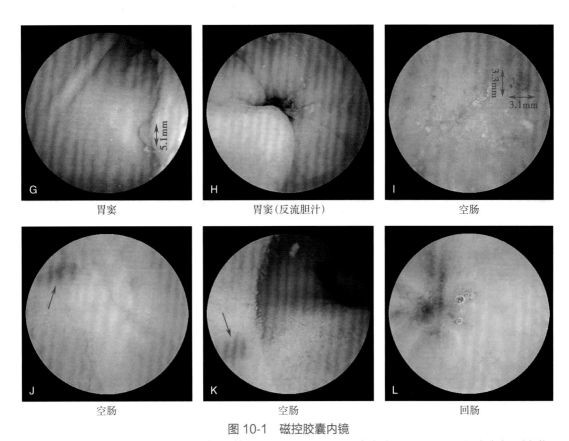

图 10-1　磁控胶囊内镜

胃底、胃体（A~C）黏膜可见多发充血、糜烂；体窦交界（D~F）可见 1 处大小约 25mm×20mm 的浅溃疡，覆白苔，周边黏膜充血、粗糙不平；胃窦（G）可见 1 枚直径约 5mm 的息肉；胃窦（H）可见反流的黄色胆汁；空肠（I~K）黏膜可见多发瘀点、红斑、糜烂。诊断：慢性非萎缩性胃炎伴糜烂，胃溃疡（A2 期），胃息肉，胆汁反流，小肠炎。

病例 30　风湿性心脏病拟行瓣膜置换手术，可分离式系线磁控胶囊胃镜 —— 食管静脉曲张

【病例摘要】

　　患者女性，74 岁，因"风湿性心脏病、二尖瓣狭窄、持续性心房颤动"至我院心脏外科住院，拟行瓣膜置换手术，口服华法林治疗。既往：丙型肝炎肝硬化、肝移植术后 9 年。

　　入院后完善相关术前检查，停用华法林，改为低分子量肝素皮下注射。因患者既往有肝硬化、肝移植术病史，拟完善系线磁控胶囊内镜进行术前评估，明确患者食管 - 胃底静脉曲张情况。磁控胶囊内镜检查（图 10-2，视频 10-1）：食管上段黏膜光滑，中下段可见三条蓝紫色曲张静脉，红色征阴性；胃底黏膜光滑，可见静脉显露。后患者行二尖瓣置换术 + 三尖瓣

成形术 + 房颤消融术,手术过程顺利,术后恢复华法林口服,监测血红蛋白正常。

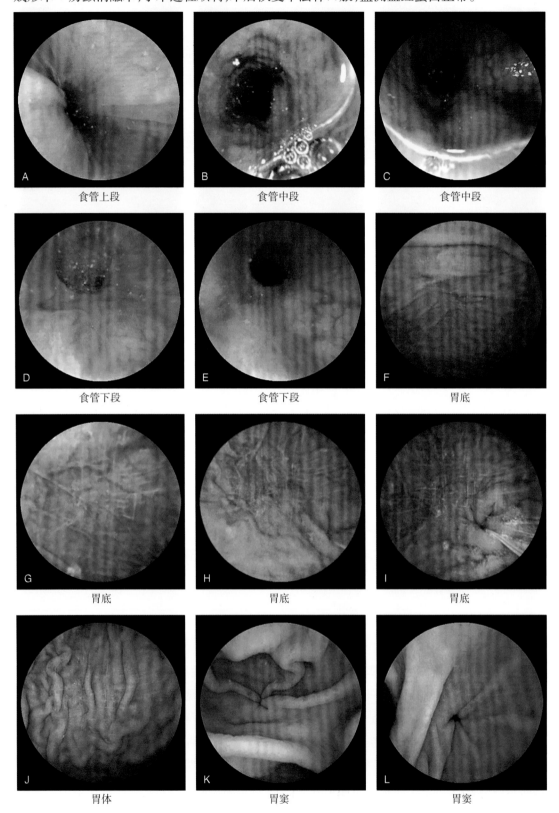

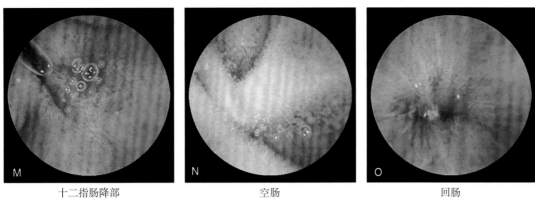

十二指肠降部　　　　　　　　　　空肠　　　　　　　　　　回肠

图 10-2　磁控胶囊内镜

A~E. 食管上段黏膜光滑,中下段可见 3 条蓝紫色曲张静脉;F~I. 胃底黏膜光滑,可见静脉显露;J~L. 胃体、胃窦黏膜散在充血、糜烂;M. 十二指肠降部黏膜散在充血;N、O. 空肠与回肠黏膜可见瘀点、红斑。诊断:食管静脉曲张,胃底静脉显露,慢性胃炎伴糜烂,十二指肠炎,小肠炎。

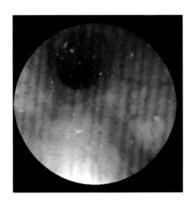

视频 10-1　系线磁控胶囊内镜提示静脉曲张

【专家点评】

作为一种侵入性的检查措施,电子胃镜检查目前仍是确定食管胃静脉曲张及评估食管胃静脉曲张破裂出血风险的主要方法[1]。然而,作为一种侵入性检查手段,电子胃镜检查存在一定局限性,特别是对有严重心脏基础疾病的人群,胃镜检查会增加心脑血管事件风险。此例老年女性患者,伴有风湿性心脏病、二尖瓣狭窄、持续性心房颤动、丙型肝炎肝硬化、肝移植术后等基础疾病,本次检查目的为心脏瓣膜置换术前评估,因此选择了磁控胶囊内镜检查。

普通胶囊内镜受自身重力与管腔结构的影响,通过食管较快,其对食管黏膜的观察完整性存在不足[2]。磁控胶囊胃镜在体外磁控下可延长其食管通过时间,但单纯磁控胶囊胃镜对食管检查的完整性以及食管疾病的诊断效能仍存在较大的提升空间[3]。

我国自主研发的可分离式系线磁控胶囊内镜(detachable string magnetically controlled capsule endoscopy,DS-MCE)系统是可由医师主动精准操控的胶囊内镜系统,在原磁控胶囊内镜的基础上,设计了胶囊内镜食管检查附件。附件头端是可包裹在胶囊表面的透明薄乳胶套,薄乳胶套直接与中空的细线相连,系线尾端与注射器连接。胶囊在系线牵拉作用下可反复进行食管部位的观察,当系线胶囊完成食管部位的检查后,可通过注射器向中空细线内注入空气,乳胶套即可与胶囊分离,胶囊继续行胃、小肠检查,其对食管疾病具有十分可观的诊断价值,逐渐得到认可并应用于临床实践[4-5]。一项纳入 25 例受检者的自身对照研究显示,可分离式系线磁控胶囊胃镜(NaviCam)检查的分离成功率达 100%,对食管疾病诊断的灵敏度与特异度达 100%,对反流性食管炎与静脉曲张分级诊断的准确率分别为 100%与 67%[6]。一项纳入 50 例肝硬化合并食管胃静脉曲张患者的可分离式牵线磁控胶囊内镜研究发现,食管静脉曲张检出情况:胃镜检出 43 例(86.0%)患者存在食管静脉曲张,DS-MCE 检出 44 例食管静脉曲张,其中 43 例与电子胃镜诊断相符。DS-MCE 检出食管静脉曲张的灵敏度、特异度、阳性预测值、阴性预测值和诊断准确度分别为 100.0%、85.7%、97.7%、100.0% 和 98.0%。同时,以电子胃镜为“金标准”,DS-MCE 能够识别出所有门静脉高压性胃病患者胃黏膜的马赛克样改变与樱桃红色充血表现,其检出门静脉高压性胃病的灵敏度、特异度、阳性预测值、阴性预测值和诊断准确度均为 100.0%。同时,DS-MCE 在患者检查前心理紧张度、预期疼痛感方面均优于电子胃镜(P 均<0.001)。DS-MCE 在吞咽难易程度、检查中疼痛感、检查中不适感、检查后疼痛感、检查后不适感、检查舒适程度、检查方便性、再次选择该检查方法作为胃部检查手段的意愿度方面均优于电子胃镜(P 均<0.001)。此研究证实了 DS-MCE 对肝硬化合并食管胃静脉曲张患者随访评估的有效性和安全性,且与电子胃镜之间的诊断结果一致性理想,患者接受度高[7]。

因此,《中国磁控胶囊胃镜临床应用指南(2021,上海)》陈述可分离式系线磁控胶囊胃镜可改善食管可视化,提高对食管静脉曲张、反流性食管炎等食管疾病的诊断效能,胶囊与系线分离后可行进一步检查[8]。

参考文献

[1] 中华医学会肝病学分会, 中华医学会消化病学分会, 中华医学会消化内镜学分会. 肝硬化门静脉高压食管胃静脉曲张出血的防治指南 [J]. 中华内科杂志, 2023, 62 (1): 7-22.

[2] XAVIERS S, MONTEIRO S, MAGALHÃES J, et al. Capsule endoscopy with PillCamSB2 versus Pill-CamSB3: has the improvement in technology resulted in a step forward？ [J]. Rev Esp Enferm Dig, 2018, 110 (3): 155-159.

[3] 郜玉兰, 吴晓倩, 郭磊磊, 等. 磁控胶囊内镜的疾病筛查应用 [J]. 中国内镜杂志, 2017, 23 (7): 60-65.

[4] CHEN W S, ZHU L H, LI D Z, et al. String esophageal capsule endoscopy with real-time viewing improves visualization of the distal esophageal Z-line: a prospective, comparative study [J]. Eur J Gastroenterol Hepatol, 2014, 26 (3): 309-312.

[5] XIU H, LU Y Y, LIU X S, et al. Detachable string magnetically controlled capsule endoscopy for complete

observation of the upper gastrointestinal tract [J]. Eur J Gastroenterol Hepatol, 2021, 33 (4): 508-513.

［6］CHEN Y Z, PAN J, LUO Y Y, et al. Detachable string magnetically controlled capsule endoscopy for complete viewing of the esophagus and stomach [J]. Endoscopy, 2019, 51 (4): 360-364.

［7］吴巍, 邹多武, 褚晔. 可分离式牵线磁控胶囊内镜在 50 例肝硬化合并食管胃静脉曲张患者内镜治疗后随访评估中的应用 [J]. 中华消化杂志, 2022, 42 (11): 764-769.

［8］国家消化系统疾病临床医学研究中心 (上海), 国家消化内镜质控中心, 中华医学会消化内镜学分会胶囊内镜协作组, 等. 中国磁控胶囊胃镜临床应用指南 (2021, 上海)[J]. 中华消化内镜杂志, 2021, 38 (12): 949-963.

病例 31　主动脉瓣置换术后合并食欲缺乏、体重下降
—— 胃窦糜烂病变

【病例摘要】

患者男性,77 岁,因"食欲缺乏、乏力伴体重下降 3 个月"入院。患者 3 个月前受凉感冒后出现食欲缺乏、乏力,伴下腹部胀痛,近 3 个月体重下降 10.5kg,完善腹部 CT 及上消化道造影未见明显异常。既往: 主动脉瓣人工机械瓣置换 + 主动脉瓣根部置换术(Bentall 术)后 9 年,长期口服华法林抗凝治疗;高血压病史 15 年;前列腺增生病史 10 年。

患者既往曾行主动脉瓣膜置换手术,长期口服华法林,首先完善非侵入式的磁控胶囊内镜检查(图 10-3): 慢性胃炎伴糜烂,胃窦糜烂病变,胆汁反流,十二指肠降部黏膜下隆起,小肠炎。患者停用华法林,采用肝素桥接,胶囊内镜检查后 7 天完善了无痛胃肠镜检查。胃镜检查(图 10-4)示慢性胃炎伴糜烂,胆汁反流,十二指肠降部隆起。胃镜病理检查提示(胃角)胃黏膜组织中度慢性炎,伴重度肠上皮化生,局部胃黏膜萎缩;(胃窦小弯近胃角)浅表胃黏膜呈中度慢性炎,伴重度肠上皮化生,局灶腺体呈高级别异型增生。肠镜检查(图 10-5)示升结肠可见胶囊内镜,予圈套器取出;结肠多发息肉,行内镜下息肉切除术。

术后第 5 天患者出现左中下腹痛,伴发热,体温最高达 37.8℃,复查腹部 CT,提示脾下极低密度灶,出现脾梗死,进一步完善主动脉 CTA 检查(图 10-6),肾脏也发现低密度灶,出现肾梗死。此时患者查体心脏可闻及二、三尖瓣收缩期杂音,结合患者 3 个月前感冒受凉期间出现低热,不能排除心脏瓣膜有赘生物引起的栓塞。复查超声心动图,提示二尖瓣重度关闭不全,三尖瓣中度关闭不全;进一步完善经食管超声心动图(图 10-7),发现二尖瓣后叶瓣根处多发赘生物形成,诊断为感染性心内膜炎,伴二尖瓣重度反流。

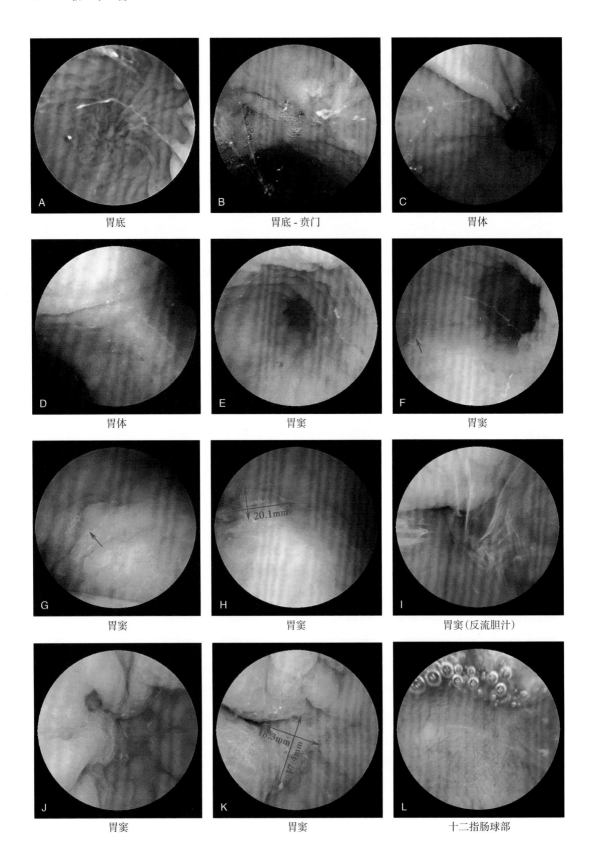

A 胃底

B 胃底 - 贲门

C 胃体

D 胃体

E 胃窦

F 胃窦

G 胃窦

H 胃窦

I 胃窦(反流胆汁)

J 胃窦

K 胃窦

L 十二指肠球部

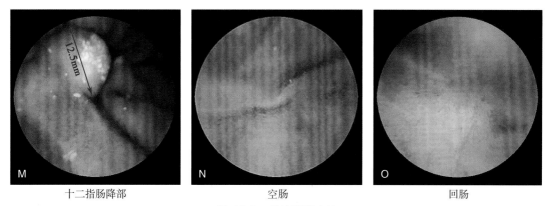

M	N	O
十二指肠降部	空肠	回肠

图 10-3　磁控胶囊内镜

胃窦近体窦交界处(F~H)可见 1 处 20mm×8mm 的黏膜糜烂、表面粗糙不平；胃窦近幽门(J、K)可见 1 处 18mm×17mm 的黏膜发红、充血、糜烂；十二指肠降部(M)可见 1 处直径约 12mm 的黏膜下隆起，表面可见黄白色颗粒；空肠、回肠(N、O)可见红斑。诊断：慢性胃炎伴糜烂，胃窦糜烂病变，胆汁反流，十二指肠降部黏膜下隆起(淋巴管瘤可能)，小肠炎。

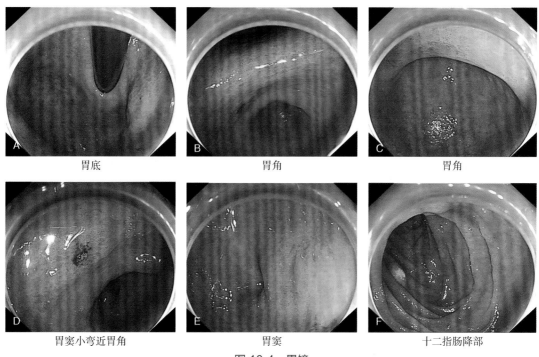

A	B	C
胃底	胃角	胃角
D	E	F
胃窦小弯近胃角	胃窦	十二指肠降部

图 10-4　胃镜

胃角(B、C)黏膜粗糙不平，可见片状糜烂；胃窦(D、E)黏膜粗糙不平，可见片状糜烂，胃窦小弯近胃角可见 1 处大小约 1.5cm×1.5cm 的黏膜片状糜烂。诊断：慢性胃炎伴糜烂，胆汁反流，十二指肠降部隆起(淋巴管瘤)。胃镜病理检查提示(胃角)胃黏膜组织中度慢性炎，伴重度肠上皮化生，局部胃黏膜萎缩；(胃窦小弯近胃角)浅表胃黏膜呈中度慢性炎，伴重度肠上皮化生，局灶腺体呈高级别异型增生。

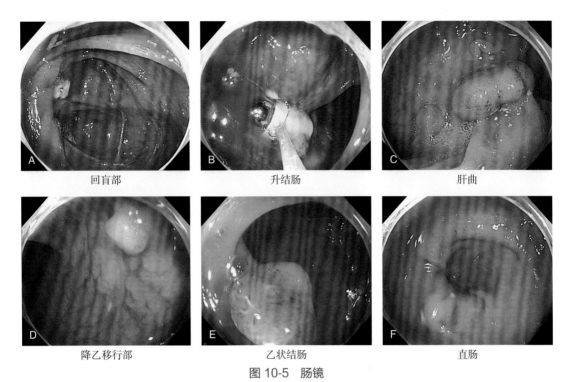

回盲部	升结肠	肝曲
降乙移行部	乙状结肠	直肠

图 10-5 肠镜

升结肠(B)可见胶囊内镜,予圈套器取出;肝曲(C)可见 2 枚大小约 20mm×12mm、6mm×6mm 的山田Ⅱ型息肉;降乙移行部(D)可见 1 枚大小约 11mm×8mm 的山田Ⅱ型息肉;乙状结肠(E)可见 1 枚大小约 20mm×25mm 的山田Ⅲ型息肉。

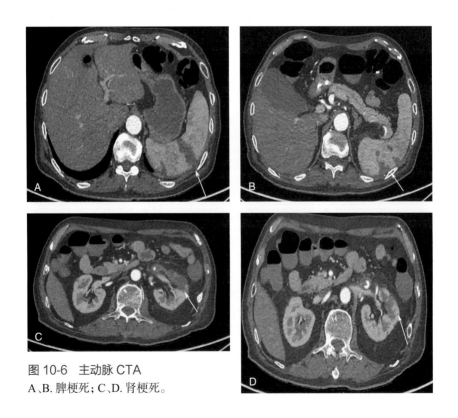

图 10-6 主动脉 CTA
A、B.脾梗死;C、D.肾梗死。

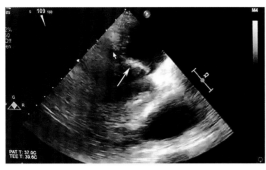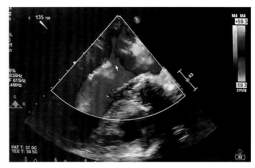

图 10-7　经食管超声心动图

后患者转入心脏外科行二尖瓣置换 + 三尖瓣成形术,术后 1 周,患者食欲恢复;术后 1 个月,患者生活自如,体重恢复。

【专家点评】

此例老年男性患者,因"食欲缺乏、乏力伴体重下降 3 个月"入院。患者 3 个月前受凉感冒后开始出现食欲缺乏、乏力,伴下腹部胀痛,近 3 个月体重下降 10.5kg。既往 9 年前行带主动脉瓣人工血管升主动脉替换术(Bentall 术),术后口服华法林抗凝治疗。入院完善腹部 CT 及上消化道造影检查未见明显异常,需要进一步评估胃肠道情况。结合此例患者,在确定金属主动脉瓣型号能够耐受 MRI 检查后,首先选择了磁控胶囊内镜检查,这样可以不停用华法林。此患者胶囊内镜检查结果为慢性萎缩性胃炎伴糜烂,胃窦糜烂病变,胆汁反流,十二指肠降部黏膜下隆起,小肠炎。

目前磁控胶囊内镜的不足是发现病变不能取活检,不能完成结肠检查。因此,为了明确胃窦病变性质及完成结肠检查,我们又完善了无痛胃肠镜检查,但此例 Bentall 术后服华法林患者,需要考虑是否能暂停华法林抗凝治疗。

2016 年英国胃肠病学会和欧洲胃肠内镜学会联合发布的内镜下诊疗推荐[1]建议:服用华法林的患者需根据内镜操作风险及中断抗凝治疗的危险程度综合评估是否停用华法林及停用后是否给予低分子量肝素桥接,当内镜检查前 1 周 INR 在治疗范围内时,可在继续服用正常剂量华法林的同时进行低危险内镜操作(胃肠镜检查和活检),若 INR 超过治疗范围但 <5,需将华法林减量直至 INR 恢复至治疗范围;对于高危险内镜操作如息肉切除术、内镜黏膜切除术、内镜黏膜下剥离术等,需进一步对患者进行中断抗凝药物的风险评估,高栓塞风险者给予低分子量肝素桥接治疗。其他一些国外内镜指南也建议,行内镜下息肉切除术的患者若血栓栓塞风险高,则需停用华法林后给予低分子量肝素桥接治疗[2-3]。

此患者考虑到可能进行内镜下治疗,按照指南于内镜治疗前调整华法林用药,低风险患者为主动脉瓣假体金属瓣膜置换,于内镜治疗前停服华法林,在 INR 低于 1.5 时行内镜下治疗,包括结肠息肉切除术,治疗后当晚恢复华法林治疗。如果是二尖瓣假体金属心脏瓣膜置换,则属高风险组,于内镜治疗前停服华法林,停用 2 天后开始低分子量肝素桥接治疗,当

INR 恢复至低于 1.5 时行内镜下结肠息肉切除术,术前 24h 停用低分子量肝素,内镜治疗后当晚恢复华法林治疗,并联合应用低分子量肝素,当 INR 达标后再停用低分子量肝素[1,4]。

胃镜检查示慢性胃炎伴糜烂,胆汁反流,十二指肠降部隆起。胃镜病理检查提示(胃角)胃黏膜组织中度慢性炎,伴重度肠上皮化生,局部胃黏膜萎缩;(胃窦小弯近胃角)浅表胃黏膜呈中度慢性炎,伴重度肠上皮化生,局灶腺体呈高级别异型增生;肠镜检查可见结肠多发息肉,同时进行了内镜下息肉切除治疗。

华法林作为抗凝治疗最常用的药物,属于维生素 K 拮抗剂(vitamin K antagonists,VKAs),主要通过影响维生素 K 依赖的凝血因子 II、VII、IX、X 合成发挥抗凝作用,同时因影响蛋白 C、蛋白 S、蛋白 Z 合成。华法林不会直接导致消化道黏膜损伤,但会使消化道出血的风险增加。使用华法林抗凝治疗导致的出血事件年发生率为 1.1%~1.5%,其中消化道出血占 30%~60%。近 1/3 出血事件是在抗凝治疗的第 1 个月内发生,61.1% 出血事件是在抗凝治疗后第 1 年内发生[5-6]。北京安贞医院消化内科团队回顾性总结的 403 例抗栓治疗患者中,5 例使用了华法林治疗,其中 2 例为隐性消化道出血患者。磁控胶囊内镜检查结果显示,胃溃疡 1 例(20%),胃炎伴糜烂 5 例(100%),十二指肠球炎 1 例(20%),小肠炎 1 例(20%)。

北京安贞医院消化内科团队回顾性分析 2014 年 1 月—2018 年 6 月收治的 16 例心脏瓣膜置换术后行内镜下结肠息肉切除术患者的临床资料,分为低风险组(主动脉瓣假体金属瓣膜置换后,7 例)、高风险组(二尖瓣假体金属心脏瓣膜置换术后,9 例)。研究发现,高风险组停用华法林、使用低分子量肝素桥接后行内镜下结肠息肉切除术的术后出血发生率为 44.4%,低风险组未用肝素桥接,术后出血发生率为 28.6%,发生出血的时间均在术后 1~5 天,未发生失血性休克等严重事件。高风险组发生出血的 4 例患者中 3 例合并高血压,4 例患者切除息肉的最大直径分别为 10mm、20mm、20mm 和 30mm;低风险组中发生出血的 2 例患者均合并高血压,切除息肉的最大直径分别为 14mm 和 26mm。研究中 16 例行内镜下结肠息肉切除术患者均常规使用钛夹夹闭息肉切除术后创面,其中低风险组 2 例和高风险组 4 例发生术后迟发出血,均行急诊肠镜检查并追加钛夹夹闭出血创面,达到了止血效果。另外,心脏瓣膜置换术后中断华法林抗凝治疗的严重并发症是卡瓣和血栓栓塞,研究中两组患者均未出现卡瓣及血栓栓塞等严重并发症[4]。

此例患者结肠息肉切除术后第 5 天出现了左中下腹痛,伴发热,此时患者查体心脏可闻及二、三尖瓣收缩期杂音,结合患者 3 个月前感冒受凉期间出现了低热,持续 2 天,考虑不能排除心脏瓣膜有赘生物引起的栓塞。进一步完善经食管超声心动图检查,结果显示二尖瓣前叶 A1 及 A2 区收缩期对合点后移平瓣环连线,二尖瓣后叶瓣根处左房面可见多发条索状赘生物形成,甩动明显,最长约 14mm,诊断为感染性心内膜炎,二尖瓣后叶瓣根处多发赘生物形成二尖瓣前叶对合不良、关闭不全(重度)。为进一步诊治,转心脏外科行二尖瓣置换术 + 三尖瓣成形术治疗,术后患者症状好转。

参考文献

［1］VEITCH A M, VANBIERVLIET G, GERSHLICK A H, et al. Endoscopy in patients on antiplatelet or anticoagulant therapy, including direct oral anticoagulants: British Society of Gastroenterology (BSG) and European Socicty of Gastrointestinal Endoscopy (ESGE) Guidelines [J]. Gut, 2016, 65 (3): 374-389.

［2］ASGE Standards of Practice Committee, ACOSTA R D, ABRAHAM N S, et al. The management of antithrombotic agents for patients undergoing GI endoscopy [J]. Gastrointest Endosc, 2016, 83 (1): 3-16.

［3］FUJIMOTO K, FUJISHIRO M, KATO M, et al. Guidelines for gastroenterological endoscopy in patients undergoing antithrombotic treatment [J]. Dig Endosc, 2014, 6 (1): 1-14.

［4］高峰, 郎海波, 石进, 等. 心脏换瓣术后患者行内镜下结肠息肉切除的治疗策略初探 [J]. 中国医刊, 2018, 53 (11): 1226-1229.

［5］抗栓治疗消化道损伤防治专家组. 抗栓治疗消化道损伤防治中国专家建议 (2016·北京)[J]. 中华内科杂志, 2016, 55 (7): 564-567.

［6］周春华, 赵九龙, 方雪, 等. 华法林相关消化道出血的临床特点及预防治疗策略 [J]. 中华内科杂志, 2018, 57 (6): 469-472.

病例 32　肺栓塞抗凝治疗合并大便潜血阳性 —— 小肠溃疡

【病例摘要】

患者女性, 73 岁, 3 年前诊断为肺栓塞, 口服华法林抗凝治疗, 停药 1 年后肺栓塞复发, 至我院呼吸科住院治疗, 予低分子量肝素皮下注射及华法林口服抗凝治疗。

入院后连续 3 次查大便潜血阳性, 血红蛋白由入院前 129g/L 下降至 114g/L。行磁控胶囊内镜检查(图 10-8): 小肠多发糜烂、溃疡。予保护小肠黏膜等药物治疗, 监测血红蛋白稳定。

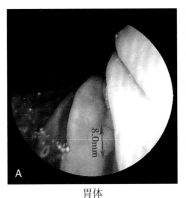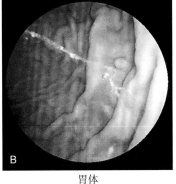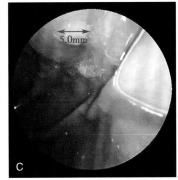

胃体　　　　胃体　　　　胃体

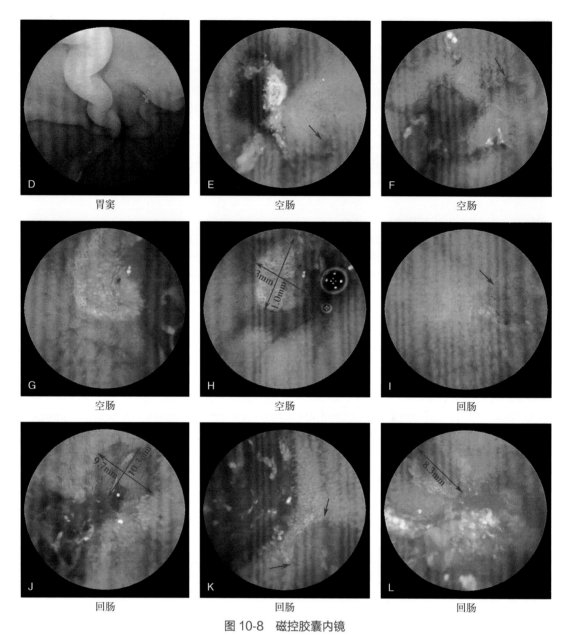

图 10-8 磁控胶囊内镜

胃体(A~C)可见多发、直径为 5~8mm 的息肉；空肠、回肠(E~L)可见多处直径为 4~12mm 的糜烂、浅溃疡，中心黏膜发红、轻度凹陷，空肠(3h16min 处)可见 1 处大小约 12mm×11mm 的黏膜病变，较周边黏膜轻度隆起，表面黏膜水肿，正常绒毛结构消失。诊断：慢性非萎缩性胃炎，胃多发息肉，小肠多发糜烂、溃疡。

病例 33　主动脉瘤术前大便潜血阳性 —— 胃十二指肠溃疡

【病例摘要】

　　患者男性,62 岁,因"主动脉瘤"至我院心脏外科住院。入院后完善主动脉 CTA 检查(图 10-9):胸、腹主动脉瘤伴多发附壁血栓,主动脉弓溃疡,双侧髂总动脉瘤。拟行 Bentall 手术 + 全主动脉弓置换联合胸降主动脉内象鼻支架植入手术(孙氏手术)+ 冠状动脉旁路移植术,应用低分子量肝素抗凝治疗,术前查大便潜血弱阳性,血红蛋白 155g/L,无呕血、黑便、便血等症状。

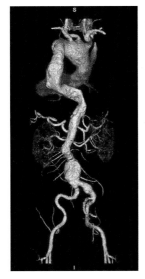
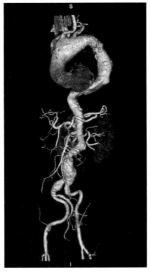
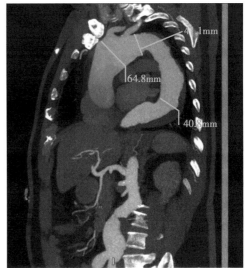

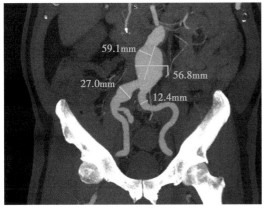

图 10-9　主动脉 CTA
胸、腹主动脉瘤伴多发附壁血栓,主动脉弓溃疡,双侧髂总动脉瘤。

　　行磁控胶囊内镜检查(图 10-10):胃多发溃疡(A2~H2),十二指肠球部溃疡(H1)。考虑患者围手术期发生消化道大出血风险较高,建议患者先出院规范治疗消化性溃疡,择期再住院行主动脉瘤手术治疗。

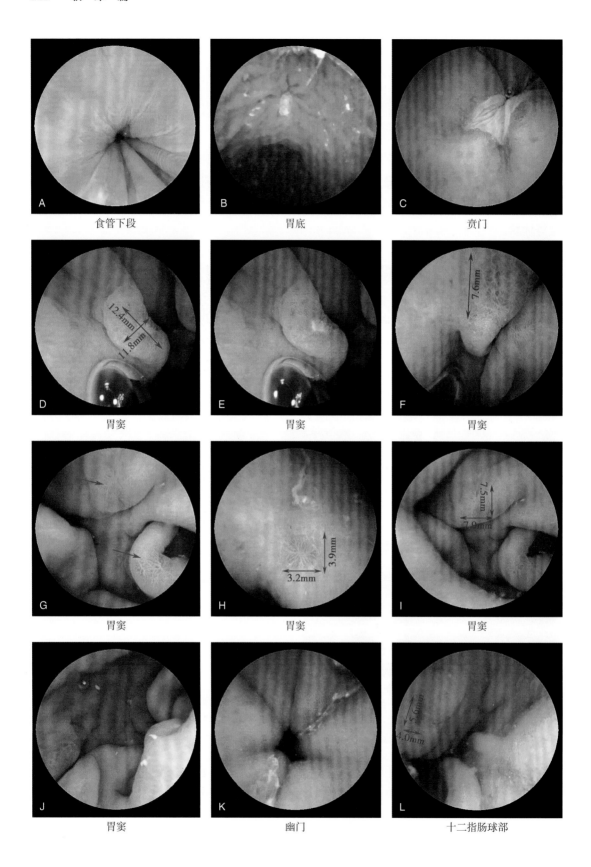

A 食管下段

B 胃底

C 贲门

D 胃窦

E 胃窦

F 胃窦

G 胃窦

H 胃窦

I 胃窦

J 胃窦

K 幽门

L 十二指肠球部

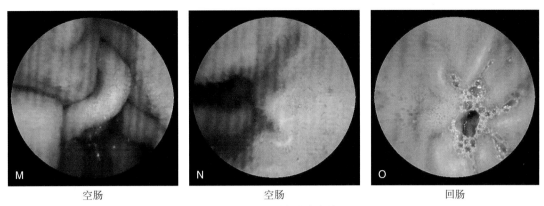

| 空肠 | 空肠 | 回肠 |

图 10-10　磁控胶囊内镜

贲门(C)黏膜可见片状充血、糜烂;胃窦(D~K)黏膜可见片状充血、糜烂,可见 1 处直径约 12mm 的溃疡,覆白苔,周边黏膜充血,另可见多处直径为 3~8mm 的溃疡,周边可见再生上皮;十二指肠球部(L)形态正常,可见 1 处大小约 6mm×4mm 的溃疡,周边可见再生上皮;小肠(M~O)黏膜可见瘀点、红斑。诊断:贲门炎,胃多发溃疡(A2~H2),慢性胃炎伴糜烂,十二指肠球部溃疡(H1),小肠炎。

第十一章

抗血小板联合抗凝治疗患者的胶囊内镜检查

病例 34　心脏生物瓣换瓣术、冠状动脉旁路移植术后合并消化道出血
—— 胃十二指肠溃疡

【病例摘要】

患者男性,64 岁,因"呕血、黑便 1 天"入院。患者 1 天前出现频繁呕吐 4 次,呕吐物逐渐加深呈咖啡色,总量约 1 000ml,伴不成形黑便 1 次,量约 200ml。既往:主动脉瓣生物瓣置换术、冠状动脉旁路移植术后 1 个月余,术后规律口服阿司匹林、华法林。

患者入院时血压 85/49mmHg,心率最高达 244 次 /min,INR 3.4,血红蛋白 68g/L。考虑为上消化道大出血、失血性休克,停用所有抗栓药物。予禁食水、抑酸、补液、输血、升压等治疗。

待循环稳定情况下于手术室行气管插管全身麻醉下胃镜检查(图 11-1),发现贲门可见一纵行黏膜撕裂,表面溃疡,胃底可见一线样溃疡,见少量渗血,十二指肠球腔变形,前壁可见一大小约 8mm×10mm 的溃疡,覆白苔,3 处病变分别予组织夹夹闭,成功止血。胃镜诊断:贲门黏膜撕裂,胃底溃疡并出血(A1 期 Forrest Ⅰb 级),十二指肠球部溃疡(A1 期 Forrest Ⅲ级)。

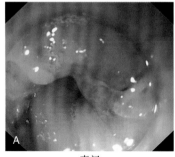

贲门　　　　　　　　　　　　　　贲门

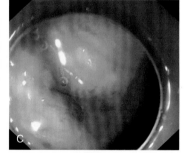

胃底

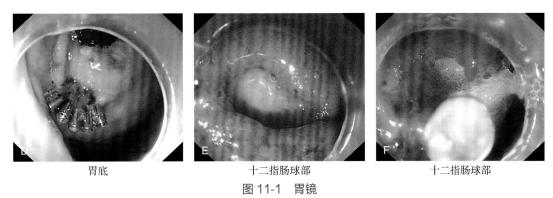

| 胃底 | 十二指肠球部 | 十二指肠球部 |

图 11-1　胃镜

A、B. 贲门可见一纵行黏膜撕裂,表面溃疡,予组织夹 4 枚夹闭;C、D. 胃底可见一线样溃疡,见少量渗血,予组织夹 6 枚夹闭;E、F. 十二指肠球腔变形,前壁可见 1 处大小约 8mm×10mm 的溃疡,覆白苔,予组织夹 2 枚夹闭溃疡周边,凝血酶局部喷洒。胃镜诊断:贲门黏膜撕裂,胃底溃疡并出血(A1 期 Forrest Ⅰ b 级),十二指肠球部溃疡(A1 期 Forrest Ⅲ级),内镜下止血治疗术。

　　内镜止血 1 周后,患者生命体征平稳,血红蛋白稳定,无活动性出血征象,恢复阿司匹林单抗治疗。出院 2 个月后患者复查磁控胶囊内镜,提示原有出血部位恢复良好(图 11-2)。

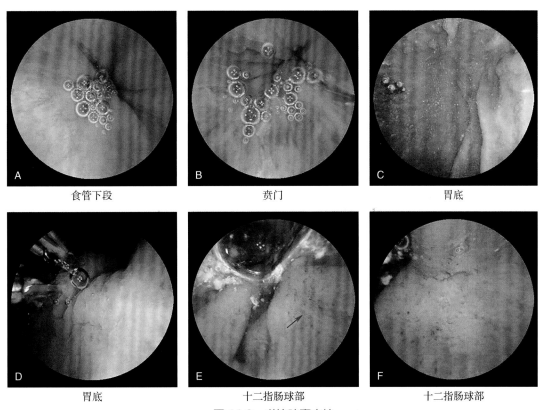

| 食管下段 | 贲门 | 胃底 |
| 胃底 | 十二指肠球部 | 十二指肠球部 |

图 11-2　磁控胶囊内镜

A、B. 食管下段及贲门黏膜光滑;C、D. 胃底近贲门处可见 4 枚钛夹及白色溃疡瘢痕;E、F. 十二指球部黏膜散在充血,可见 1 处白色溃疡瘢痕。诊断:慢性胃炎,胃溃疡(S2 期),十二指肠球炎,十二指肠溃疡(S2 期)。

病例 35　冠心病、心房颤动合并小肠出血 —— 小肠血管发育不良

【病例摘要】

　　患者男性,77 岁,因"便血 1 个月"入院。患者 1 个月前无诱因出现便血,为鲜红色,与粪便混合,共 5 次,伴有阵发性腹痛,便后腹痛可缓解,伴头晕、乏力,至当地医院急诊就诊,查胃镜示慢性非萎缩性胃炎;肠镜示全结肠可见较多血凝块,所见回肠末端、结肠及直肠肠腔未见明显占位及活动性出血。诊断考虑小肠出血可能,当地医院予禁食水、补液、生长抑素、垂体后叶素、PPI 治疗后好转出院。既往:冠心病、陈旧性心肌梗死 8 年,心房颤动病史 6 年,长期口服阿司匹林和华法林治疗。

　　入院后查血红蛋白 108g/L,大便潜血阴性、转铁蛋白弱阳性,INR 1.08,行磁控胶囊内镜检查(图 11-3):空肠及回肠可见多处小静脉迂曲、扩张,考虑为小肠血管发育不良。请心血管内科会诊,患者抗栓治疗调整为利伐沙班 10mg、1 次 /d 口服,嘱患者定期随访,监测大便潜血及血常规。

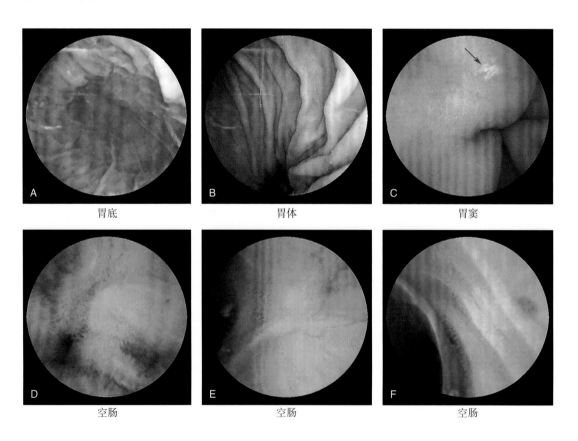

胃底　　　　　　　　胃体　　　　　　　　胃窦

空肠　　　　　　　　空肠　　　　　　　　空肠

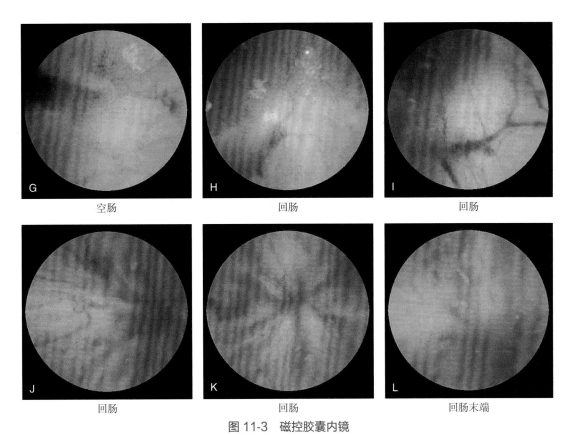

图 11-3　磁控胶囊内镜

胃窦近幽门（C）可见 1 处黄色瘤；空肠及回肠（D~K）黏膜可见多发瘀点、红斑，可见多处小静脉迂曲、扩张。
诊断：慢性非萎缩性胃炎，胃黄色瘤，小肠炎，小肠血管发育不良。

病例 36　心房颤动、主动脉瓣狭窄、冠心病合并腹痛

—— 胃间质瘤

【病例摘要】

患者男性，74 岁，因"发作性胸闷、憋气伴心慌不适 3 年，再发 10 天"收入心内瓣膜介入中心住院治疗。患者 3 年前活动后出现胸闷、憋气并心慌不适感，持续约 30min，行心房颤动射频消融术治疗。10 天前症状再发，心慌明显，前胸轻微疼痛，持续 1~2h。心电图检查示心房扑动，心脏超声示主动脉瓣狭窄（中度）伴关闭不全（轻度），射血分数 40%。诊断为主动脉瓣狭窄（中度）、阵发性心房扑动、阵发性心房颤动、冠心病、心功能不全，予利伐沙班、阿司匹林口服治疗。

住院期间患者出现上腹痛，腹部 CT 检查未见明显异常，考虑到患者合并心房颤动、

心功能不全,口服抗栓药物,建议完善磁控胶囊内镜检查(图 11-4):胃底可见 1 处直径约 20.0mm 的黏膜下隆起性病变,表面光滑,考虑间质瘤可能性大。建议患者于普通外科就诊,择期行手术切除。

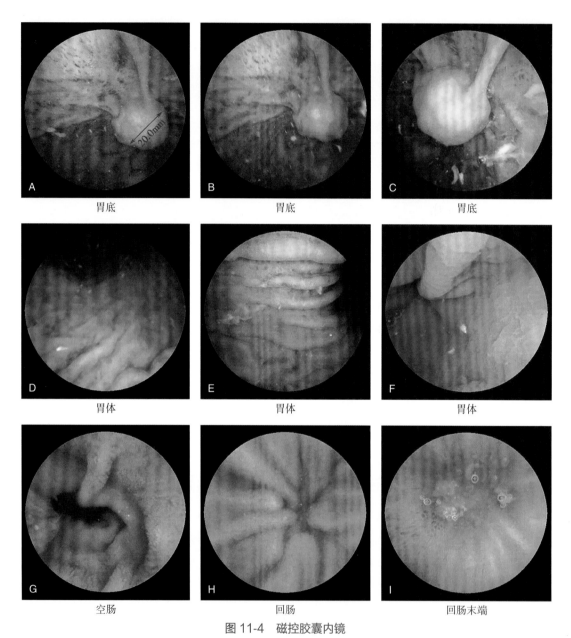

图 11-4 磁控胶囊内镜

胃底(A~C)黏膜散在充血、糜烂,可见 1 处直径约 20.0mm 的黏膜下隆起性病变,表面光滑;胃体(D、E)黏膜可见多发充血、糜烂;回肠末端(I)黏膜可见充血、糜烂。诊断:胃底隆起(间质瘤可能),慢性非萎缩性胃炎伴糜烂,回肠末端炎。

病例 37　冠心病、下肢静脉血栓合并消化道出血　　—— 胃溃疡

【病例摘要】

患者男性,58 岁,因"间断胸痛 1 年,晕厥 1 次,黑便 3 天"收入心内重症病房。患者 1 年前无明显诱因出现间断胸痛,胸骨后针刺样不适,无放射痛,无胸闷,于当地医院就诊,考虑为急性心肌梗死,急诊冠状动脉造影结果为双支病变累及左前降支和右冠状动脉,左前降支远段 50% 狭窄,右冠状动脉全程正向重构,直径>8mm,术中患者出现心率下降,植入临时起搏器,血栓负荷重,行血栓抽吸术及球囊扩张,并予依替巴肽及尿激酶减轻负荷,未行支架治疗。转入病房后出现呕吐咖啡样物,考虑为上消化道出血,给予对症治疗后好转出院。出院后给予双联抗血小板治疗,服用 3 个月后因牙龈出血停用阿司匹林,保留氯吡格雷 75mg、1 次 /d 口服。因右侧小腿肌间静脉血栓,给予利伐沙班 20mg、1 次 /d 口服。3 天前出现间断排黑便,1 次 /d,成形柏油样便,无呕血,无腹痛。1 天前餐后站起时,出现黑矇、晕厥一次,约 1min,自行缓解。患者于外院急诊就诊,查血红蛋白 118g/L,血压 90/60mmHg,为进一步治疗转入我院。既往:11 年前因呕血行胃镜检查示胃溃疡伴出血,口服雷贝拉唑治疗好转,腹主动脉瘤支架植入术后 1 年。

入院期间患者仍有黑便,大便潜血阳性,血红蛋白进行性下降,由 113g/L 降至 99g/L,予禁食水、PPI 泵入抑酸、凝血酶口服等对症治疗,行全腹 CT 未见明显异常。行磁控胶囊内镜检查(图 11-5):胃多发溃疡(A2 期),慢性胃炎伴糜烂。予 PPI、保护胃黏膜及小肠黏膜治疗,病情平稳后出院。

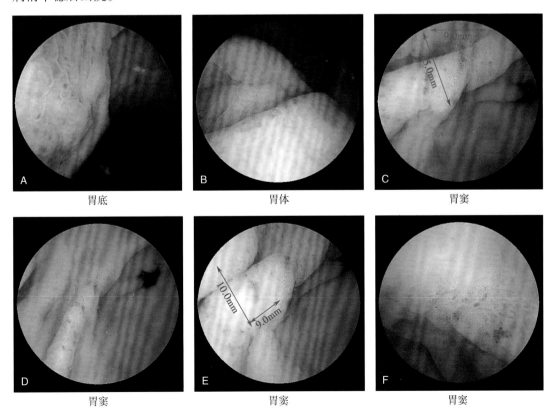

A　胃底	B　胃体	C　胃窦
D　胃窦	E　胃窦	F　胃窦

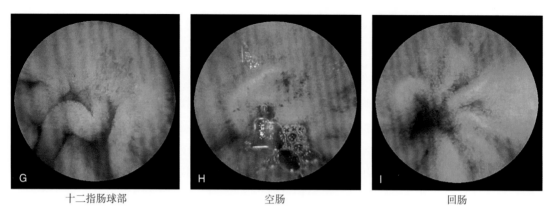

| 十二指肠球部 | 空肠 | 回肠 |

图 11-5 磁控胶囊内镜

胃窦(C~F)可见多发充血、糜烂,可见多发溃疡,覆黄白苔,最大约 15mm×9mm,周围黏膜充血;十二指肠球部(G)形态正常,黏膜可见充血;空肠(H)黏膜可见多发瘀点及充血、糜烂。诊断:胃多发溃疡(A2 期),慢性胃炎伴糜烂,十二指肠球炎,小肠炎。

第十二章

抗栓人群胶囊内镜检查的特殊情况处理

病例 38 冠心病合并食欲缺乏　　　　—— 贲门癌胶囊滞留

【病例摘要】

患者男性,83 岁,因"食欲缺乏 1 个月余"入院。患者 1 个月来无明显诱因出现食欲缺乏,进食量明显减少,体重下降 6kg。既往:冠心病、陈旧性心肌梗死、PCI 术后 10 年,长期口服阿司匹林治疗。

入院后查血红蛋白 114~119g/L,磁控胶囊内镜(图 12-1,视频 12-1)示贲门肿物,管腔狭

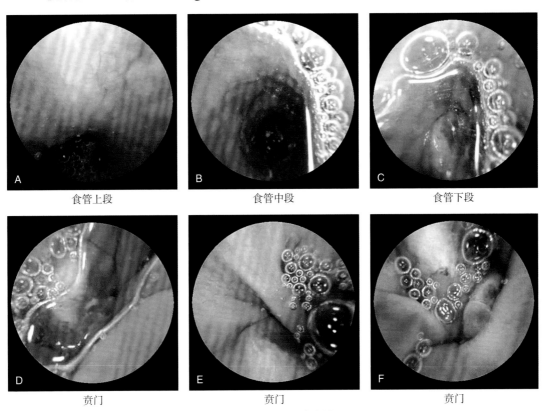

图 12-1　磁控胶囊内镜

A、B. 食管上中段黏膜光滑;C~F. 食管下段近贲门可见环周肿物,伴管腔狭窄,胶囊不能通过。

诊断:贲门肿物。

窄,胶囊不能通过。诊断考虑贲门癌患者胶囊内镜滞留,请麻醉科进行评估,进行静脉麻醉
下胃镜检查(图 12-2),发现食管下段近贲门可见环周肿物,表面充血、不平,管腔狭窄,内镜
不能通过,食管下段可见一个胶囊内镜滞留,应用一次性圈套器套住胶囊内镜取出。腹部增
强 CT(图 12-3)示胃占位性病变。

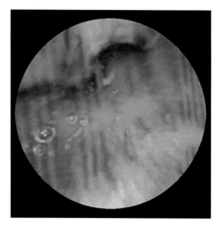

视频 12-1　贲门癌

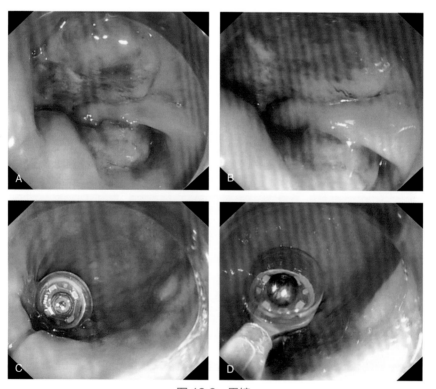

图 12-2　胃镜

A、B. 食管下段近贲门可见环周肿物,表面充血、不平,管腔狭窄,内镜不能通过;
C、D. 食管下段可见一个胶囊内镜滞留,应用一次性圈套器套住胶囊内镜取出。

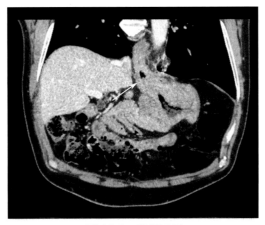

图 12-3 腹部 CT
胃壁增厚,贲门、胃底、胃小弯侧为著(箭头)。

请心血管内科及麻醉科会诊后,转至普通外科行手术治疗。

病例 39 冠心病合并呕血 —— 食管癌胶囊滞留

【病例摘要】

患者男性,75 岁,因"胸痛伴呕血 2h"入急诊抢救室。患者 2h 前无诱因出现左侧胸痛,伴恶心、呕吐,呕鲜血 1 次,量约 10ml,并出现一过性晕厥,持续约 1min 后意识恢复,心电图示 I 导联及 aVL 导联 ST 段抬高。既往:冠心病病史 10 年,长期口服阿司匹林;高血压病史多年。

入院第 2 日患者再次呕鲜血 100ml,查血红蛋白最低 88g/L,心肌酶正常,复查心电图正常,暂停阿司匹林,予禁食水、补液、PPI 泵入、生长抑素泵入等治疗。于入院第 4 日完善磁控胶囊内镜检查(图 12-4,视频 12-2):食管中段可见环周生长肿物,食管腔狭窄,胶囊内镜无法通过。后请麻醉科进行评估,行急诊全身麻醉下电子胃镜(图 12-5),提示食管距门齿 29cm 处见环周生长肿物,管腔狭窄,胃镜无法通过,肿物口侧可见胶囊内镜滞留,圈套器取出胶囊内镜。病理检查示(食管)鳞状细胞癌。

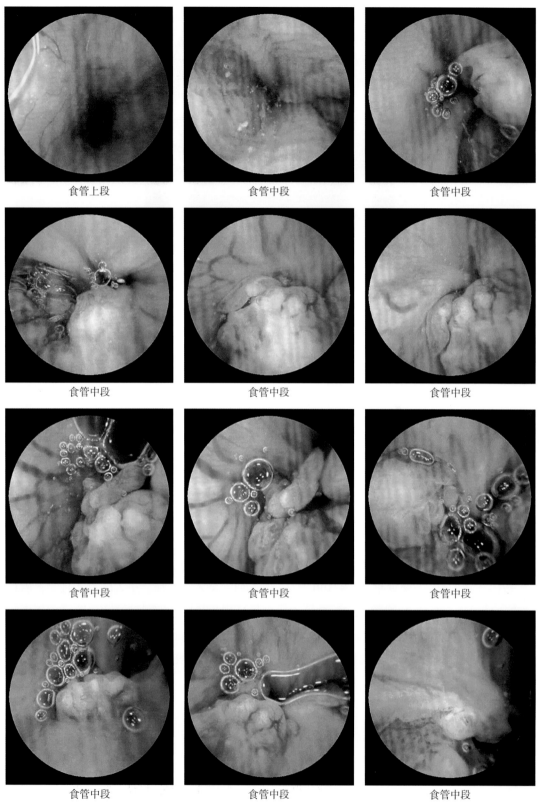

食管上段 食管中段 食管中段

食管中段 食管中段 食管中段

食管中段 食管中段 食管中段

食管中段 食管中段 食管中段

图 12-4 磁控胶囊内镜

食管中段可见环周生长肿物,食管腔狭窄,胶囊内镜无法通过。诊断:食管肿物。

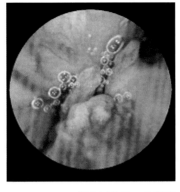

视频 12-2　食管癌

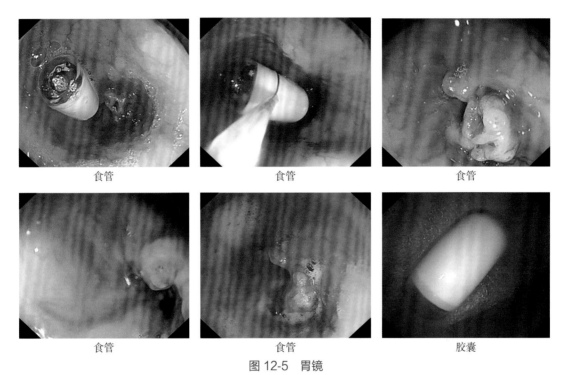

| 食管 | 食管 | 食管 |

| 食管 | 食管 | 胶囊 |

图 12-5　胃镜

食管距门齿 29cm 处见环周生长肿物,管腔狭窄,胃镜无法通过,肿物口侧可见胶囊内镜滞留,圈套器取出胶囊内镜后再次进镜观察,于食管肿物处取组织 1 块送病理,凝血酶局部喷洒,观察未见活动性出血,退镜。

病例 40　糖尿病合并腹胀、恶心、呕吐　　—— 胃潴留、胶囊滞留

【病例摘要】

患者男性,35 岁,因"间断腹胀伴恶心、呕吐 2 年"入院。患者 2 年前因糖尿病使用艾

塞那肽,每次应用糖尿病药物后出现上腹胀,腹胀程度逐渐加重,随之伴恶心、呕吐,呕吐物为胃内容物,呕吐1次后腹部症状缓解,食欲正常,无食欲缺乏、乏力,无反酸、烧心,无腹痛、腹泻、便秘。此后患者每应用糖尿病药物后均出现上述症状,呕吐后症状缓解。2个月前患者因"动眼神经麻痹"于我院神经内科住院治疗,应用糖尿病药物后消化道症状较前加重,性质同前,呕吐2~3次后症状缓解,并发现大便潜血阳性。出院后自觉进食后腹部胀满不适,食欲下降,遂于消化内科门诊就诊,行磁控胶囊内镜检查示胃潴留(图12-6),因胃腔内残留大量食物导致胶囊内镜观察不佳。胶囊内镜检查后2个月查立位腹部X线片,提示胶囊仍未排出(图12-7),腹部CT示胃腔扩大,胃内可见高密度影(图12-8)。完善胃镜检查(图12-9),提示胃内可见大量食物潴留,胃窦黏膜僵硬,幽门变形、狭窄,普通胃镜不能通过,换用鼻胃镜后可勉强通过,十二指肠降部黏膜未见异常,内镜诊断为胃潴留、幽门梗阻、幽门管溃疡。为进一步诊治收入院。既往:糖尿病病史15年,糖尿病性周围神经病变10年,糖尿病视网膜病变2年,右眼糖尿病性动眼神经麻痹2个月,颈动脉斑块2年,口服阿司匹林。

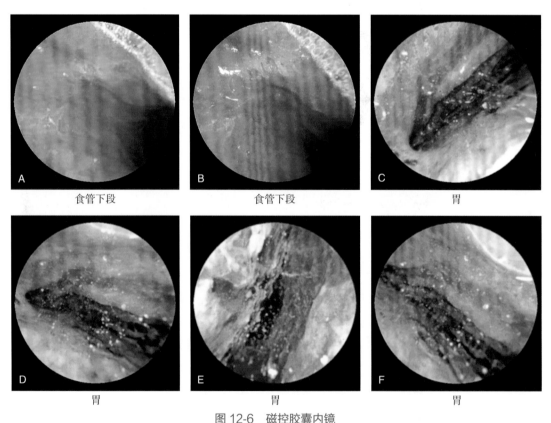

图12-6　磁控胶囊内镜

A、B. 食管下段可见条状充血、糜烂;C~F. 胃内见大量食物,严重影响观察,所见胃黏膜光滑。

诊断:反流性食管炎(LA-A),慢性胃炎,胃潴留。

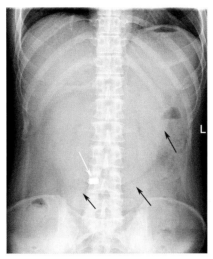

图 12-7　立位腹部 X 线片

白色箭头示滞留的胶囊,黑色箭头示扩大的胃腔。

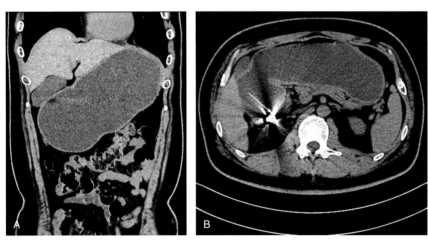

图 12-8　腹部 CT

A. 胃腔扩大;B. 箭头示胃内高密度影(滞留的胶囊)。

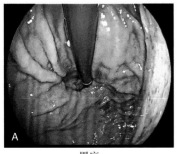
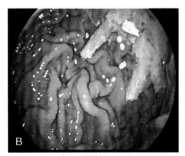
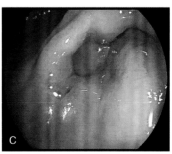

胃底　　　　　　　　　　胃体　　　　　　　　　　胃窦

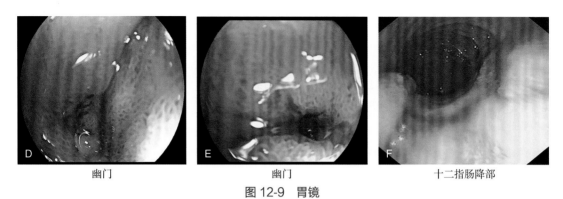

图 12-9　胃镜

A、B. 胃底、胃体可见食物潴留；C~E. 胃窦黏膜充血、水肿，僵硬，近幽门可见 1 处大小约 6mm×6mm 的溃疡，底覆白苔，幽门变形、狭窄，普通胃镜不能通过；F. 换用鼻胃镜后观察，幽门及十二指肠球腔狭窄，鼻胃镜可勉强通过，十二指肠降部黏膜未见异常。诊断：胃潴留，幽门梗阻，幽门管溃疡（H1），慢性胃炎。

入院后给予禁食水、胃肠减压、PPI 抑酸等治疗，查幽门螺杆菌阳性，治疗 5 天后复查胃镜（图 12-10）示胃潴留、幽门梗阻、内镜仍不能通过，吸引胃内容物后可见 1 枚胶囊，使用圈套器套住胶囊后取出。考虑患者幽门梗阻及胃潴留为幽门管溃疡、幽门及十二指肠球部黏膜水肿、炎性狭窄所致，安排患者出院，院外规律抗幽门螺杆菌治疗及胃溃疡治疗。

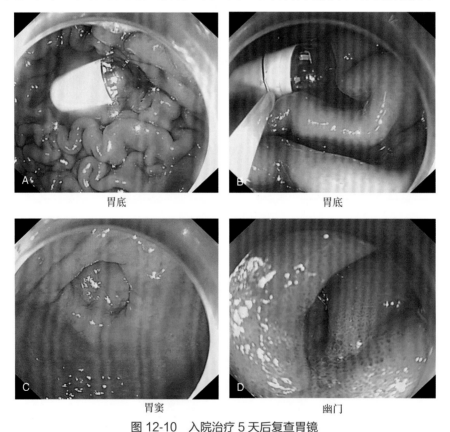

图 12-10　入院治疗 5 天后复查胃镜

A、B. 胃底黏膜水肿，吸引胃内容物后可见 1 枚胶囊内镜滞留，使用圈套器套住胶囊后取出；

C、D. 幽门变形、狭窄、黏膜水肿，内镜不能通过。

出院 3 个月后复查胃镜(图 12-11),仍提示胃潴留、幽门梗阻、十二指肠球腔狭窄,内镜无法通过;上消化道造影(图 12-12)示十二指肠球变形,十二指肠降部狭窄。患者至普通外科行腹腔镜下胃大部切除伴胃 - 空肠吻合术(Billroth Ⅱ 式手术),术后病理检查提示局部胃黏膜呈中度慢性萎缩性炎,胃周围淋巴结未见显著变化。术后复查上消化道造影及腹部 CT,提示吻合口通畅(图 12-13)。门诊随访,病情稳定。

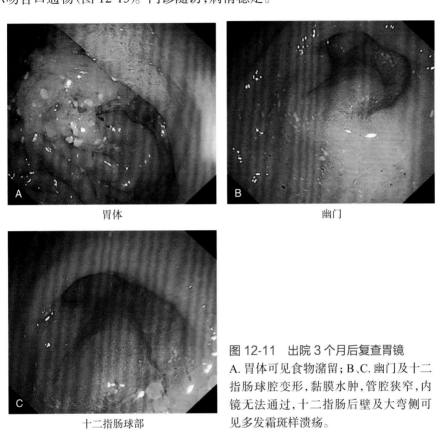

胃体   幽门

十二指肠球部

图 12-11 出院 3 个月后复查胃镜
A. 胃体可见食物潴留;B、C. 幽门及十二指肠球腔变形,黏膜水肿,管腔狭窄,内镜无法通过,十二指肠后壁及大弯侧可见多发霜斑样溃疡。

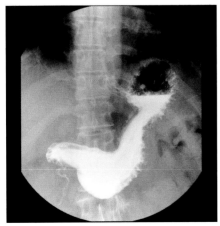
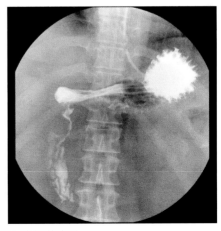

图 12-12 术前上消化道造影
十二指肠球变形,十二指肠降部狭窄。

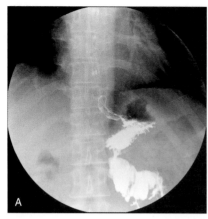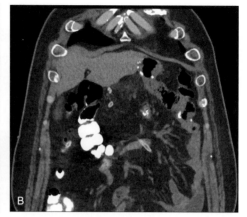

图 12-13　术后影像学

A.上消化道造影；B.腹部 CT,提示吻合口通畅。

【专家点评】

各种类型磁控胶囊内镜检查过程均较为安全,不良事件发生率低,多数临床研究均未发生严重不良事件[1]。胃部检查过程相关不良事件主要包括腹胀、恶心、呕吐、头晕、头痛、体内异物感等,总体发生率为 1.4%~2.9%,其中大部分被认为与胃部准备有关(受检者需在较短时间内饮用足量水)[2]。此外,胶囊内镜也存在胶囊滞留与误吸等风险,需积极预防、正确应对处理。其中,胶囊内镜最主要的风险为胶囊滞留,在普通人群中 2 周内的滞留发生率为 0.2%~0.8%[3]。主要滞留的部位为小肠,少数发生在食管、胃及结肠[4]。上消化道胶囊内镜滞留中,发生食管滞留的原因包括食管溃疡狭窄、食管肿瘤、食管憩室、嗜酸性粒细胞性食管炎等。此外,幽门狭窄、十二指肠憩室也是胶囊内镜滞留于上消化道的原因。下消化道胶囊内镜滞留,克罗恩病是小肠胶囊内镜发生滞留的主要原因,小肠肿瘤、长期使用非甾体抗炎药、缺血性肠病、腹部手术后肠粘连、结肠肿瘤等也是常见的危险因素。

确认胶囊是否排出体外,可使用磁扫描定位器检测或腹部 X 线检查,腹部计算机断层扫描等影像学检查可进一步确定胶囊位置。磁扫描定位器具有无放射性、操作方便、经济耐用的特点,但现有技术产品只能判断胶囊是否存在于体内,尚无法进行精确定位,而计算机断层扫描等影像学检查可用于进一步明确胶囊在体内的具体位置[5]。

出现胶囊滞留的患者多数无症状,但也可并发肠梗阻、肠穿孔等严重并发症,需要引起临床重视。故在胶囊内镜检查前,临床医师一定对患者相关情况进行评估,明确有无相关危险因素,如是否有确诊或疑似的克罗恩病、小肠肿瘤、肠梗阻病史等,对于滞留高风险的患者,可先行腹部 CT 检查判断梗阻的部位、程度及周围组织的情况,降低胶囊滞留的风险,需注意的是影像学检查阴性的患者仍可能出现胶囊滞留情况。

目前取出滞留胶囊的方法主要有药物、内镜治疗和外科手术。药物治疗可以减轻肠道黏膜水肿、炎症反应,可能会使炎性狭窄有一定的恢复,胶囊可自行通过。因此,在无症状的胶囊滞留或者无手术指征的非恶性疾病中,可以考虑通过药物治疗或者观察等待胶囊自发排出。对于非炎性病变的患者,可以考虑进行内镜下胶囊内镜取出,根据滞留部位的不同分别进行胃镜、双气囊小肠镜、结肠镜。对于已经出现肠梗阻或明显小肠出血的患者,应考虑尽早进行外科会诊,必要时行手术治疗。胶囊发生滞留的肠段往往是存在病变的位置,手术可以取出滞留的胶囊,同时可以切除恶性病变、狭窄段病变。

病例 38~40 为 3 例胶囊滞留的患者,前两例为冠心病合并食管肿物,胶囊滞留在食管,在检查当日即启动了急诊胃镜绿色通道,充分评估心脏情况和麻醉风险,在心脏科、麻醉科等多学科合作下,成功行无痛内镜下胶囊内镜取出。对于患有心血管疾病这样的特殊人群,更应格外重视胶囊内镜滞留的问题,在检查前,充分评估胶囊滞留的危险因素,必要时结合腹部影像学综合评价。行胶囊内镜过程中如发生胶囊滞留,需充分评估患者全身状态、胶囊滞留位置、患者的症状及并发症的发生,采取不同的处理措施。

病例 40 为一例有多年糖尿病病史、出现多种糖尿病并发症的患者,应用降血糖药艾塞那肽治疗。诊断为胃潴留、幽门梗阻、十二指肠炎性狭窄,胶囊内镜滞留 2 个月,通过胃镜取出,并于普通外科行手术治疗,患者梗阻解除。降血糖药艾塞那肽是全球第 1 个胰高血糖素样肽 1 受体激动剂(GLP-1 receptor agonists,GLP-1RAs)药物,于 2005 年在美国获批上市[6]。GLP-1RAs 作为一种新型降血糖药,被广泛应用于 2 型糖尿病的治疗,能够有效降低血糖且低血糖风险小,兼具一定的心血管及肾脏保护作用,此外,GLP-1RAs 减重效果显著,也可用于减肥人群[7]。其生理作用包括延缓胃内容物排空、抑制食欲及摄食等。GLP-1RAs 根据作用时间长短,分为短效、长效及超长效制剂,短效制剂包括贝那鲁肽、艾塞那肽和利司那肽,长效制剂包括利拉鲁肽,超长效制剂包括司美格鲁肽等[8]。GLP-1RAs 最常见的不良作用为胃肠道相关事件,包括恶心、呕吐、腹泻等。胃轻瘫也称为胃麻痹或胃无力,指的是胃排空延缓,主要表现为早饱、餐后上腹饱胀、恶心、发作性干呕、呕吐、体重减轻等。*JAMA* 近期刊发的一项大型研究[9]发现,应用司美格鲁肽等 GLP-1 类减肥药物的患者导致罹患胰腺炎的风险高 9 倍,肠梗阻的风险高 4 倍,胃麻痹的风险高 3 倍多。

我们曾做过几例应用 GLP-1RAs 的患者,均有不同程度的胃潴留发生。在临床中,遇到糖尿病患者需仔细询问用药史,若患者近期应用 GLP-1RAs,检查前需充分告知患者有可能发生胃潴留,影响观察,严重者甚至出现胶囊滞留的情况。因此,对于正在使用 GLP-1RAs 的糖尿病或减肥人群需谨慎选择磁控胶囊内镜检查。

参考文献

[1] 国家消化系统疾病临床医学研究中心(上海),国家消化内镜质控中心,中华医学会消化内镜学分会胶囊内镜协作组,等. 中国磁控胶囊胃镜临床应用指南(2021,上海)[J]. 中华消化内镜杂志, 2021, 38 (12): 949-963.

［2］ LAI H S, WANG X K, CAI J Q, et al. Standing-type magnetically guided capsule endoscopy versus gastros-copy for gastric examination: multicenter blinded comparative trial [J]. Dig Endosc, 2020, 32 (4): 557-564.

［3］ ZHAO A J, QIAN Y Y, SUN H, et al. Screening for gastric cancer with magnetically controlled capsule gastroscopy in asymptomatic individuals [J]. Gastrointest Endosc, 2018, 88 (3): 466-474.

［4］ 许文敏, 冯志强. 胶囊内镜滞留的研究进展 [J]. 胃肠病学和肝病学杂志, 2020, 29 (4): 469-473.

［5］ RONDONOTTI E. Capsule retention: prevention, diagnosis and management [J]. Ann Transl Med, 2017, 5 (9): 198.

［6］ 中国心血管代谢联盟. 胰高血糖素样肽-1 受体激动剂防治成人 2 型糖尿病合并动脉粥样硬化性心血管疾病的中国专家共识 [J]. 临床心血管病杂志, 2023, 39 (9): 651-660.

［7］ 纪立农. 胰高血糖素样肽 1 受体激动剂周制剂中国证据与专家指导建议 [J]. 中国糖尿病杂志, 2022, 30 (6): 7.

［8］ 司海娇, 肇丽梅, 蔡爽, 等. 胰高血糖素样肽 1 受体激动剂类药物用药指导 (2023 版)[J]. 中国药房, 2023, 34 (11): 1281-1292.

［9］ SODHI M, REZAEIANZADEH R, KEZOUH A, et al. Risk of Gastrointestinal Adverse Events Associated With Glucagon-Like Peptide-1 Receptor Agonists for Weight Loss [J]. JAMA, 2023, 330 (18): 1795-1797.

索　引